Standards der OP-Patientenlagerung

Sadik Duru

Michael Gnant

Klaus Markstaller

Martin Bodingbauer

(*Hrsg.*)

Standards der OP-Patientenlagerung

Korrekte Lagerung und technische Ausstattung
im modernen OP-Saal

Mit 196 Abbildungen und 17 Tabellen

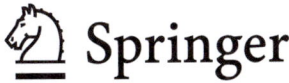

Springer

Herausgeber:
Sadik Duru
Allgemeines Krankenhaus Wien
Wien, Österreich

Michael Gnant
Medizinische Universität Wien
Wien, Österreich

Klaus Markstaller
Medizinische Universität Wien
Wien, Österreich

Martin Bodingbauer
Medizinische Universität Wien
Wien, Österreich

ISBN 978-3-662-57482-9   ISBN 978-3-662-57483-6 (eBook)
https://doi.org/10.1007/978-3-662-57483-6

Die Deutsche Nationalbibliothek verzeichnet diese Publikation in der Deutschen Nationalbibliografie; detaillierte bibliografische Daten sind im Internet über http://dnb.d-nb.de abrufbar.

Springer
© Springer-Verlag GmbH Deutschland, ein Teil von Springer Nature 2018

Umschlaggestaltung: deblik Berlin
Fotonachweis Umschlag: Symbolbild mit Fotomodell © Sadik Duru
Zeichner: Michaela von Aichberger, Erlangen

Springer ist ein Imprint der eingetragenen Gesellschaft Springer-Verlag GmbH, DE
und ist ein Teil von Springer Nature
Die Anschrift der Gesellschaft ist: Heidelberger Platz 3, 14197 Berlin, Germany

Vorwort

Die operativen Eingriffe sind in den letzten Jahren komplexer und anspruchsvoller geworden, sowohl was die technische Ausstattung als auch die lange Dauer mancher Operationen betrifft. Die laparoskopischen und roboter-assistierten Eingriffe mit ihren spezifischen Anforderungen haben sich in ihrer Anzahl vervielfacht. Dies alles sind Faktoren, die in den Überlegungen einer guten Patientenlagerung mitberücksichtigt werden müssen. Die OP-Lagerung stellt schließlich sowohl für die offene als auch für die minimal-invasive Chirurgie die Grundvoraussetzung für ein gutes Operationsergebnis dar. Einerseits soll die optimale Lagerung den Chirurgen in der Ausführung seiner Tätigkeit unterstützen, und andererseits soll der Patient vor Schäden durch die Lagerung bewahrt werden.

Lagerungsschäden können für den Patienten weitreichende Konsequenzen haben. Sie reichen von Sensibilitätsstörungen bis hin zu Lähmungen, welche wiederrum Invalidität und Arbeitsunfähigkeit zur Folge haben können. Das Resultat einer fehlerhaften Lagerung führt oft zu einem verlängerten Stationsaufenthalt, hinterlässt beim Patienten Ärger und Enttäuschung und hat häufig ein juristisches Nachspiel.

Sadik Duru arbeitet seit mehr als 15 Jahren als Operationsassistent eng mit den Chirurginnen und Chirurgen der Medizinischen Universitätsklinik für Chirurgie am AKH Wien zusammen. Durch sein persönliches Engagement und seine Hingabe in Bezug auf die Details bei der Lagerung von Patienten liegt nun ein umfassendes Lehrbuch für die Operationslagerung für allgemeinchirurgische, transplantationsspezifische, gefäßchirurgische, urologische und gynäkologische Eingriffe auf.

Ziel und Nutzen dieses Buches sollen sein, die Grundlagen einer guten OP-Lagerung zu verstehen und relevantes Wissen zu den Gefahren zu vermitteln. Im Buch werden die Lagerungen Schritt für Schritt erklärt und mit Bildern zur besseren Verständlichkeit und Übersichtlichkeit unterstützt.

Das Buch richtet sich an alle Personen, die regelmäßig im Operationssaal tätig sind, somit sowohl an Ärztinnen und Ärzte wie Pflegerinnen und Pfleger. Es kann als Lehr- und Lernunterlagen für angehende Operationsassistenten in der Schule wie auch in der Praxis als Nachschlagewerk verwendet werden.

Aus Gründen der besseren Lesbarkeit wird in diesem Buch überwiegend das generische Maskulinum verwendet. Dies impliziert immer beide Formen, schließt also die weibliche und männliche Form ein.

Unser besonderer Dank gilt Thomas Holzinger für seine Ausdauer und Geduld bei der Erstellung der Lagerungsbilder, weiters bedanken wir uns bei der OP-Pflege und den Ärzten der OP-Gruppe 5 der Universitätsklinik für Chirurgie am AKH Wien. Wir bedanken uns ganz herzlich bei den Mitarbeitern des Springer Verlages, insbesondere Frau Mag. Renate Eichhorn.

Sadik Duru
Univ.-Prof. Dr. M. Gnant
Univ.-Prof. Dr. K. Markstaller
Assoc. Prof. PD Dr. M. Bodingbauer
Wien, im Mai 2018

Die Originalversion dieses Buches wurde überarbeitet. Einzelne Seitenzahlen-angaben im Sachverzeichnis waren falsch und mussten daher korrigiert werden.

Inhaltsverzeichnis

Danksagung

An dieser Stelle möchte ich mich bei allen bedanken, die mich bei der Publikation dieses Buches unterstützt haben.

Mein besonderer Dank gilt dem Kollegen Thomas Holzinger, der sich als Model für die zahlreichen OP-Lagerungen zur Verfügung gestellt hat.

Ebenfalls möchte ich mich beim Vorstand der Universitätsklinik für Chirurgie in Wien Herrn Prof. Michael Gnant und beim Leiter der Rechtsabteilung Herrn Dr. Leopold-Michael Marzi sowie bei der Leiterin der Direktion des Pflegedienstes Frau Sabine Wolf und bei der Oberschwester Ingrid Ernst für die Bereitschaft zur sofortigen Unterstützung bedanken.

Ein besonderer Dank gilt auch dem Prof. Martin Bodingbauer, der mir bei diesem Buchprojekt mit seinem Fachwissen zur Seite gestanden hat.

Bedanken möchte ich mich auch bei Frau Prof. Elisabeth Presterl und bei Herrn Dr. Leopold-Michael Marzi, die trotz der vielen Termine dieses Buch mit ihren wertvollen Themenbeiträgen unterstützen konnten.

Mein Dank gilt auch allen Firmen, die mir ihre Produktbilder für die Publikation zur Verfügung gestellt haben.

Abschließend möchte ich mich bei meiner Frau und meinen Töchtern für die mentale Unterstützung herzlich bedanken.

Sadik Duru
Wien, April 2018

Autoren

Sadik Duru
Klinische Abteilung für Allgemeinchirurgie
Allgemeines Krankenhaus der Stadt Wien
Wien
Österreich
sadik.duru@akhwien.at

Assoc. Prof. PD Dr. Martin Bodingbauer
Universitätsklinik für Chirurgie
Medizinische Universität Wien
Wien
Österreich
martin.bodingbauer@meduniwien.ac.at

Univ. Prof. Dr. Michael Gnant
Universitätsklinik für Chirurgie
Medizinische Universität Wien
Wien
Österreich
michael.gnant@meduniwien.ac.at

Univ. Prof. Dr. Klaus Markstaller
Universitätsklinik für Anästhesie
Medizinische Universität Wien
Wien
Österreich
Klaus.markstaller@meduniwien.ac.at

Dr. Leopold-Michael Marzi
Stabsstelle Vorfallsabwicklung und Prävention –
Ärztliche Direktion
Allgemeines Krankenhaus der Stadt Wien
Wien
Österreich

Prof. Dr. MBA Elisabeth Presterl
Univ. Klinik für Krankenhaushygiene
und Infektionskontrolle
Medizinische Universität Wien
Wien
Österreich
Elisabeth.presterl@meduniwien.ac.at

Allgemeiner Teil

Inhaltsverzeichnis

Ziel einer einwandfreien Operationslagerung

Sadik Duru, Martin Bodingbauer

© Springer-Verlag GmbH Deutschland, ein Teil von Springer Nature 2018
S. Duru et al. (Hrsg.), *Standards der Patientenlagerung*
https://doi.org/10.1007/978-3-662-57483-6_1

1

Die Lagerung des Patienten auf dem OP-Tisch hat sich durch die verbesserten operativ-technischen Fortschritte deutlich verändert. Durch die rasanten Verbesserungen sind die Anforderungen an die Lagerung beträchtlich gestiegen. Die Weiterentwicklung der Operationsmethoden und die technisch hochwertigen Lagerungstische erlauben eine optimale Darstellung des Operationssitus, und in der Folge können die Operationen gewebeschonender und mit geringerem Risiko einer unnötigen Gewebsverletzung durchgeführt werden. Nach wie vor ist entscheidend, dass ein optimaler Zugang zum OP-Gebiet möglich ist, ohne dass der Patient durch die ausgeführte Lagerung einen Schaden davonträgt. Eine falsche Lagerung oder eine unerkannte intraoperative Lageänderung können zu gravierenden Nerven-, Haut- und Weichteilschäden führen. Je länger die Operation dauert, desto schwerwiegender können die Verletzungen sein. Es ist die gemeinsame Aufgabe von Chirurgen, Anästhesisten und des OP-Pflegepersonals, auf Lageveränderungen zu reagieren und gegebenenfalls die korrekte Position wiederherzustellen.

Für die korrekte Durchführung der Lagerung ist auch die Art und Technik des Eingriffes von großer Bedeutung. Während für die offenen Operationsverfahren meistens keine zusätzlichen Fixierungsmethoden notwendig sind, müssen für die laparoskopischen Operationen die Patienten zusätzlich mit Stützen gesichert werden, damit es zu keinem Abrutschen bei starker Kippung und Neigung kommt.

Erleiden Patienten durch eine nicht einwandfrei durchgeführte Lagerung einen Schaden an Nerven, Haut oder an Weichteilen, dann hat dies meist nicht nur Folgen für den Patienten, sondern auch für den Arzt. Oft führen Lagerungsschäden zu einer Anklage und haben gerichtliche Folgen (▶ Kap. 4).

Dieses Buch soll zum besseren Verständnis über die Risiken der Lagerung und zu einem größeren Wissen unter allen im Operationssaal beteiligen Berufsgruppen beitragen, weil im Alltag die Einschulung der korrekten Lagerung und die Hinweise auf die häufigsten Fehler meist zu kurz kommen.

1.1 Die wichtigsten Kriterien für eine korrekte Lagerung

- Die Lagerungen sollten immer an die individuellen Bedürfnisse des Patienten angepasst durchgeführt werden.
- Bei aufwendigen Lagerungen muss immer genug Personal anwesend sein.
- Vor dem Lagerungsvorgang müssen alle dafür nötigen Lagerungsbehelfe vorbereitet und organisiert sein.
- Eine mögliche Bewegungsbegrenzung oder Gelenksprobleme des Patienten müssen beim Sicherheitscheck („sign in") besprochen und je nach Grad der Einschränkung sollte (wenn möglich) eine Lagerung im Wachzustand erfolgen.
- Jede Lagerung auf dem OP-Tisch muss in neutraler (▶0◀) Position beginnen.
- Während des Lagerungsvorgangs dürfen die Gelenke des Patienten nur der Körperposition angepasst und so natürlich wie möglich bewegt werden.
- Die Auflage des OP-Tisches muss immer für eine gute Dekubitusprophylaxe (Vakuummatratze, Gelmatte usw.) sorgen.
- Es ist jegliche Art von Kanten- und Faltenbildung an den Kontaktstellen von den verwendeten Lagerungsbehelfen zum Patienten zu vermeiden.
- Wenn es für die bevorstehende Operation nicht unbedingt erforderlich ist, sind unnötige Überstreckungen, Überdehnungen und Druckausübungen auf den Patienten zu verhindern.
- Die Lagerung des Patienten muss so durchgeführt werden, dass die Anästhesisten und die Operateure ungehindert ihre Tätigkeiten am Patienten ausüben können.
- Auf direkten Kontakt der leitfähigen Teile des OP-Tisches mit der Haut des Patienten ist streng zu achten, und dieser muss vermieden werden.
- Die Stützen (speziell Seitenstützen) dürfen nicht an Weichteilen angesetzt werden und es sollten immer weiche Tücher dazwischen gelegt werden.
- Es sollte immer unabhängig von der zu erwartenden OP-Zeit gelagert werden.
- Lagerungsveränderungen sind zu berücksichtigen und die Lagerung muss jederzeit rückgängig gemacht werden können.

– Die Endkontrolle der Lagerung und wenn nötig die Durchführung einer Kipprobe muss vor dem OP-Beginn und in Anwesenheit des Operateurs und der Anästhesie erfolgen.
– Die Zusammenstellung des OP-Tisches und die ausgeführte Lagerung müssen immer eine bei Bedarf notwendige Röntgendurchleuchtung des OP-Gebietes zulassen.
– Die Liegefläche des OP-Tisches wird immer mit einem Einmaltragelaken überzogen und im Bereich des OP-Gebiets noch zusätzlich mit einer saugfähigen Vliesauflage abgedeckt.
– Eine trockene Patientenlage muss gewährleistet sein.

Die OP-Lagerungen werden aufgrund ihrer Anwendungshäufigkeit und der Ursprungsformen sowie wegen abteilungsspezifizierter Eigenschaften in drei Gruppen unterteilt:

– Grundlagerungsarten
    1. Rückenlage (RL)
    2. Lloyd-Davis-Lagerung (LLD)
    3. Steinschnittlagerung (SSL)
    4. Seitenlage (SL)
    5. Bauchlage (BL)
– Modifizierte OP-Lagerungen
    1. Lloyd-Davis-sitzend-Lagerung (LLDS)
    2. Strumalagerung (Struma) (vergrößerte Schilddrüse)
    3. Oberbauchlagerung (OB)
    4. Jackknife-Lagerung
    5. Knie-Ellenbogen-Lagerung
    6. Carotis-Lagerung (A. Carotis)
– Abteilungsspezifische OP-Lagerungen
    1. Akiyama-Lagerung
    2. Endoskopische Thymektomie-Lagerung

1.2   Patientenumbettung im OP-Bereich

Abbildungen: ◘ Abb. 1.1, ◘ Abb. 1.2, ◘ Abb. 1.3, ◘ Abb. 1.4, ◘ Abb. 1.5, ◘ Abb. 1.6, ◘ Abb. 1.7, ◘ Abb. 1.8, ◘ Abb. 1.9.

Unter dem Begriff Patientenumbettung im OP-Bereich versteht man den Vorgang der Patientenverlagerung vom Bett auf den OP-Tisch und vom OP-Tisch wieder auf das Bett. Der Vorgang der Patientenverlagerung vom Bett auf den OP-Tisch wird als **Einschleusen** und der umgekehrte Vorgang als **Ausschleusen** bezeichnet. Es gibt zwei Arten der Umbettungsanlage, eine stationäre und eine mobile Anlage. Für die Benützung der beiden Anlagen muss die Lagefläche des OP-Tisches und des Betts unbedingt in waagrechte (▸0◂) Position gebracht werden, sonst wird wegen des Niveauunterschieds die Umbettung erschwert und der Patient wird eventuell unnötig verletzt (vgl. ▸ Abb. 8.4).

1.2.1   Stationäre Umbettanlage (Schleuse)

Die stationären Umbettanlagen gibt es in zwei verschiedenen Ausführungen, mit oder ohne integriertem Fenster (◘ Abb. 1.2, ◘ Abb. 1.3). Die Umbettung der Patienten der Allgemein- und Transplantationschirurgie am AKH Wien erfolgt über eine stationäre Umbettanlage, auch „Schleuse" genannt, die mit einem integrierten Fenster ausgestattet ist (◘ Abb. 1.2). Über diese Anlage werden bis auf wenige Ausnahmen alle Patienten ein- und ausgeschleust. Das Umbetten von Patienten von **über 180 kg Körpergewicht** und Patienten auf Luftmatratzen oder Spezialbetten, die überlang- und -breit sind, ist über die stationäre Patientenumbettanlage schwer oder nicht möglich. In einem solchen Fall muss auf andere Alternativen (wie z. B. Mobilizer Transfer System (▸ Abschn. 1.2.2) oder Rollbord Umbetthilfe (▸ Abschn. 1.2.3) umgestiegen werden. Die stationäre Umbettanlage funktioniert computergesteuert und ihr hautverträgliches, desinfektionsmittelbeständiges Transportband wird auf ca. 30° vorgewärmt.

Die Bedienung der Schleuse erfolgt immer über eine Infrarot(IR)-Fernbedienung, wenn diese versagen sollte, ist eine Handhabung auch am zugehörigen Bedienpult möglich. Auf dem Pult ist auch die Akkuladestation für die IR-Fernbedienung integriert (◘ Abb. 1.4). Die Farben auf den Bedienknöpfen der Fernbedienung markieren die Richtung, in der sich die Schleuse bewegt, orange steht für das Ausschleusen und grün für das Einschleusen. Während der automatischen Patientenumbettung kann der aktuelle Vorgang am dafür vorgesehenen Display verfolgt werden (◘ Abb. 1.2). Bei der Verwendung des Bedienpults muss unbedingt beachtet werden, dass es sich dabei um manuelle Funktionen handelt und jede Bewegung der Schleuse manuell betätigt werden muss. Außerdem sind bei der manuellen Arbeitsweise alle Sicherheitsvorkehrungen der Sensoren für die au-

1

tomatische Stoppvorrichtung oder Höhenanpassung nicht wirksam (◘ Abb. 1.4).

Die wichtigsten Vorteile dieser Anlage sind unter anderem die hygienisch bessere Trennung des reinen vom unreinen Bereich und die patienten- und personalschonende Ein- und Ausschleusung. Alle diese Aspekte machen die Schleuse für den OP-Bereich unverzichtbar.

⚠ **Achtung**
Auf die maximale Belastbarkeit der Platte ist zu achten (◘ Abb. 1.1). Außerdem müssen der OP-Tisch und das Bett für den Umbettvorgang unbedingt in eine waagrechte (▸0◂) Position gebracht werden (vgl. ▶ Abb. 8.4). Da der Umbettungsvorgang für den Patienten oft unbekannt und teilweise auch unangenehm ist, muss jeder Schritt detailliert erklärt werden (◘ Abb. 1.3). Nach jedem Umbettvorgang wird an der Schleuse eine Wischdesinfektion durchgeführt (▶ Kap. 3).

▪▪ Stationäre Patientenumbettanlage (Schleuse)

Umbetter mit Fenster	Für Betten mit lichtem Innenmaß ≥ 1920 mm
Mechanische Bettenerkennung	1955.00A0
Infrarot-Bettenerkennung	1955.00B0
Umbettelement Breite/Tiefe	2430/240 mm
Umbettelement Höhe	2400–3000 mm
Umbettplatte Länge/Breite	1840/1120 mm
Gesamtgewicht	ca. 980 kg

Technische Information	
Max. Patientengewicht	180 kg
Dauer des Programmablaufes	ca. 120 Sek.
CE-konform gemäß Richtlinie 93/42 EWG für Medizinprodukte	

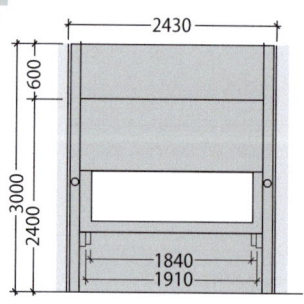
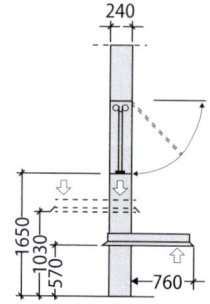

◘ **Abb. 1.1** Technische Daten für die stationäre Umbettanlage (Quelle: MAQUET GmbH)

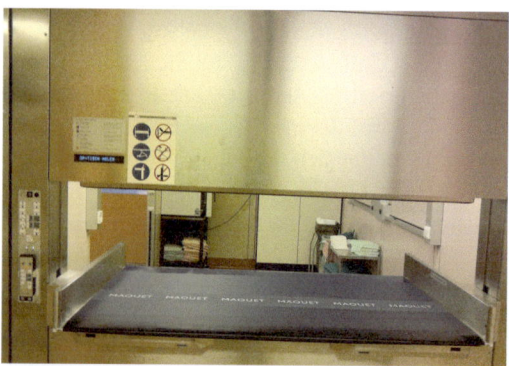

◘ **Abb. 1.2** Ansicht vom reinen Bereich aus (OP-Seite)

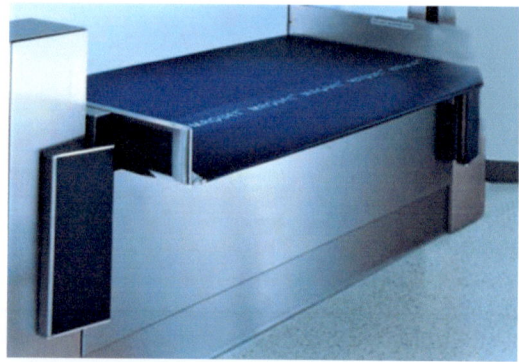

◘ **Abb. 1.3** Ansicht vom unreinen Bereich aus (Aufwachstation-Seite) (Quelle: MAQUET GmbH)

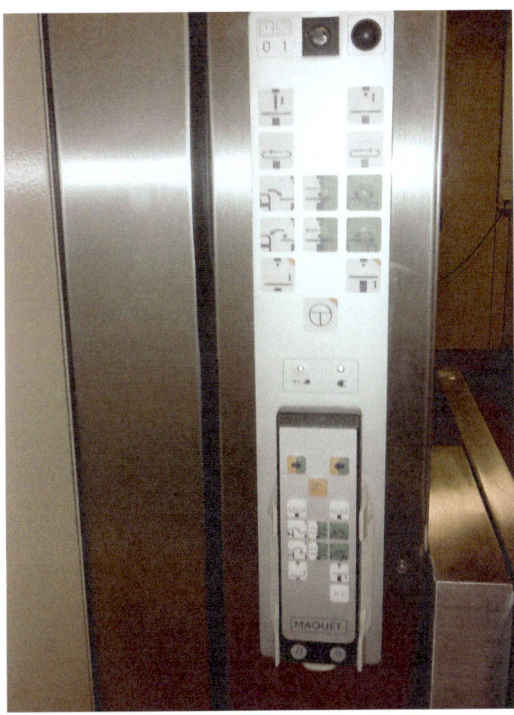

❯ Zum Einschleusen des Patienten mit dem Mobilizer muss zuerst unbedingt der für die bevorstehende Lagerung umgebaute und fertig überzogene OP-Tisch im OP-Saal auf der OP-Tischsäule angedockt sein. Welche Armschiene man vormontieren kann, ist vom OP-Saal, von der OP-Tischlage und von der Fahrtrichtung des Mobilizers in den OP-Saal abhängig.

◻ Abb. 1.4 Fernbedienung in der Akkuladestation und manuelle Bediensäule

An unserer OP Gruppe wird wegen der Lage des OP-Tisches immer die linke Armstütze vormontiert (▶ Abb. 11.1). Da die Umbettplatte des Mobilizers nur einseitig hinaus- und hineinverschiebbar ist, wird der Patient aufgrund der schlechten Rangiermöglichkeit im OP-Saal nach dessen Kopfrichtung orientiert auf dem Mobilizer aufgenommen. In der Abteilung der Allgemein- und Transplantationschirurgie werden die Patienten wegen der OP-Tischlage und Kopfrichtung des Patienten **ausschließlich von der rechten Seite** aufgenommen (▶ Abb. 11.1). Der größte Vorteil des Mobilizers ist, dass seine große Ablagefläche unter anderem den Transport vieler Einzelgeräte (wie Beatmungsgerät, Perfusoren, Überwachungsmonitor usw.) beim Intensivpatiententransport ohne zusätzlichen Aufwand möglich macht.

1.2.2 Mobiles Patienten-Transfer- und -Umbettungssystem (Mobilizer 3)

Das Mobilizer 3 Transfer System ist wegen des im System integrierten starken Akkus eine mobile Alternative der Patientenumbettung im OP-Bereich. Dieser wird vor allem wegen seiner idealen Länge und Breite und einer integrierten klappbaren Monitorablagemöglichkeit, die abhängig von der Aufnahmerichtung des Patienten an beiden Seitenenden montierbar ist, zum Umbetten von Intensivpatienten mit vielen dazugehörigen lebenserhaltende Geräten gerne eingesetzt (◻ Abb. 1.5, ◻ Abb. 1.7). Die Transferoberfläche des Mobilizers macht das Verlagern des Patienten auf jede Art von Betten und OP-Tischen ohne eine extra manuelle Kraftanwendung möglich. Für das Ein- und Ausschleusen von fast allen übergewichtigen Patienten mit 180 kg Körpergewicht und mehr ist der Mobilizer gut geeignet (◻ Abb. 1.1). Die Bedienung erfolgt bei fast allen Modellen ausschließlich mit einer am Mobilizer montierten auswechselbaren Kabelfernbedienung (◻ Abb. 1.6).

❶ Achtung
Zum Umbetten des Patienten mit dem Mobilizer müssen der OP-Tisch und das Bett unbedingt zuerst in waagrechte (▶0◀) Position gebracht werden (▶ Abb. 8.4). Außerdem ist der Mobilizer während der Fahrt nur mit geschlossenem Gitter und beim Umlagerungsvorgang nur mit gebremsten Rädern zu benützen (rot nach unten gedrückt bedeutet, der Mobilizer ist im gebremsten Zustand ◻ Abb. 1.5). Beim intubierten Patienten muss der Tubus während des Umbettvorgangs zusätzlich gesichert und auf die Sicherheit der Zugänge, Dauerkatheter und dergleichen geachtet werden. Außerdem ist der Mobilizer nach jedem Ein- und Ausschleusvorgang durch eine Wischdesinfektion zu reinigen (▶ Kap. 3).

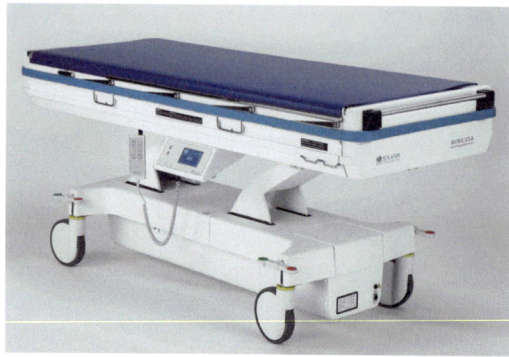

Abb. 1.5 Mobilizer 3 Transfer System (Quelle: SAVIR di Longhi Sergio & C. Sas)

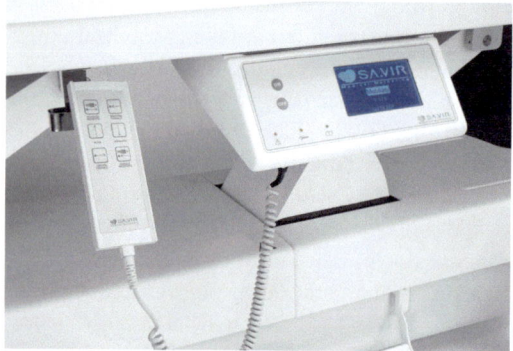

Abb. 1.6 Kabelfernbedienung für Mobilizer 3 und LCD-Display (Quelle: SAVIR di Longhi Sergio & C. Sas)

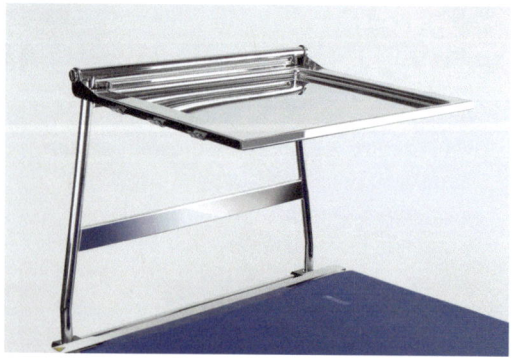

Abb. 1.7 Monitorablage für Mobilizer 3 (verstell- und klappbar) (Quelle: SAVIR di Longhi Sergio & C. Sas)

1.2.3 Die Rollbord Umbetthilfe

Das Rollbord wird in den meisten Fällen zur Umlagerung von Patienten mit überempfindlichem Rücken verwendet. Bei diesen Patienten liegen meist Wundheilungsstörung vor, oft wird deshalb eine V.A.C.-Therapie (=Vaccum Assisted Closure®; Unterdruck-Therapie, welche die Wundheilung begünstigt) angewendet, welche mindestens jeden zweiten Tag im OP-Saal gewechselt werden muss. Bei Notfällen, in denen eine rasche Umbettung notwendig ist und keine Zeit zur Vorbereitung von standardmäßigen Umbettsystemen bleibt, ist das Rollbord eine kompetente Hilfe (Abb. 1.8).

Auch zum Umbetten von Patienten, denen das längere Liegen in waagerechter Körperposition schwerfällt, ist dieses System gut geeignet. Denn mit dem unten abgebildeten faltbaren Rollbord ist das Umlagern von Patienten in leicht aufgesetzter Position auch möglich (Abb. 1.9). Das Rollbord lässt sich mit handelsüblichen medizinischen Flächendesinfektionsmitteln ohne Mühe reinigen.

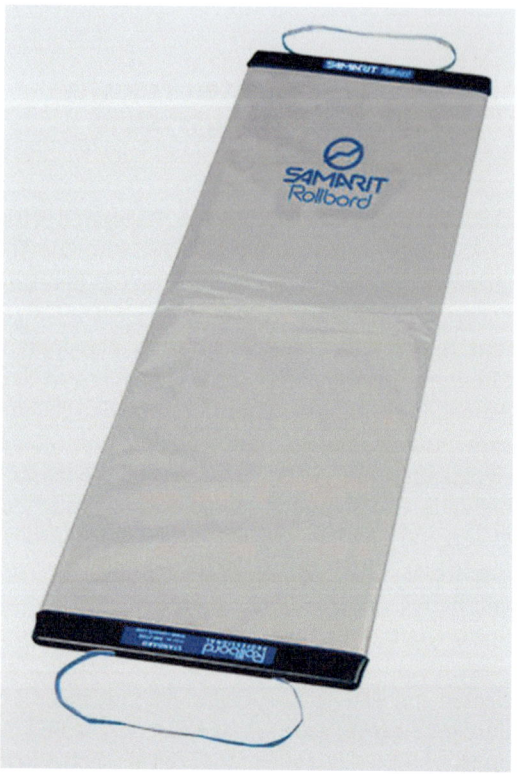

Abb. 1.8 Rollbord Umbetthilfe, 177 x 50 cm auf 89 x 50 cm faltbar (Quelle: Samarit Medical AG)

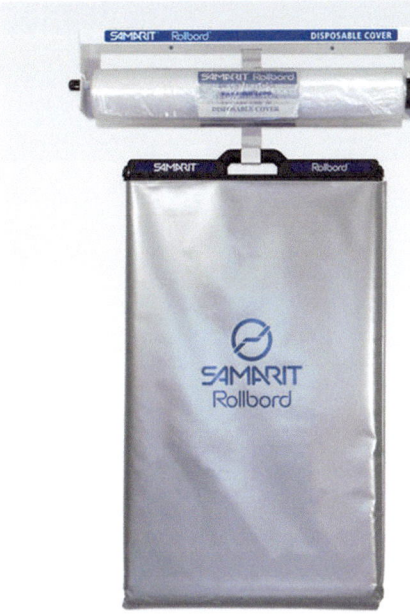

Abb. 1.9   Rollbord (gefaltet), 89 x 50 cm und Einweg-
hüllenspender (Quelle: Samarit Medical AG)

Praxistipp

Falls beim Umlagern starke Verunreinigun-
gen zu erwarten sind, sollte man das Rollbord
mit einer Einweghülle überziehen (Abb.
1.9). Diese schützt es vor allzu starke Verun-
reinigung und erspart mühsame Reinigungs-
arbeiten, die dadurch notwendig würden.
Eine Wischdesinfektion muss nach dem Umbetten trotz der Einweghülle immer durchgeführt werden (► Kap. 3).

Weiterführende Literatur

Haynes AB, Weiser TG, Berry WR et al (2009) A surgical
    safety checklist to reduce morbidity and mortality in a
    global population. N Engl J Med. 360:491-9

Perioperative Medizin

Martin Bodingbauer, Klaus Markstaller, Michael Gnant

© Springer-Verlag GmbH Deutschland, ein Teil von Springer Nature 2018
S. Duru et al. (Hrsg.), *Standards der Patientenlagerung*
https://doi.org/10.1007/978-3-662-57483-6_2

Der Interdisziplinarität der Fächer der Medizin, aber auch der Interprofessionalität der am Behandlungsvorgang beteiligten Berufsgruppen kommt in der perioperativen Medizin eine immer größere Bedeutung zu. Die steigende Komplexität der Behandlungen, die Vorbereitungen und Planung auf einen therapeutischen Eingriff, die Durchführung von Operation und Anästhesie selbst sowie die Nachsorge von Patienten nach chirurgischen Eingriffen setzen hohe fachliche Expertise aller beteiligten Personen voraus. Die Sicherheit der Patientinnen und Patienten hängt von der Perfektion der Schnittstellen und Zusammenarbeit in gleicher Weise ab wie von der Exzellenz jedes einzelnen Schritts – jede Kette ist so stark wie ihr schwächstes Glied!

Auch wenn die richtige Lagerung eines Patienten während einer Operation nur einen kleinen Teil in der Kette aller perioperativen Maßnahmen ausmacht, die notwendig sind, um bestmögliche Ergebnisse zu erreichen, ist sie doch ebenso wichtig wie z. B. der chirurgische Eingriff selbst: Mögliche Lagerungsschäden stellen eine massive Gefährdung des gewünschten Gesamtergebnisses, oft mit negativen körperliche Folgen für die Behandelten – und evtl. einem juristischen Nachspiel für die Behandler –, dar. Umso wichtiger erscheint uns deshalb, dass alle an der OP-Lagerung beteiligten Mitarbeiter die optimale standardisierte Information und den gleichen Wissenstand haben, um mögliche Lagerungsfehler frühzeitig zu erkennen und gesundheitliche Schäden zu vermeiden.

Welche Maßnahmen und Organisationsformen tragen dazu bei, dass man interdisziplinär im Krankenhaus zusammenarbeitet, um so die beste Versorgung für die Patientinnen und Patienten zu schaffen? Internationale Studien zeigen eine unverändert hohe Erfolgs- und Komplikationsrate im gesamten perioperativen Outcome bei gleichzeitig in den letzten Jahrzehnten stark verringerten fachspezifischen Morbiditätsraten (Wang 2014; Soreide 2014). Die Bündelung aller Kräfte in einem Zentrum für perioperative Medizin und der damit verbundene ständige Austausch aller Fachdisziplinen fördert intensiv die Weitergabe von unterschiedlichem Wissen an alle Beteiligten. Das Comprehensive Center for Perioperative Medicine (CCPM) der Medizinischen Universität Wien und des Allgemeinen Krankenhauses Wien trägt diesem Gedanken als Leuchtturmprojekt Rechnung und soll die interdisziplinäre und interprofessionelle Betrachtung und Behandlung der peri-

operativen Patienten und der perioperativen Prozesse sicherstellen und realisiert somit Synergien, ohne Fachverantwortungen oder Abteilungsstrukturen zu ersetzen.

Die Verwendung von Simulations- und Skills-Labs und das regelmäßige interprofessionelle Training von Abläufen im Operationssaal automatisiert die Abläufe und vereinfacht vielschichtige Aufgaben wie z. B. den komplexen Transport von der Bettenstation bis zur OP-Lagerung von Patienten mit morbider Adipositas.

Die regelmäßige Qualitätskontrolle und die wissenschaftliche Aufarbeitung aller durchgeführten Tätigkeiten begleiten die Durchführung und ermöglichen es, Stärken und Schwächen jedes einzelnen Teilprozesses zu identifizieren. Die dadurch gewonnenen Erkenntnisse kommen allen beteiligten Berufsgruppen gleichermaßen zugute und verbleiben „im Gedächtnis" des Zentrums. Über die Jahre ergibt sich ein Wissenszuwachs, der vielfältig auch zu Schulungs- und Kurszwecken genützt werden kann. Unter diesem Aspekt kann die Mission eines perioperativen Zentrums, dass alle operativen Patienten individuell nach höchsten Qualitätsstandards in der zeitlich und medizinisch effizientesten Art behandelt werden, in Erfüllung gehen.

Literatur

Soreide K, Thorsen K, Soreide JA et al (2014) Strategies to improve the outcome of emergency surgery for perforated peptic ulcer. Br J Surg 101(1):e51-64

Wang Y, Eldridge N, Metersky MS et al. (2014) National Trends in patient safety for four common conditions, 2005-2011. N Engl J Med, 370: 341-351

Hygiene im Operationsaal

Elisabeth Presterl

© Springer-Verlag GmbH Deutschland, ein Teil von Springer Nature 2018
S. Duru et al. (Hrsg.), *Standards der Patientenlagerung*
https://doi.org/10.1007/978-3-662-57483-6_3

3.1   Einleitung

Hygiene umfasst alle Maßnahmen zur Prävention und Bekämpfung von Infektionen. Der Operationsbereich (OP), dessen wesentlichste funktionelle Einheit Operationssäle (Operationsräume) sind, ist baulich und personell („strukturell") sowie in Organisation und Abläufen („prozessual") ein Bereich mit besonderen Anforderungen hinsichtlich Patientensicherheit und gleichzeitig eines der komplexesten Elemente der Krankenversorgung in einer modernen Krankenanstalt. Hygiene kann hier aber nur effektiv sein, wenn sie in die Struktur, in die Prozesse und vor allem in die professionellen Werte und Haltung aller im OP-Bereich Tätigen („professionalism") integriert ist.

Dieses Kapitel widmet sich der Hygiene für den Routinebetrieb eines Operationssaals. Grundlegend muss Hygiene auch in Notfallsituationen einhaltbar sein. Diese „perioperative" Hygiene zielt primär auf die Vermeidung von postoperativen Wundinfektionen („surgical site infections"; SSI) ab.

Per definitionem sind SSI Infektionen im Wund- und/oder Operationsgebiet, die mit einem operativen oder anderen invasiven Eingriff ursächlich in Verbindung stehen. SSI sind daher die häufigsten „Gesundheitssystem-assoziierten Infektionen" („healthcare associated infections"; HAI). SSI (24,7 %) waren die häufigsten HAI in einer Punkt-Prävalenz-Untersuchung im Jahr 2017 in Österreich, gefolgt von Pneumonie, Gefäßkatheter-assoziierten Infektionen, Harnwegsinfektionen oder Clostridium-difficile-Diarrhoe (Presterl et al. 2016). Folgen von HAI, und daher auch von SSI, sind eine um mehr als das doppelt so hohe Wahrscheinlichkeit einer Aufnahme an eine Intensivstation, Verlängerung der Aufenthaltsdauer um mehr als sechs Tag, eine Erhöhung der Krankenhauskosten sowie eine erhöhte Mortalität (Umscheid et al. 2011; De Angelis et al. 2010). Daher ist es wichtig, alle Maßnahmen zu treffen, um die Entstehung von HAI und somit von SSI zu verhindern. Diese Maßnahmen betreffen nicht nur den Operationssaal, sondern den gesamten Operationsbereich und schließen die prä-operative und post-operative Phase mit ein. Auch der allgemeine Gesundheitszustand, Grundkrankheiten und Immunstatus der Patientinnen und Patienten spielen beim Risiko einer SSI eine wesentliche Rolle, daher sind Maßnahmen zur Prävention von SSI in der Regel immer multimodal. Hygiene beginnt somit bereits vor einer Operation bei der Indikationsstellung zum Eingriff und bei der Vorbereitung und setzt sich in der Nachsorge des Patienten nach erfolgter Operation fort. Es gibt viele Einflussgrößen auf das Entstehen von SSI und daher eine Vielzahl von strukturellen und prozessualen Maßnahmen, die das Risiko reduzieren können (Berrios-Torres et al. 2017).

3.2   Allgemeiner Bauplan des OP-Bereiches

Ein Operationsbereich besteht aus mindestens einem oder mehreren Operationsräumen, Wartezone, Übergabebereich (Patientenzuführung) und Haltezonen (Aufwachraum), Personalschleusen mit reiner und unreiner Seite, getrennte Versorgungs- und Entsorgungsschleusen (Übergaberaum), Lagerräume, Räume für die Reinigung (getrennt in rein und unrein, inkl. Aufbewahrungsraum für die Reinigung), Aufenthaltsräume und Administrationsräume. Es können auch Räumlichkeiten/Bereiche für die Aufbereitung (Reinigung, Desinfektion und/oder Sterilisation) von Medizinprodukten (z. B. Operationsinstrumenten oder Geräten) im OP-Bereich untergebracht werden. Es ist bei diesen Aufbereitungsbereichen zu beachten, dass sie ausreichend groß sind, keine Wasserabläufe im Boden haben und dass eine Trennung von reiner und unreiner Seite mit entsprechenden Zu- und Ablieferungswegen, die sich nicht kreuzen dürfen, vorhanden sein muss. Für einen ambulanten Patientenbetrieb im OP müssen entsprechende Wartezonen mit Nebenräumen (Wasch- und Sanitärzonen), Umkleiden inkl. Aufbewahrung von Wertgegenständen außerhalb, aber in der Nähe des OP-Bereichs wie auch wieder Haltezonen (Aufwachbereich) vorgesehen werden.

3.2.1   Bauliche Strukturen des OP-Bereichs

Ein Operationsbereich muss gegenüber allen anderen Bereichen des Krankenhauses abgetrennt sein. Innerhalb eines OP-Bereiches mit mehreren OPs ist aus hygienischer Sicht keine Trennung der Fluchtwege erforderlich, Brandschutzmaßnahmen können dies jedoch unter Umständen erforderlich machen. Die OP-Räume müssen entsprechend dimensioniert sein, sodass abgesehen

3

von den OP-notwendigen technischen Apparaturen sowie Instrumententisch und Zubehör auch noch genügend Platz für das Operationsteam vorhanden ist. Die Größe von Operationssälen ist in Normen bzw. behördlichen Dokumenten festgehalten, z. B. der Hygienerichtlinie 28 des Magistrats der Stadt Wien (Arbeitskreis für Hygiene in Gesundheitseinrichtungen 2018). Es ist aber bei jeder Neuerrichtung bzw. bei jedem Umbau zu überlegen, ob die Mindestgröße überhaupt den aktuellen Anforderungen für einen reibungsfreien OP-Betrieb erfüllen kann. Es ist wünschenswert, dass die bauliche Struktur die Abläufe im OP unterstützt.

Operationsbereich (OP)

Grundsätzlich dürfen in einem OP aufgrund des Risikos einer Kontamination mit Mikroorganismen keine Wasserzu- und -abläufe vorhanden sein und es müssen, wie in allen anderen Räumen für den direkten und indirekten Patientenbetrieb in einer Krankenanstalt, alle Oberflächen leicht zu reinigen und beständig gegenüber der möglichen korrosiven Einwirkungen der gängigen Desinfektionsmittel (Aldehyde, Sauerstoffabspalter, Alkohol) sein. Das Areal für die chirurgische Händehygiene („Waschraum") muss OP-nahe sein, sodass von hier aus das Operationsteam leicht und ohne Kontamination der aufbereiteten Hände den OP erreichen kann. Die Umbettung vom Krankenbett auf den OP-Tisch sollte möglichst bereits im Übergabebereich eines OP-Bereiches erfolgen. Ist das nicht der Fall, muss ein eigenes Umbettungsareal vor dem OP-Raum vorgesehen werden. Ein OP-Raum hat mehrere Zugänge, die für Personal, Patienten und Material verwendet werden müssen. Nicht immer ist eine Trennung der Eingänge möglich. Bei der Planung sollte aber versucht werden, möglichst wenig Zugänge zu errichten und dennoch das Prinzip der Vermeidung von Kreuzwegen zwischen kontaminierten und sauberen Personen und Gegenständen einzuhalten. Ob ein eigener Einleitraum notwendig ist, ist von den räumlichen Gegebenheiten eines Operationstraktes und der Organisation der Abläufe im OP abhängig. Mit den modernen Narkosemethoden bzw. mit fahrbaren Geräten ist auch eine Überstellung des Patienten vom OP in den Aufwachbereich bzw. Überwachungsbereich leicht möglich. Patienten nach langen Operationen und in schlechtem Allgemeinzustand können somit auch direkt auf Intensivstationen überstellt werden.

Aufgrund des Bedarfes an klimatisierter und konditionierter Luft sowie aufgrund der Erfordernis, Gasen und Rauch, z. B. Elektrokauter-Rauch (surgical smoke), abzuleiten, müssen OP-Räume mit einer raumlufttechnischen Anlage zur Aufrechterhaltung arbeitsmedizinisch adäquater Bedingungen ausgestattet sein (▶ Abschn. Belüftung – Raumlufttechnische Anlage des OPs). Die Anforderung für partikelfreie und turbulenzarme Luft ist von der Art der dort vorgesehenen Operationen abhängig.

Prinzipiell muss die Einhaltung des gleichen Vorbereitungsstandards für jede Operation unabhängig vom Infektionsstatus der Patienten gewährleistet sein. Oft wird in den OP-Bereichen von einem „septischen" und „nicht septischen" Betrieb gesprochen. Es ist die räumliche Trennung septischer und nicht septischer Operationen nicht zwingend erforderlich, wenn eine funktionelle Distanzierung von Patienten ohne Infektionen und Patienten mit Infektionen gewährleistet ist. Das ist nicht so abwegig, da es möglich ist, dass Patienten unerkannt mit multiresistenten Erregern kolonisiert sein oder nicht erkannte blutübertragbare virale Infektionen haben können.

Die Information über eventuell vorliegende Infektionen bzw. Infektiosität eines Patienten ist im OP vor der Operation bekannt zu geben. Um den Aufwand für Isolierungsmaßnahmen zu minimieren, sollte ein „septischer" Patient ohne Warten in den OP gebracht und direkt wieder in die Isoliereinheit zurücktransportiert werden. Ist eine Überwachung notwendig, muss das in einer räumlich abgegrenzten Position erfolgen. Für bestimmte Situationen, z. B. Extubation eines Patienten mit offener Lungentuberkulose, sollte es die Möglichkeit der Erhöhung der Luftwechselrate (Luftvolumen x Luftströmung) geben, wodurch in der Luft befindliche Partikel oder Mikroorganismen verdünnt und schneller aus dem Raum entfernt werden.

Belüftung – Raumlufttechnische Anlage des OPs

Das Operationsareal (Operationsbereich, OP-Säle, Nebenräume) ist mit einer raumlufttechnischen Anlage (RLT) ausgestattet, deren Funktion für die Elimination der sogenannten „surgical smokes" durch Kauterisierung im Sinne des Arbeitnehmerschutzes während der OP und für die Reduktion der Partikel in der Luft unentbehrlich ist. Partikel können als Träger von Mikroorganismen fungieren. Die Verwirbelung von Partikeln kann durch das Eintreten in die OP-Wunde zu Infektionen führen. So ist die Führung der Luftströme ein wichtiger Bestandteil bei der Planung und Errichtung von OP-Bereichen und insbesondere von OPs, in denen operative Eingriffe mit Implantation von Fremdkörpern durchgeführt werden. Auch durch die Regulierung des Raumluftdrucks werden die Luftströme geleitet. So ist in einem Raum mit höchster Reinheit, z. B. dem Sterilgutlager, der Raumluftdruck am höchsten, gefolgt vom OP, dessen Zu- und Abgängen sowie Nebenräumen und fällt sukzessive in die allgemeinen Bereiche des Operationstrakts ab. Die RLT ist daher so zu regulieren, dass es nicht zu massiven Luftströmen allein durch die Druckveränderungen kommt. Jede Türbewegung verändert das Luftströmungsgefüge und führt zu Verwirbelungen der Luftströme. Daher ist die Bewegung von Türen auf eine bestimmte Geschwindigkeit einreguliert. Um die Auswirkungen der Verwirbelungen zu minimieren, sind viele OPs mit einer sogenannten TAV-Decke über dem Operationstisch eingerichtet. Diese TAV-Decke (Turbulenzarme-Verdrängungsströmungsdecke) ermöglicht einen laminaren Flow, der üblicherweise von der Decke zum Boden erfolgt. Die TAV-Decke sollte groß genug sein, um Patienten, das Operationsteam und den sterilen Instrumentiertisch innerhalb dieser gerichteten Strömung zu beinhalten. Allerdings muss beachtet werden, dass es an den Rändern der laminaren Strömung zu Verwirbelungen und Partikelströmen kommt. Die RLT muss entsprechend einer technischen Norm (Austrian Standards Institute 2015) gebaut werden, welche die technische Ausführungsstufe je nach Raumklasse beschreibt. Die Raumklasse ist abhängig von den im OP durchgeführten Eingriffen. Neurochirurgische Operationen oder Operationen mit Implantation von Fremdmaterial erfordern die höchste Raumklasse. Mehrere Filter(-stufen) und die Luftmenge in Zu- und Abluft sorgen für einwandfreie Raumluft in den OPs. Wünschenswert ist ein Luftzustrom von der Decke und eine Absaugung in Bodennähe. Die raumlufttechnischen Maßnahmen müssen regelmäßig gewartet und überprüft werden (einmal jährlich), um sicherzustellen, dass sie ihre Funktion erfüllen.

3.3   Hybrid-OP

Durch die Entwicklung der Medizin verschwinden die Grenzen zwischen Diagnostik, interventioneller Diagnostik, interventionellen Eingriffen und Operationen. Die modernen Hybrid-Operationsräume müssen alle diese Interventionen, aber auch einen chirurgischen Eingriff ermöglichen, und daher entsprechend ausgestattet sein sowie alle begleitenden Maßnahmen zur Vermeidung von Infektionen wie die klassischen OPs vorhalten. Das wesentliche solcher OP-Räume ist die Ausstattung mit Bildgebungsverfahren wie CT- oder MRT-Geräten. Hier kommen zum Operationsteam ein Radiologenteam, das auch Interventionen durchführen kann, Techniker und weiteres unterstützendes Personal hinzu. Aufgrund der vielen technischen Geräte, aber auch der bedeutend größeren Anzahl an Mitgliedern des Operationsteams ist ein Hybrid-OP und die begleitende Raum- und Raumlufttechnik wesentlich größer dimensioniert als in einem klassischen Operationssaal.

3.4   Aufwachraum (Haltezone)

In einem Aufwachraum werden Patienten, die nicht direkt vom Operationssaal auf die Station transferiert werden können, überwacht und gegebenenfalls extubiert. Die Patienten-Kojen müssen ausreichenden Abstand mit optischer und akustischer Isolation haben und mit entsprechender Überwachungstechnik ausgestattet sein. Abgetrennte bzw. leicht abtrennbare Areale, die der Isolierung von möglich infektiösen Patienten dienen, sind vorzusehen.

3.5   Patientenbegleitende Technik

Patienten, die vital gefährdet sind, werden mit entsprechenden Überwachungsgeräten wie auch Supportgeräten (Beatmung, Kunstherz etc.) transferiert. Diese Geräte sind den Patientinnen zugeordnet und müssen, wenn sie bei diesem Patienten nicht mehr benötigt werden, frisch aufbereitet werden (Reinigung, Desinfektion, Sterilisation je nach Art des Gerätes).

3.6 „Aufbereitung" – Reinigung, Desinfektion, Sterilisation

Unter den Begriff Aufbereitung werden Reinigung, Desinfektion und Sterilisation zusammengefasst. Die richtige Aufbereitung mit Reinigung, Desinfektion und Sterilisation schützt die Patienten vor Kontamination und Infektion mit potenziell gefährlichen Erregern und sind somit die Grundlage zur erfolgreichen Operation und Heilung des Patienten.

Die Basis von Hygiene sind die Begriffe der Antisepsis und Asepsis. Unter Antisepsis versteht man die Bekämpfung von Mikroorganismen durch Reinigung, Desinfektion und Sterilisation. Asepsis bedeutet Vermeidung von Kontamination, das heißt Geräte oder Oberflächen bleiben steril, desinfiziert oder sauber, sodass von ihnen keine Gefahr einer Kontamination oder Infektion ausgehen kann. Eine typische aseptische Tätigkeit ist, zur Entfernung von Verbänden sterile Pinzetten oder sterile Handschuhe zu verwenden und einen sterilen Wundverband zur Vermeidung einer Re-Kontamination anzulegen.

3.6.1 Desinfektion

Die Desinfektion bedeutet das Abtöten aller krankmachenden Erreger, wobei die Zahl der Infektionserreger auf einem Gegenstand soweit reduziert wird, das von ihnen keine Infektion mehr ausgeht. Desinfektion führt zu einer (rechnerischen) Keimreduktion um mehr als 5 log-Stufen (> 99,999 %). Der Unterschied zwischen Desinfektion und Antiseptik ist, dass Desinfektion bei unbelebten Oberflächen und Antisepsis bei biologischen Oberflächen zur Anwendung kommt. Das heißt, Gegenstände oder Raumoberflächen werden desinfiziert, Haut, Schleimhäute oder Wunden werden mit einem Antiseptikum behandelt. Eine Ausnahme ist die Händedesinfektion, da Hände als Werkzeuge betrachtet werden.

3.6.2 Sterilisation

Sterilisation bedeutet definitionsgemäß das Abtöten oder Entfernen aller vermehrungsfähigen Mikroorganismen. Sterilität muss für alle Stoffe, Zubereitungen und Gegenstände gefordert werden, die mit der Blutbahn, mit sterilen Geweben oder Organen in Kontakt kommen. Die Keimreduktion ist daher definitionsgemäß 12 log-Stufen (99,9999999999 %).

3.6.3 Reinigung

Reinigung ist eine Vorbedingung vor Desinfektion und Sterilisation. Durch die Reinigung kommt es zu einer Entfernung von Schmutz, in dem sich Mikroorganismen verbergen und auch vermehren können, der durch organisches Material Desinfektionsmittel unwirksam machen kann. Oberflächen und Gegenstände müssen nach Reinigung optisch sauber sein (Sichtkontrolle). Darüber hinaus führt die Reinigung auch zu einer Reduktion der Keimlast. So führt eine grobe Vorreinigung bereits zu einer Keimreduktion von 1 bis 2 log-Stufen (90–99 %) eine gründliche manuelle Reinigung zu einer Keimreduktion von 2 bis 3 log-Stufen (99–99,9 %) und eine gute Reinigung mit dafür geeigneten Gerätewaschmaschinen um 4 bis 6 log-Stufen (99,9–99,9999 %).

Diese Aufbereitungsschritte sind vor allem für die Aufbereitung von Instrumenten, aber auch von allen anderen im OP-Saal notwendigen Gegenständen inklusive Lagerungsbehelfen notwendig. Um die passenden Verfahren (Reinigung, Desinfektion, Sterilisation) anwenden zu können, müssen einerseits medizinische Geräte und medizinische Instrumente nach dem Medizinproduktegesetz (MPG) in nicht kritische, semikritische und kritische Produkte klassifiziert werden (Rutala et al. 2008; Medizinproduktegesetz (MPG) 1996). Weiters können Mikroorganismen entsprechend ihrer Widerstandsfähigkeit gegenüber Aufbereitungsverfahren in Gruppen zusammengefasst werden: Gruppe A umfasst vegetative Bakterien und Pilze, Gruppe B Viren, Gruppe C Sporen von Bacillus anthracis und Gruppe D Sporen von Clostridium perfringens (◘ Abb. 3.1). Daraus ergibt sich die sichere Aufbereitungsmethode für die klinische Anwendung.

Es gibt für Sterilisation und Desinfektion, aber auch für die Reinigung unterschiedliche Verfahren, die sich nach der Temperaturbeständigkeit des zu sterilisierenden Guts, dem Umfang der mikrobiellen Kontamination und der Art der Mikroorganismen richten. So sind z. B. Prionen und Sporenbildner extrem resistent gegenüber Sterilisationsverfahren, während vegetative Bakterien oder auch behüllte Viren durch Desinfektion und Sterilisation schnell abzutöten sind.

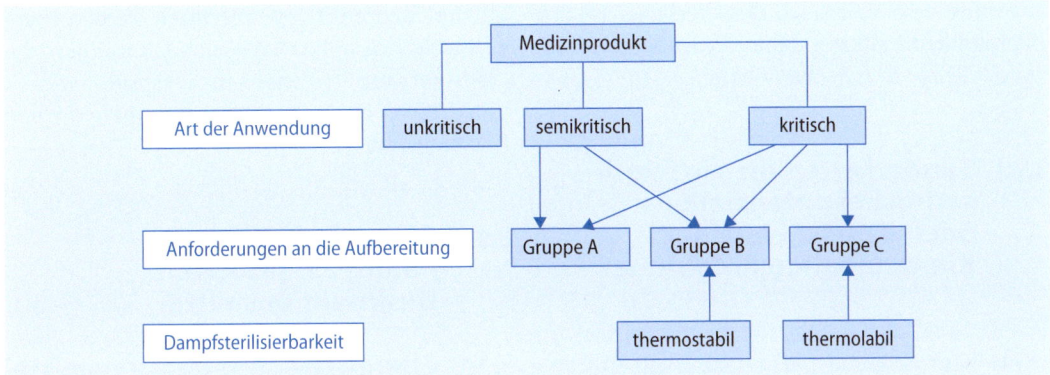

▪ Abb. 3.1   Schematische Darstellung der Risikoklassifizierung für Medizinprodukte (Quelle: www.hygienewissen.de)

3.7   Sterilisationsverfahren

Es gibt physikalische Sterilisationsverfahren, z. B. Dampfsterilisation und Heißluftsterilisation, chemisch-physikalische Sterilisation und Sterilisation durch Filtration von Flüssigkeiten durch Mikrofilter. Dampf- und Heißluftsterilisation arbeiten mit Temperaturen deutlich über 130 °C. Für nicht temperaturbeständige Güter wird die chemisch-physikalische Sterilisation mit Ethylenoxid oder Formaldehydgas (Gassterilisation) angewendet.

Das häufigste und robusteste Sterilisationsverfahren ist die Dampfsterilisation, bei der auch durch Erhöhung des Drucks im Dampfsterilisator eine erhöhte Temperatur und dadurch eine verkürzte Sterilisationsdauer erreicht werden kann. Die Güter für Dampfsterilisation müssen allerdings temperatur- und druckbeständig wie auch gegenüber Nässe unempfindlich sein. Die Dampfsterilisation gilt aufgrund der guten Überprüfbarkeit und Nachvollziehbarkeit als Gold-Standard der Sterilisation im Gesundheitswesen. Die Heißluftsterilisatoren arbeiten mit Temperaturen ab 180 °C, hier handelt es sich aber um die Anwendung von trockener Hitze. Neben der Temperatur ist auch die Dauer der Temperatureinwirkung wichtig. Heißluftsterilisation spielt im Krankenhausalltag keine Rolle.

Zu beachten ist, dass die Lagerung und die Beschickung eines Sterilisators so zu erfolgen hat, dass es zu keinen Hohlräumen oder Arealen kommt, in denen die Temperatur für eine Sterilisation nicht ausreicht. Nach thermischer Sterilisation muss das Sterilgut entsprechend gekühlt werden. Die chemisch-physikalischen Verfahren arbeiten mit Ethylenoxid- oder Formaldehyd-Wasserdampfgemischen. Diese Chemikalien sind toxisch, teratogen oder mutagen und potenziell kanzerogen. Ethylenoxid ist auch explosiv. Bei Ethylenoxid-Sterilisation muss eine Entgasungszeit von 72 Stunden eingeplant werden. Dafür ist eine Sterilisation bei 37 °C über 250 Minuten möglich. Formaldehyd-Sterilisation erfolgt bei 60 bis 65 °C über 60 Minuten. Hier muss keine Ausgasungszeit eingeplant werden. Es ist daher bei thermolabilen Medizinprodukten, die solche Sterilisationsverfahren benötigen, vorzusehen, dass eine ausreichende Menge dieser Produkte für den klinischen Gebrauch zur Verfügung stehen.

Sterilgut muss, bevor es sterilisiert wird, entsprechend verpackt werden, um eine Kontamination bei Verlassen des Sterilisators zu verhindern. Die Sterilgutverpackung darf die Sterilisation nicht verhindern und die Sterilität bis zur Verwendung gewährleisten. Ebenso muss eine einfache Entnahme und Handhabe des Sterilgutes gewährleistet werden. Verpackungsarten sind entweder feste Sterilgutbehälter (Container) oder Klarsichtverpackungen wie Papierfolienkombinationen. Um den Sterilisationsprozess zu überwachen, wird jedes Instrument bzw. jedes Produkt, das einer Sterilisation zukommt, speziell gekennzeichnet (Barcode) und im Computer erfasst werden, sodass immer nachzuvollziehen ist, welches Material bzw. Instrument oder Produkt bei einem Patienten zur Anwendung gekommen ist. Auf dem Sterilgut sind außerdem Lagerfristen notiert. Ebenso wird der Sterilisationsprozess mit technischen Daten aus der Maschine dokumentiert. Jedes Sterilgut hat einen Steril-Indikator, der auch dem Endverbraucher die Möglichkeit gibt, den richtigen Ablauf des Sterilisationsprozesses zu überprüfen. Bei

Lagerung und Verbrauch des Sterilguts ist ein Blick auf den Indikator daher die letzte Kontrolle vor dem Gebrauch beim Patienten.

3.7.1 Sonderheiten für die Sterilisation bei potenzieller oder wahrscheinlicher Kontamination mit Prionen

Prionen sind die Ursache für die tödlich verlaufende neurologische Creutzfeld-Jakob-Erkrankung. Prionen werden vor allem über Nervengewebe übertragen. Daher gilt für alle Instrumente und Gegenstände, die mit diesem Gewebe in Verbindung gebracht werden, eine erweiterte Vorgangsweise bei der Sterilisation. In Österreich ist eine Richtlinie des Bundesministeriums für Soziales, Arbeit, Gesundheit und Konsumentenschutz aus dem Jahr 2016 gültig: Zur Patienten-Sicherheit muss eine Risikoabschätzung für das Vorliegen der Creutzfeld-Jakob-Erkrankung gemacht werden. Die Risikoabschätzung erfolgt nach einer Checkliste und kann den Ablauf für die Operation bei betroffenen Patienten wesentlich verbessern. Ist das nicht möglich, so müssen alle aufbereitbaren Instrumente mit einem Prionen-wirksamen Sterilisationsprogramm, z. B. Dampfsterilisation bei 134 °C für 18 Minuten, sterilisiert werden. Sollte präoperativ ein begründbarer Verdacht auf Creutzfeld-Jakob-Erkrankung vorliegen, müssen jedenfalls Einmal-Instrumente oder solche, die nach dem Eingriff vernichtet werden, verwendet werden. Für die verwendeten Instrumente und auch für die Aufbereitungsmaschinen dieser Instrumente gibt es dann Dekontaminationsprozesse, die in der genannten Richtlinie genau beschrieben werden und einzuhalten sind.

3.8   Desinfektionsverfahren

In Krankenanstalten und auch im OP werden chemo-thermische Desinfektionsverfahren bei 60 °C mit Zugabe eines Desinfektionsmittels für die maschinelle Desinfektion von Narkosemasken oder Endoskope verwendet. Diese Verfahren werden durch speziell konstruierte Reinigungsautomaten (Reinigungs- und Desinfektionsgeräte; RDG) optimiert, sodass jede kontaminierte Oberfläche, besonders auch Lumina, gereinigt und des-

infiziert werden. Diese Verfahren werden ebenfalls technisch und mikrobiologisch validiert, das heißt auf ihre Wirksamkeit überprüft, und sie unterliegen einem dauernden technischen Überwachungsprozess.

3.9   Besonderheiten von häufig eingesetzten Desinfektionsmittel

3.9.1 Chemische Desinfektionsmittel

Die häufigsten Desinfektionsmittel sind Alkohole, Aldehyde, Sauerstoffabspalter, Phenol, Derivate und Halogene.

Alkohole

Alkohole (Ethanol, Isopropanol, n-Propanol) kommen zur Händesdesinfektion wie auch zur Desinfektion von Instrumenten und kleinen Flächen infrage. Alkohole haben keine Wirkung auf Sporen. Ethanol in hoher Konzentration (75 %) hat eine Wirkung auf unbehüllte Viren wie z. B. Norovirus. Achtung: Bei unmäßigem Verbrauch von Alkohol kann es zur Brand- und Explosionsgefahr kommen!

Aldehyde

Aldehyde sind gängige Desinfektionsmittel, wobei am häufigsten Glutaraldehyd oder Bernsteinsäuredialdehyd in wässriger Lösung zur Anwendung kommt. Diese Aldehyde werden als Flächendesinfektionsmittel oder auch in der Instrumentendesinfektion angewendet. Sie können bei langer Einwirkzeit und hohen Temperaturen eine sehr gute desinfizierende Wirkung haben. Aldehyde haben substanzabhängig einen oder keinen Eiweißfehler, abhängig von der Konzentration eine kürzere oder längere Einwirkzeit und eine sogenannte „remanente" Wirkung. Remanente Wirkung bedeutet, dass die Desinfektionswirkung noch über eine bestimmte Zeit anhält. Die Konzentration eines aldehydischen Desinfektionsmittels ist durch die Reizwirkung auf das Reinigungspersonal limitiert, üblicherweise werden 0,5 % bis max. 3 % verwendet. Mit zunehmender Konzentration sinkt die erforderliche Einwirkzeit, allerdings steigt die Reizwirkung auf die Menschen und die Belastung der Umwelt. Aldehydische Desinfektionsmittel werden zur desinfizierenden Reinigung für große Flächen verwendet. Es ist daher vor allem bei der

Desinfektion von Operationssälen auf die Einwirkzeit zu achten.

Phenolderivate

Phenolderivate, die weltweit in Verwendung sind, sind Triclosan und Chlorhexidin. Chlorhexidin ist ein wirksames Desinfektionsmittel gegen grampositive Erreger wie Staphylokokken, aber auch gegen behüllte Viren. Es wurde und wird zur Haut- und Schleimhautdesinfektion angewendet. Chlorhexidin hat keine Wirkung gegen Hepatitis B, unbehüllte Viren und gegen Sporen. Octenidin ist ein alternatives Phenolderivat, das gut gegen grampositive Bakterien wirkt. Es wird zur Schleimhaut- und Hautdesinfektion eingesetzt.

Halogene

Die häufigsten Halogene in der Desinfektion sind Jod, Chlor oder bromabspaltende Substanzen. Chlor und Brom können zur Trinkwasser-, Badewasser- und Abwasserdesinfektion eingesetzt werden. Jod-Povidon (PVP) ist ein gängiges Haut-, Wund- und Schleimhautdesinfektionsmittel. PVP-Jod hat einen sogenannten Eiweißfehler. Eiweißreiche Flüssigkeiten (Eiter, Sekrete) können die Wirksamkeit dieser Desinfektionsmittel deutlich reduzieren.

Oxidationsmittel (Sauerstoffabspalter)

Hier gibt es sogenannte Sauerstoffabspalter, die Wasserstoffperoxide freisetzen, andere sind z. B. per Essigsäure, Ozon oder Kaliumpermanganat. Diese Desinfektionsmittel sind sporenwirksam. Sie sind allerdings auch reizend und korrosiv. Für die Anwendung sind daher bestimmte Konzentrationen geeignet, wobei wieder die steigende Konzentration eine Verkürzung der Einwirkzeit nach sich zieht. Die Oxidationsmittel sind nicht remanent. Sie werden vor allem zur Flächendesinfektion, aber auch in der Instrumentendesinfektion angewendet. Sie sind eine Alternative zu aldehydischen Desinfektionsmitteln.

Tenside

Üblicherweise werden Tenside in Kombinationsprodukte gemeinsam mit Aldehyden, Sauerstoffabspaltern und anderen in der Flächen- und Instrumentendesinfektion angewendet. Hier wird Detergenzwirkung zur Schmutzlösung und Dispergierung ausgenutzt. Als alleinige Wirkstoffe sind Tenside nicht als Desinfektionsmittel geeignet, da sie außer einer bakterienbindende Wirkung keine antimikrobielle Wirkung haben.

Wichtig zu beachten ist für den Einsatz von chemischen Desinfektionsmitteln, dass grober Schmutz und Eiweiß die Wirkung behindern, dass es bei den unterschiedlichen Mitteln Wirkungslücken gibt und dass es bei Nichtbeachtung von Konzentration und Einwirkzeit zu keiner Desinfektion kommen kann. Beim Gebrauch von bestimmten Mitteln wie z. B. Sauerstoffabspalter muss die Materialkorrosion bedacht werden, ebenso die Reizwirkung auf das Personal.

3.10   Desinfektionsplan des OP

Am Anfang und am Ende des Betriebes im Operationsbereich ist eine Grundreinigung und Desinfektion durchzuführen. Zwischen jeder Operation erfolgt eine sachgerechte Zwischendesinfektion aller im Operationssaal befindlichen Oberflächen inklusive der Oberflächen der Medizinprodukte, die verwendet wurden. Es ist dabei auf die Einwirkzeiten der Desinfektionsmittel zu achten. Die Mittel zur Reinigung und Desinfektion der unterschiedlichen Flächen im OP werden im Desinfektionsplan des OP-Bereiches festgehalten. Aufgrund des raschen Wirkungseintrittes und des breiten mikrobiologischen Spektrums werden üblicherweise alkoholische Desinfektionsmittel verwendet. Diese können aber wegen der Verdunstung und der Gefahr von Brand oder Explosion nur auf kleine Flächen bis ca. 1 m^2 eingesetzt werden. Auf großen Flächen werden üblicherweise aldehydische Desinfektionsmittel, meistens in Kombination mit Reinigungsmitteln oder auch Desinfektionsmitteln auf Basis von Sauerstoffabspaltern verwendet. Wie für alle Prozesse in einem OP muss auch der Prozess der Reinigung und Desinfektion klar dokumentiert festgehalten werden (Reinigungs- und Desinfektionsplan). Es müssen die beteiligten Berufsgruppen entsprechend geschult und die Ausführung regelmäßig überprüft werden.

3.10.1   Aufbereitung von Gerätschaften und Medizinprodukten im OP-Bereich

Die Aufbereitung von OP-Instrumenten, Gerätschaften und Medizinprodukten, die zur Versorgung und Überwachung der Patienten notwendig

3

sind, erfordert eine hohe Sachkunde der mit dieser Tätigkeit betrauten Personen und bedarf einer zweckdienlichen räumlichen und apparativen Ausstattung. Die Aufbereitung kann zentral oder dezentral erfolgen. Ebenfalls können Mischformen beider Organisationsmodelle parallel neben einander etabliert sein. Da die Aufbereitung immer die Reinigung mit daran anschließender Desinfektion oder Sterilisation beinhaltet, hat es sich als zweckmäßiger erwiesen, solche Bereiche nicht als „Zentralsterilisation", sondern als Aufbereitungseinheit für Medizinprodukte (AEMP) zu bezeichnen. Solche AEMPs, die sowohl Reinigungs- („Waschen"), Desinfektion- und/oder Sterilisationsautomaten beinhalten können, müssen ähnlich wie eine zentrale Aufbereitungseinheit („Zentralsterilisation") aus einem reinen und unreinen Bereich bestehen. Es ist vorzusehen, dass blutige oder kontaminierte Instrumente oder Medizinprodukte bereits im OP eine grobe Vorreinigung erfahren und auf schnellstem Wege in die Aufbereitungseinheiten gebracht werden. Alle Medizinprodukte sind abhängig von ihrer Verwendung als unkritisch, semikritisch und kritisch klassifiziert und müssen daher Reinigungs- (unkritisch), Desinfektions- (semi-kritisch) oder Sterilisationsverfahren (kritisch) an allen Stellen sicher ermöglichen und standhalten (▶ Abschn. 3.6). Hersteller wie auch Inverkehrbringer von Medizinprodukte sind gesetzlich verpflichtet, klare Anweisungen für die Aufbereitung der Medizinprodukte anzugeben.

Oberflächen von Medizinprodukten, u. a. auch Lagerungsbehelfen, müssen abhängig von ihrer Verwendung ähnlich wie alle anderen Oberflächen im OP der regelmäßigen Behandlung mir Flächendesinfektionsmitteln standhalten. Oberflächen müssen einfach aufzubereiten sein, d. h. keine schwer zu reinigenden Strukturen wie Spalten, Risse oder Ähnliches aufweisen. Eine maschinelle Aufbereitung ist aufgrund der Validierbarkeit einer manuellen vorzuziehen, d. h. das Medizinprodukt ist so zu konstruieren, dass es in einem Reinigungs- und Desinfektionsgerät aufbereitet werden kann. Zu den Medizinprodukten und deren Anforderung an die Aufbereitung gehören auch Bedienoberflächen (Tastaturen) und Bildschirme. Bildschirme und Kühlgeräte, die im OP-Bereich verwendet werden, dürfen keine Ventilatoren haben, da davon einerseits Verwirbelungen der Raumluft ausgehen können und andererseits eine ordnungsgemäße Reinigung und

Desinfektion erschwert wird (▶ Abschn. Belüftung – Raumlufttechnische Anlage des OPs).

Lagerkapazitäten sind im OP-Bereich in funktioneller Nähe zu den OP-Räumen vorzusehen. Sterilgut soll in einem eigenen Sterilgutlager mit entsprechender Lagerhaltelogistik gelagert werden. Das Sterilgutlager ist kein Durchgangsbereich. Sterilgut muss staubfrei in geschlossenen Kästen gelagert werden.

3.11   Menschen, die im Operationsbereich arbeiten (Operationspersonal)

Personal, das im Operationsbereich arbeitet, ist die wichtigste Funktionsstruktur eines OP-Bereiches neben dem strukturellen Bauplan und der Technik. In einem Operationsbereich arbeiten hochqualifizierte, gut geschulte und mit ihren Aufgaben bestens vertraute Mitarbeiterinnen und Mitarbeiter.

Zur Unterstützung des im OP tätigen Personals müssen ausreichend Räume für administrative Tätigkeiten vorhanden sein. Es sollen aber auch Arbeitsplätze, die der Literaturrecherche und der professionellen Kommunikation dienen, vorhanden sein. Aufenthaltsräume für die Wartezeiten zwischen den OPs und zur Einnahme von Nahrungsmittel müssen ebenfalls im OP-Bereich vorhanden sein, sollten aber möglichst nicht in direkter Nähe der OP-Räume geplant werden. Für diese Räume muss es aber auch entsprechende Regelungen zum Mitbringen und Aufbewahren von Speisen geben. Speisen müssen in festverschlossenen Behältern verwahrt und schnellstmöglich zu sich genommen werden. Eine Lagerung von Speisen im OP-Bereich soll nicht erfolgen.

Da es sich aber um ein komplexes Zusammenspiel von vielen Berufsgruppen handelt, empfiehlt sich eine genaue Ablaufplanung der allgemeinen und der speziellen Abläufe und Vorgehensweisen im Operationstrakt unter Einbeziehung aller Berufsgruppen.

3.11.1   Persönliche Hygiene des OP-Personals

Beim direkten Umgang mit Patienten ist in erster Linie auch auf persönliche Hygiene nicht nur als Schutz des Patienten, sondern auch als Eigen-

◻ Tab. 3.1 Zusammenspiel unterschiedlicher Einflussfaktoren auf den Erfolg von Operationen

Maßnahmen zur Prävention von SSI und Komplikationen von Operationen	
Strukturelle Maßnahmen	**Prozesse**
Raum- und Bauplan (bauliche Gestaltung des OP-Bereichs zur Unterstützung der Prozesse, ausreichend Räumlichkeiten)	Asepsis Nicht-Kontamination Barrieren (Handschuhe)
Technische Ausstattung (RTL – TAV-Decke)	Antisepsis Reinigung Desinfektion Sterilisation
Organisation Ablaufplanung und Standard Operating Procedures Disziplin Präoperatives Screening Personal, Ausstattung des OP-Trakts mit ausreichend Personal mit entsprechender Ausbildung und Möglichkeit der Weiterbildung Unterstützung durch Leitung bis zur obersten Ebene Haltung und Professionalität aller im OP Beschäftigten Einsatz und Übernahme der Verantwortlichkeit jedes Einzelnen Zusammenarbeit mit anderen Strukturdiensten der Krankenanstalt wie Technik oder Krankenhaushygiene	**Surveillance und Feedback** Surveillance von postoperativen Wundinfektionen als Outcome-Parameter Qualitätssicherungssysteme bzw. programme

schutz zu achten. Dazu gehören das Ablegen von Ringen oder Schmuck an Handgelenken, bei denen sich Partikel ansammeln können und die somit die Kontamination mit Mikroorganismen begünstigen. Darüber hinaus ist das Reinigen und das anschließende desinfizieren von Händen und Unterarmen dadurch behindert. Auch Bänder und Anhänger um den Hals, die bei Bewegung unter Umständen mit dem Patienten in Kontakt kommen, sind unhygienisch. Straßenschuhe sollen durch OP-Bereichsschuhe ersetzt werden, weil dadurch einerseits das Einbringen von zusätzlicher Staub- und Schmutzpartikel in den OP verhindert wird, andererseits bei Kontamination mit Blut, Sekret und anderem eine leichte und einfache Desinfektion der Bereichsschuhe im Unterschied zu Straßenschuhen möglich ist.

3.12 Organisation und Abläufe zur Risikoreduktion von SSI

Die Kernprozesse und Abläufe mit der Zuweisung der entsprechenden Rollen der Berufsgruppen müssen in einem Organisationsplan für den Routinebetrieb eines Operationsplanes festgehalten werden. Die Qualität der Abläufe und der Organisation ist abhängig von der Ausbildung und dem Stand des Wissens des im Operationstrakt tätigen Personals.

Für eine optimale Risikominimierung von postoperativen Infektionen gibt es folgende Punkte, die einen maßgeblichen Einfluss auf den Erfolg dieser Maßnahmen haben und setzt die Anerkennung der Wichtigkeit der Prävention vor postoperativen Infektionen voraus (◻ Tab. 3.1).

Der Organisationsplan für den OP soll ein rationelles Ablaufkonzept sein. Diese Prozesse betreffen die Patienten und den Ablauf des Patientenbetriebes: logistischer Patiententransport, Umbettung, Transport zum OP-Raum, Anästhesieeinleitung, Lagerung, Operation, Beendigung der Operation, Reinigung des Patienten, Warmhalten des Patienten, Entfernung der sterilen Abdeckung, Extubation, postoperative Überwachung und Rücktransport des Patienten auf die Station (Überwachungs- oder Intensivstation). Auf der anderen Seite müssen die Abläufe auch das Zusammenspiel der unterschiedlichen Berufsgruppen regeln. Der Organisationsplan sollte alle Prozesse beinhalten und mit den Berufsgruppen entsprechend akkordiert werden. Neben dem Organisationsplan wird diesem aufgrund der besonderen Infektionsgefährdung durch die medizinischen Eingriffe (postoperative Wund- oder andere Infektionen) ein Hygieneplan beigefügt. Für die medizinische Versorgung im OP-Trakt gibt es definierte Prozessabläufe mit spezifischen vorbereiteten Sets und Checklisten für die Operationseinleitung, aber auch für Monitoring oder Anästhesieführung. Ebenso sollten die Abläufe der Operationen entsprechend festgelegt sein. Amerikanische Studien zeigten, dass Arbeiten mit Checklisten beim Operationsbeginn wie auch beim Operationsende die Patientensicherheit erhöhte (Pronovost et al. 2004; Berenholtz et al. 2007). Wenn diese Abläufe schlüssig und allen bekannt sind, ist nicht nur die Sicherheit, sondern auch die Hygiene verbessert. Eine Simulation der Abläufe kann bei der Erstellung des Organisationsplans hilfreich sein.

3.13 Präoperatives Management des Patienten – Patientenvorbereitung

Patienten werden auf eine elektive Operation durch eine vorhergehende Abklärung und Aufklärung durch die zuweisenden und betreuenden Ärztinnen und Ärzte und unmittelbar vor dem chirurgischen Eingriff vorbereitet. Eine schwere bzw. instabile Grundkrankheit erhöht das Risiko, eine HAI oder eine andere Komplikation zu erleiden.

Zur persönlichen Hygiene der Patienten erfolgt vor der Operation eine Körperreinigung (Dusche) mit einer antiseptischen Lösung. Die Patienten werden in frischem Bettzeug und Kleidung in den OP-Bereich transferiert. Vor allem Patienten mit herzchirurgischen oder orthopädischen Operationen profitieren vom Waschen mit einem geeigneten Antiseptikum (Octenidin, chlorhexidinhältige Waschlotion) sowie der Applikation einer antiseptischen Nasensalbe (Mupirocin, Povidon-Jod, Octenidin), falls eine Besiedelung mit Staphylococcus aureus (MSSA oder MRSA) besteht. Es ist möglich, dass das antiseptische Waschen auch für Patienten anderer chirurgischer Fachrichtungen das Risiko von HAI reduziert, die Evidenz hierfür ist allerdings qualitativ und quantitativ nicht ausreichend, um eine abschließende Aussage treffen zu können. Bei starker Behaarung sollte das Körperhaar im Operationsgebiet noch auf der Station durch Clipping und keinesfalls durch Rasur gekürzt werden.

Die Patientenströme zum und vom OP sollten so geregelt sein, dass es zu einer möglichst geringen Wartezeit kommt. Patienten leiden üblicherweise sehr, wenn Operationen verschoben werden müssen.

3.14 Prozesse und Abläufe im Operationsbereich

3.14.1 Asepsis im OP

Asepsis ist eine der grundlegenden Maßnahmen in einem Operationssaal bzw. während einer Operation. Unter Asepsis versteht man die Nicht-Kontamination von sauberen bzw. vulnerablen Oberflächen wie dem Operationsgebiet. Daher ist die Asepsis, d. h. das Verwenden von sterilen Gegenständen, persönlicher Schutzkleidung, Handschuhen, Instrumenten und Medizinprodukten im OP absolut einzuhalten. Es beginnt mit dem Festlegen des Operationsprozesses, mit dem Herrichten und Abdecken des Instrumentiertisches, mit der Vorbereitung des Patienten, mit der Vorbereitung des Chirurgen und des gesamten Operationsteams.

Alle im OP tätigen Personen müssen sich auch an die Regeln der Asepsis halten. Alle Personen müssen Bereichskleidung tragen, die nicht durchfeuchtet (verschwitzt) oder kontaminiert ist. Ebenso ist das Tragen von Masken für alle in einem Operationssaal während der Operation vorgesehen. Personen, die den Operationsbereich betreten, müssen in der Personalschleuse einen Kleiderwechsel vornehmen. Straßen- oder Krankenhauskleidung, die das Risiko der Kontamination mit Mikroorganismen aus dem Krankenhaus oder aus der Umwelt tragen, wird abgelegt und eine reine Bereichskleidung angelegt. Wünschenswert ist OP-Bereichskleidung aus einem wenig fuselnden Material, das mit Bündchen abschließt, um das Verteilen von Hautschuppen zu vermeiden. Ebenso muss das Haar mit einer entsprechenden Operationshaube gänzlich bedeckt sein.

Vor Betreten des OP-Bereichs muss eine Händedesinfektion durchgeführt werden. Außerdem müssen im OP-Saal Masken getragen werden. Es ist darauf zu achten, dass diese Masken Mund und Nase gut abdecken und festsitzen. Da Masken durch Atmen und Sprechen durchfeuchtet werden, sollten diese Masken bei Durchfeuchtung gewechselt werden. Das Operationsteam (Operateur, Assistenz, instrumentierende Pflegepersonen) muss vor der Operation eine chirurgische Händedesinfektion durchführen. Die chirurgische Händedesinfektion besteht aus Waschen von Händen und Unterarmen, Bürsten unter den Fingernägeln, Trocknen und anschließender Desinfektion der Hände und Unterarme. Nach der chirurgischen Händedesinfektion werden im Operationssaal die sterilen Operationsmäntel aus einem modernen flüssigkeitsdichten Material entsprechend der Normen ISO 22610, DIN EN 20811, EN 29073-3, EN ISO 16604, EN ISO 11092 und DIN EN ISO 10993-5:2009-10 angelegt. Das Anlegen des Mantels hat so zu erfolgen, dass es zu keiner Kontamination kommt. Danach werden sterile Operationshandschuhe so angezogen, dass sie über den unteren Rand der Ärmel des Operationsmantels reichen. Wenn es während der Operation zur Kontamination der Handschuhe kommt, müssen die Handschuhe unter Assistenz einer Hilfsperson gewechselt werden. Das Tragen von Schutzbrillen oder besonders stichfester Handschuhe ist bei Patienten mit erhöhter Infektionsgefahr bzw. erhöhter Verletzungsgefahr einzuhalten.

3.14.2 Patientenvorbereitung im OP

Zur Vorbereitung des Patienten im OP gehört die Reinigung und Antisepsis des Inzisionsgebietes und dessen Umgebung. Hierfür sind entsprechende Hautantiseptika zu verwenden. Die Auswahl der Antiseptika ist im Desinfektionsplan des OP-Bereichs festzulegen. Alkoholhältige Präparate sind aufgrund ihrer guten und schnellen Wirksamkeit immer Mittel der ersten Wahl. Der Zusatz von Antiseptika mit remanenter Wirkung (z. B. Chlorhexidin, Octenidin) kann bei langen Operationen über zwei Stunden einen zusätzlichen Vorteil beinhalten. Die Anwendung sollte nach Abwägen der Evidenz und Ausgangslagen durch Chirurgie und Hygiene im Desinfektionsplan festgehalten werden.

Bei gynäkologischen Operationen und Operationen mit Beteiligung der Schleimhaut müssen Antiseptika, die wenig Schleimhaut reizend sind, anstelle von Alkohol verwendet werden. Bei größeren Operationen wird der Patient bis auf das Operationsgebiet und jene Bereiche, die für Anästhesisten zugänglich sein müssen, mit sterilen, möglichst keimdichten Materialien („OP-Tüchern") abgedeckt. Die Keimdichtigkeit (▶ Abschn. 3.14.1, Normen für Operationsmäntel) hat einen bedeutenden Einfluss auf die mikrobielle Kontamination. Selbstklebende Folien oder bestimmte Medizinprodukte, die quasi die OP-Wunde abdichten, werden immer wieder diskutiert. Es gibt dafür keine eindeutige Empfehlung.

Eine Haarkürzung oder Rasur im OP-Saal ist aufgrund der Partikelbildung nicht angezeigt. Von einer Rasur ist aufgrund der Mikroschnittverletzungen der Haut und des dadurch deutlich erhöhten SSI-Risikos abzusehen, diese ist generell nur in absoluten Aus- und Notfällen bei sehr stark behaarter Haut vertretbar. Das Clipping von Haaren sollte als Operationsvorbereitung bereits präoperativ vor Einschleusung in den Operationstrakt erfolgen.

Für die perioperative antimikrobielle Prophylaxe gibt es eindeutig Evidenz, dass diese innerhalb von 60 Minuten bis kurz vor dem Hautschnitt zu erfolgen hat. Eine wiederholte Gabe der antimikrobiellen Substanz soll nur bei sehr langen Operationen bzw. bei größeren Mengen von Blutaustausch erfolgen. Die antimikrobielle Prophylaxe wird üblicherweise mit Cephalosporinen der zweiten Generation durchgeführt, zusätzlich bei Bauchoperationen eventuell mit einem Antibiotikum, das gegen Anaerobier wirksam ist. Eine Weiterführung der perioperativen Prophylaxe über Tage hat keinen zusätzlichen protektiven Effekt.

3.14.3 OP-Ablauf

Mit der Vorbereitung des aseptischen Instrumentiertisches startet die OP. Der Instrumentiertisch wird einer desinfizierenden Reinigung unterzogen, mit einem sterilen Tuch abgedeckt, darauf werden die sterilen Instrumente vorbereitet und anschließend bis zum OP-Beginn mit einer sterilen Abdeckung versehen. Das Aufrüsten des Instrumentiertisches muss innerhalb einer TAV-Decke, wenn vorhanden, erfolgen. Eine Aufrüstung des Instrumentiertisches mit dem Instrumentarium am Rand der TAV-Decke oder in einer raumlufttechnischen Anlage mit Mischströmung sowie bei dauernder Bewegung von Personen/Geräten im Raum hat ein hohes Kontaminationsrisiko. Daher kann die Aufrüstung in einem separaten Raum oder Arbeitsfeld („Instrumentenrichtraum/Rüstraum") mit anschließendem Transport des abgedeckten Instrumentiertisches unmittelbar vor der OP erfolgen. Eine Alternative ist die Umverpackung von Standardsieben, die mit einem Handgriff erst kurz vor Schnitt geöffnet werden.

Nicht nur der Instrumentiertisch, sondern auch das Verbrauchsmaterial, das im Laufe einer Operation benötigt wird, muss nach entsprechender Checkliste vorbereitet werden. Der Verbrauch muss entsprechend der Operation vor Beginn der Operation abgeschätzt werden, um ein ständiges

Nachfüllen mit entsprechenden Tür- und Personenbewegungen im OP-Raum zu minimieren.

Je nach räumlichen Verhältnissen und Organisation des OP-Betrieb wird der Patient in den OP gebracht, und es beginnen die vorbereitenden Abläufe der Anästhesie und der Chirurgie und schließlich die Operation. Hier ist ein abgestimmtes Zusammenspiel entsprechend der internationalen Empfehlungen wichtig, das einen wesentlichen Faktor für den Ablauf der Operation und deren Dauer darstellt (World Health Organization 2016). Die OP endet mit dem Wundverschluss.

Erst dann erfolgt die desinfizierende Reinigung des OP.

3.14.4 Nach der Operation

Nach der Operation muss es entweder zu einer geordneten Entsorgung von kontaminierten Materialien in Abfallbehälter oder zum Einsammeln inkl. grober Reinigung aller kontaminierten wiederaufbereitbaren Instrumente und Medizinprodukte kommen. Dieses gebrauchte Instrumentarium muss als potenziell infektiös betrachtet werden und muss daher sofort nach der Operation aus dem Operationsraum entfernt werden, sodass es zu keiner Keimverbreitung und keiner Gefährdung von Patienten und Personal kommt. Instrumente und Geräte werden entweder sofort verpackt oder in die Aufbereitungseinheit zur Reinigung und Desinfektion bzw. Sterilisation gebracht.

Ein Einlegen der Instrumente in ein chemisches Instrumentendesinfektionsmittel, Nassentsorgung direkt im Operationssaal mit anschließender weiterer Aufbereitung kann bei ungünstigen organisatorischen Voraussetzungen erforderlich sein. Ein Abspülen der Instrumente unter fließendem Wasser ist nicht zulässig und auch nicht möglich, weil in einem Operationssaal auch keine Wasserentnahmestelle verortet ist.

Gebrauchte Wäsche muss direkt in Wäschesäcken verpackt werden. Anästhesiegeräte müssen vor jeder Verwendung am Patienten desinfiziert werden. Die Aufbereitung der Anästhesiemaschinen erfolgt nach den Vorgaben der Hersteller durch geschultes und geübtes Personal, üblicherweise in dem Aufbereitungsbereich, der vom reinen Aufbewahrungsbereich für Anästhesiemaschinen getrennt ist. Nicht abbaubare Teile müssen im OP mit einem Flächendesinfektionsmittel wischdesinfiziert werden. Details müssen im Desinfektionsplan des Operationstrakts festgehalten werden.

Ebenso müssen nach einer Operation sämtliche Oberflächen, d. h. nicht nur Boden und patientennahe Wände, sondern auch die Geräte und Einrichtungsgegenstände, die möglicherweise kontaminiert sind, gereinigt und desinfiziert werden. Am Ende des Operationstages ist eine Grundreinigung mit gründlicher Reinigung und Desinfektion aller Oberflächen durchzuführen. Regelmäßiger Reinigung bedürfen auch die Absaugschlitze der Klimaanlage, in denen sich die Stoffflusen ansammeln (einmal täglich).

3.15 Qualitätssicherung und Surveillance von SSI

Die Surveillance („Überwachung") von postoperativen Wundinfektionen (SSI-Surveillance) liefert einen wesentlichen Qualitätsindikator für den OP-Betrieb und dient der Erkennung des eigenen endemischen Infektionsniveaus und der Identifikation möglicher Verbesserungspotenziale sowie der Analyse und Beseitigung von Faktoren, die mit dem Risiko von SSI assoziiert sind (◘ Abb. 3.2). Operationen, die sehr häufig durchgeführt werden, sollten kontinuierlich „überwacht" werden, weil hierdurch die Datenqualität aufgrund verbesserter Stichprobengrößen optimiert wird. International üblich ist die SSI-Surveillance bei „sauberen" Operationen wie dem Einsetzen von Hüft- oder Knieprothesen oder wie auch bei Sectio caesarea, Herzoperationen und Galleoperationen. Grundsätzlich kann jede Operationsart in einer Wundsurveillance überwacht werden.

Insbesondere wenn es zu Veränderungen im Operationsprozess, neuen Techniken oder zur Evaluierung von neuen Operationsgeräten kommt, zeigt SSI-Surveillance die Gleichwertigkeit oder sogar den Vorteil in Bezug auf das Auftreten von SSI.

SSI-Surveillance ist aber insofern aufwändig, da eine Nachkontrolle der Patienten über das Entlassungsdatum hinaus gewährleistet sein sollte, um auch Infektionen zu erfassen, die nach der Spitalsentlassung auftreten. Daher ist eine enge Kooperation zwischen Chirurgie, Anästhesie und Hygiene notwendig. Ebenso müssen für die digitale Erfassung alle Daten, die bereits im Patienten-Daten-System der Krankenanstalt vorhanden sind, genutzt werden. Um die Zahlen der SSI-Sur-

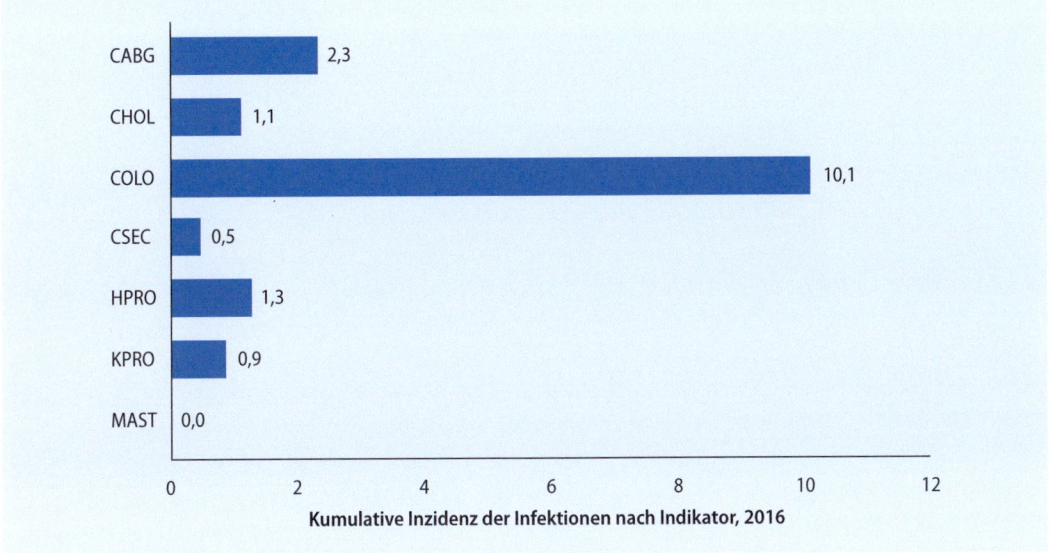

○ Abb. 3.2   Kumulative Inzidenzrate (Infektionsrate) von postoperativen Wundinfektion in österreichischen Kranken-anstalten aus dem Surveillance Netzwerk ANISS. CABG = Koronararterien-Bypass-Operation, CHOL = Gallenblasen-Operation, COLO = Operation am Dickdarm, CSEC = Kaiserschnitt-Operation, HPRO = Hüftprothesen-Operation, KPRO = Knieprothesen-Operation, MAST = Mastektomie

veillance zur Qualitätssicherung, aber auch zum nationalen und internationalen Benchmarking mit anderen Krankenanstalten zu nutzen, ist ein Protokoll mit denselben Definitionen und Daten absolut sinnvoll. Eine patientenbezogene SSI-Surveillance unter Miterfassung von Risikofaktoren und Krankheiten der Patienten ist empfehlenswert. Die Teilnahme an einem Surveillance-Netzwerk, das Daten von vielen Krankenanstalten zentral erfasst, verarbeitet, validiert und analysiert, erleichtert den Vergleich zwischen Krankenanstalten unter Berücksichtigung von Risikofaktoren. Diese Vergleichbarkeit ist optimal dazu geeignet, um „Best-practice"-Modelle zu identifizieren, zu analysieren und in anderen Krankenanstalten umzusetzen.

Literatur

Arbeitskreis für Hygiene in Gesundheitseinrichtungen (2018). https://www.wien.gv.at/gesundheit/strukturen/hygiene/richtlinien.html. Zugegriffen: 6.4.2018

Austrian Standards Institute (2015) Lüftungstechnische Anlagen für medizinisch genutzte Räume – Projektierung, Errichtung, Betrieb, Instandhaltung, technische und hygienische Kontrollen. ÖNORM H6020. Vienna: Austrian Standards Institute

Berenholtz SM, Pustavoitau A, Schwartz SJ, Pronovost PJ (2007) How safe is my intensive care unit? Methods for monitoring and measurement. Current opinion in critical care.;13(6):703-8

Berrios-Torres SI, Umscheid CA, Bratzler DW, Leas B, Stone EC, Kelz RR, et al (2017) Centers for Disease Control and Prevention Guideline for the Prevention of Surgical Site Infection. JAMA surgery

De Angelis G, Murthy A, Beyersmann J, Harbarth S (2010) Estimating the impact of healthcare-associated infections on length of stay and costs. Clin Microbiol Infect 16(12):1729-35

Medizinproduktegesetz – MPG (1996) Bundesgesetz betreffend Medizinprodukte

Presterl E, Hiesmayr M, Neschkova S, Vi Tran T, Wrba T, Gabler C, et al (2018) Gesundheitssystem-assoziierte Infektionen in Österreich 2016. Federal Ministry of Labour, Social Affairs, Health and Consumer Protection.

Pronovost PJ, Rinke ML, Emery K, Dennison C, Blackledge C, Berenholtz SM (2004) Interventions to reduce mortality among patients treated in intensive care units. Journal of critical care 19(3):158-64

Rutala WA, Weber DJ (2008) Guideline for Disinfection and Sterilization in Healthcare Facilities 2008. Atlanta: Centers of Disease Prevention and Control of America

Umscheid CA, Mitchell MD, Doshi JA, Agarwal R, Williams K, Brennan PJ (2011) Estimating the proportion of healthcare-associated infections that are reasonably preventable and the related mortality and costs. Infect Control Hosp Epidemiol; 32(2):101-14

World Health Organization (2016) WHO Guidelines Approved by the Guidelines Review Committee. Global Guidelines for the Prevention of Surgical Site Infection. Geneva: World Health Organization

Rechtliche Aspekte der Patientenlagerung im OP

Leopold-Michael Marzi

© Springer-Verlag GmbH Deutschland, ein Teil von Springer Nature 2018
S. Duru et al. (Hrsg.), *Standards der Patientenlagerung*
https://doi.org/10.1007/978-3-662-57483-6_4

4

4.1   Vorbemerkung

Befindet sich ein Patient in Vollnarkose, ist er nicht imstande, den behandelnden Personen über sein sonst im Normalzustand vorhandenes Schmerzempfinden (rechtzeitig) mitzuteilen, dass seine Lagerungsposition nicht optimal ist und einer Veränderung bedarf. So geschieht es immer wieder, dass ein sich entwickelnder Lagerungsschaden nicht erkannt wird oder eventuell während des Eingriffs auch gar nicht erkannt werden kann. Im Folgenden soll auf die rechtlichen Aspekte der Lagerungsschäden eingegangen werden.

4.2   Rechtsgrundlage: Der Behandlungsvertrag

Die Rechtsgrundlage für das Tätigwerden an einem Patienten ist der sogenannte Behandlungsvertrag, den der Patient oder (etwa bei minderjährigen Kindern) der gesetzliche Vertreter mit einem Arzt oder einem Gesundheitsdienstleister (zum Beispiel dem Rechtsträger eines Krankenhauses oder eines Ambulatoriums) abschließt. Wenngleich der Behandlungsvertrag meist eher formlos gehalten wird, bedürfen manche Behandlungsformen einer entsprechenden Aufklärung des Patienten über Risiken, die mit dem Eingriff erfahrungsgemäß verbunden sein können.

Jeder Vertrag kommt erst zustande, wenn sich die Vertragsparteien durch übereinstimmende Willenserklärungen mit den Rechtsfolgen einverstanden erklären. Beim Kaufvertrag etwa möchte eine Seite die vertragsgegenständliche Sache um einen bestimmten Preis kaufen, die andere Seite ebendiese Sache verkaufen. Nur wenn Übereinstimmung über Ware und Preis herrscht, kann dieses Rechtsgeschäft im Geschäftsverkehr wirksam zustande kommen.

Nicht viel anders verhält es sich beim Behandlungsvertrag: eine Seite (der Arzt oder eine Gesundheitseinrichtung) erklärt sich bereit, eine Behandlung (etwa eine Operation) durchzuführen, die andere Seite willigt ein, sich dieser Operation zu unterziehen. Bevor ein Patient dies rechtswirksam tun kann, muss er allerdings ausreichend informiert werden, welche Chancen und Risiken die Behandlung mit sich bringt. Bei mehreren Möglichkeiten, die konkrete Operation durchzuführen, muss dem Patienten auch der jeweilige Vor- oder Nachteil erklärt werden. So kann ein

minimal invasiver Eingriff zwar vorteilhafter sein, weil der Hautschnitt kleiner ausfallen wird, gleichzeitig kann aber das Risiko einer Perforation deutlich höher sein. Nur wenn der Patient das Für und Wider entsprechend abwägen kann (mitunter auch noch durch späteres Nachfragen nach einer Bedenkzeit), wird der Behandlungsvertrag fehlerfrei zustande kommen können.

Operationen, vor allem solche, die mit massiven körperlichen Eingriffen in wichtige Organe (Herz, Niere usw.) verbunden sind, stellen (rechtlich abstrakt gesehen) eine Körperverletzung dar. Durch den Heilungswillen, also die Absicht, durch einen mitunter massiven Eingriff in der Folge eine Besserung des Gesundheitszustandes herbeiführen zu wollen, wird diese Handlung aber rechtskonform und verliert dadurch ihre Rechtswidrigkeit und Strafbarkeit. Dies gilt aber nur, wenn die Behandlung vonseiten des Patienten auch wirklich und ohne Zwang von anderer Seite gewollt war und er dieser (auch in diesem Umfang) zugestimmt hat. Wie hoch der Gesetzgeber die rechtskonforme Zustimmung des Patienten einstuft, merkt man schon daran, dass ein nicht mit voller Zustimmung unterlegter Behandlungsvorgang (allerdings nur auf Antrag des Patienten) selbst dann strafbar ist, wenn sich die Situation des Patienten durch den Eingriff objektiv gebessert hat.

In der Regel werden so gut wie alle Verträge zu einem sehr hohen Prozentanteil von beiden Seiten vollinhaltlich erfüllt, sodass die Gerichte statistisch betrachtet nur in wenigen Fällen eingreifen müssen. Selbst bei einer mangelhaften Vertragserfüllung kann – bei entsprechendem Bemühen - sehr oft noch eine außergerichtliche Lösung erzielt werden. Jede Leistungsstörung, die gesetzlich bestimmte Voraussetzungen erfüllt, kann zu einem Schadenersatz führen. In weit selteneren Fällen kann es auch zu strafrechtlichen Folgen kommen.

4.3   Schadenersatz

Das Schadenersatzrecht sieht ein genaues Prüfschema vor, das Schritt für Schritt abzuarbeiten ist. Nur wenn jeweils eine Voraussetzung erfüllt ist, kann erst die nächste geprüft werden. Ist auch nur eine Voraussetzung der Kette nicht erfüllt, kann man die Prüfung sogleich abbrechen. Es handelt sich um folgende vier Voraussetzungen: Schaden, Kausalität, Rechtswidrigkeit und Verschulden.

4.3.1 Schaden

Zuallererst ist zu prüfen, ob überhaupt ein Schaden vorliegt. Das Gesetz nennt einen Vermögensverlust, einen Rechtsverlust und eine Beeinträchtigung des Körpers einen Schaden. Im Rahmen des Behandlungsvertrags kommt vor allem eine (vorübergehende oder dauerhafte) Beeinträchtigung am Körper infrage. Ist damit eine Minderung der Erwerbsfähigkeit verbunden, kann es auch zu verminderten Einkünften und folglich zu mitunter erheblichen Vermögensschäden kommen.

4.3.2 Kausalität

Weit schwieriger als die Schadensfeststellung ist mitunter die Frage der Kausalität zu klären. In einem denklogischen Verfahren muss klar hervorkommen, dass zwei Fakten miteinander in einem ursächlichen Zusammenhang stehen. Beim Lagerungsschaden etwa ist dann ein kausaler Zusammenhang gegeben, wenn durch Wegdenken der konkreten Lagerung und Hinzudenken einer anderen Methode das Ergebnis ein anderes gewesen wäre. Wäre ein bestimmtes Ergebnis auch auf andere Weise eingetreten, gibt es im konkreten Fall keinerlei Kausalität, daher ist auch kein Schadenersatzanspruch gegeben.

4.3.3 Rechtswidrigkeit

Ein Verhalten, das einem konkreten Gesetz widerspricht, ist rechtswidrig. Grundsätzlich ist es verboten, einen anderen Menschen zu verletzen. Nur ausnahmsweise – wie bereits oben dargestellt – kann unter bestimmten Umständen die Rechtswidrigkeit aufgehoben sein: nämlich dann, wenn der Patient nach ausreichender Aufklärung durch den Arzt der mit der Behandlung nötigen Körperverletzung (etwa der Eröffnung des Bauchraumes) zustimmt. Was die Notwendigkeit und das Ausmaß der Verletzung anlangt, kommen allerdings sehr strenge Maßstäbe zur Anwendung. So wäre eine unnötig große Länge des Hautschnitts (und folglich der Narbe) ab einem bestimmten Ausmaß eine rechtswidrige Überschreitung des vom Patienten gewollten Eingriffs, selbst wenn das Gesamtergebnis der Operation an sich als zufriedenstellend zu bezeichnen ist. Der Umfang der Zustimmung zum Eingriff setzt auch dem Operateur Grenzen, mehr als vereinbart darf grundsätzlich nicht operiert werden.

Einen Ausnahmefall stellt die Behandlung (und oft auch Operation) eines bewusstlosen Menschen dar: Da dieser mangels Wachzustands gar nicht in eine Behandlung einwilligen kann, wird von der Rechtsordnung fingiert, er hätte zugestimmt, wenn er dazu in der Lage gewesen wäre. Auch hier ist aber ein strenger Maßstab anzulegen, sodass der (natürlich nur fiktive) Wille des Patienten stets mitzudenken ist. Um intraoperativ sich allenfalls als notwendig erweisende Zusatzbehandlungen rechtlich abzusichern, sollten diese bereits im Aufklärungsgespräch erläutert werden. Es ist die freie Entscheidung des Patienten, ob er zustimmt oder nicht.

4.3.4 Schuldhaftes Verhalten

Schuld kann in mehreren Formen auftreten: als Vorsatz, grobe oder leichte Fahrlässigkeit.

a. **Vorsatz:** die schädigende Person will die andere absichtlich verletzen oder im Extremfall sogar töten. In der Medizin und in den medizinnahen Berufen ist ein solches Verhalten extrem selten, sehr wohl aber denkbar und tritt dann in verschiedensten Formen auf, die Motive sind vielfältig und reichen von Mitleid bis zu Sadismus.

b. **Grobe Fahrlässigkeit:** die handelnde Person will das schädigende Ereignis gerade nicht herbeiführen, hofft aber, dass trotz auffallender Sorglosigkeit und Schlamperei alles gut gehen wird. Je gefährlicher eine Tätigkeit zu bewerten ist, desto schwerwiegender ist im konkreten Fall bei auffallender Sorglosigkeit die Schuld einzustufen. Gerade im OP-Bereich ist auffallende Sorglosigkeit ein schweres Fehlverhalten und kann neben strafrechtlichen Folgen vor allem auch arbeitsrechtlich mit Entlassung oder Kündigung sanktioniert werden.

c. **Leichte Fahrlässigkeit:** Da jeder Mensch fehleranfällig ist, kann jedem einmal in einem kurzen Augenblick etwas nicht auffallen, kann etwas übersehen oder verwechselt oder aber vergessen werden. Die Grenze zur groben Fahrlässigkeit verläuft vor allem dort, dass in derartigen Konstellationen keine offenkundige Schlamperei oder Sorglosigkeit vorliegt. Selbst (und gerade) routinierten

4

Personen, die schon lange Zeit eine Tätigkeit gänzlich fehlerfrei verrichten, können – völlig unerwartet – wieder „Anfängerfehler" passieren.

Eine „entschuldbare Fehlleistung", die daher denklogisch gar kein Verschulden als Ursache haben kann, liegt dann vor, wenn zwar ein unerwünschtes Ereignis eintritt, der Fehler aber typisch für die konkrete Tätigkeit ist und selbst bei langjähriger sorgfältiger Berufsausübung statistisch gesehen immer wieder vorkommt.

Es ist die Aufgabe der involvierten Juristen, den Grad des Verschuldens beziehungsweise eine entschuldbare Fehlleistung einzelfallbezogen festzustellen. Dabei ist jedenfalls immer zu beachten, dass am eingetretenen Schadensausmaß keinesfalls zu erkennen ist, um welche Art des Verschuldens es sich handelt. Eine Person, die am OP-Tisch verstirbt, kann durch alle denkmöglichen Verschuldensarten ums Leben gekommen sein, ebenso ist es auch möglich, dass der Tod intraoperativ schicksalshaft eingetreten ist und es gar keine schuldige Person gibt, da niemand einen Fehler begangen hat. Dies kann sich freilich oft erst sehr spät (nach einigen Monaten, im Extremfall auch erst nach einem Jahr und später) durch ein Obduktionsgutachten herausstellen.

Erst wenn ein Prüfverfahren eindeutig ergeben hat, dass neben einem Schaden, einer Kausalität und der Rechtswidrigkeit auch ein Verschulden vorliegt, kann über die näheren Einzelheiten von Schadenersatz diskutiert werden. Je größer das Verschulden ist, desto umfangreicher wird der zu leistende Schadenersatz ausfallen. Ist hingegen gar kein Verschulden nachweisbar, entfällt auch eine Haftung.

Wird nach einem Schadensfall eine Entschädigungsleistung erbracht, ist zu unterscheiden, ob ein Arzt im Rahmen seiner selbstständigen Erwerbstätigkeit gehandelt hat oder aber als Arbeitnehmer eines Gesundheitsdienstleisters (etwa eines Krankenhauses oder eines Ambulatoriums).

War er selbst Vertragspartner des Behandlungsvertrags, ist er selbst ersatzpflichtig, im Regelfall wird jedoch eine Berufshaftpflichtversicherung den Schaden übernehmen. War der Arzt im Rahmen eines Arbeitsverhältnisses tätig, ist er nicht Vertragspartner des Behandlungsvertrags, sondern ein sogenannter „Erfüllungsgehilfe" des Arbeitgebers. Der Begriff ist für Nichtjuristen etwas irreführend, da man vermuten könnte, dass

von Erfüllungsgehilfen nur einfache Tätigkeiten zu verrichten sind. Auch ein hochqualifizierter Operateur fällt aber rechtlich unter diesen Begriff, da er die Aufgabe, die sein Arbeitgeber rechtlich übernommen hat, „erfüllt".

Der Arbeitgeber oder die Schadenersatz leistende Versicherung haben – jedoch vom Gesetzgeber auf mehrfache Weise sehr eingeschränkt – das Recht auf Regress (Rückersatz) des geleisteten Schadenersatzes. Selbst wenn ein Regress rechtlich korrekt abgewickelt wird, stellt sich immer die Frage, ob sich der Aufwand in Hinblick auf die stark eingeschränkten Betragshöhen lohnt. Soziologisch betrachtet kann ein Regress nehmender Arbeitgeber mehr Schaden als Nutzen anrichten, da einerseits die betroffene Person mit großer Wahrscheinlichkeit ihr zukünftiges Verhalten ändern wird (passiver und noch risikovermeidender agieren wird), aber auch das Umfeld dieses Mitarbeiters sehr verunsichert werden kann. In diesem Bereich haben die Arbeitgeber aber einen nicht unerheblichen Spielraum. So hat etwa das Land Wien (auch für den Bereich der Gemeinde Wien, die den größten europäischen Krankenhausdienstleister betreibt), bereits im Jahr 1972 im sogenannten „Verzichtsgesetz" gesetzlich geregelt, dass von Mitarbeitern, die dem Dienstgeber oder einem Dritten einen Schaden zugefügt haben, der vom Dienstgeber ersetzt werden musste, im Fall bloß leichter Fahrlässigkeit gar keinen Regress zu leisten haben. Selbst im Fall der groben Fahrlässigkeit ist maximal der 1,5-fache Monatsbezug regressfähig, unabhängig von der Höhe des Schadens. Dass im Fall einer vorsätzlichen Schädigung klarerweise keine Regressgrenzen gelten, ist selbstverständlich.

4.4 Exkurs: Der Lagerungsschaden

Der Lagerung während eines operativen Eingriffs kommt seit jeher eine bedeutende Rolle zu. Je nach Art der Operation gibt es verschiedene anerkannte Lagerungen, die der Operateur anwenden kann. Eingeschränkt wird er dabei aber unter Umständen durch die körperlichen Eigenschaften und die besonderen Bedürfnisse des Patienten. Hier sei beispielhaft ein Patient mit Adipositas permagna erwähnt, wodurch eine spezielle Form der Lagerung (und mitunter sogar ein spezieller OP-Tisch) nötig wird.

Da jeder Mensch anatomisch verschieden ist, kann auch nicht immer eindeutig vorhergesagt werden, ob durch eine spezielle Lagerung ein Schaden zu erwarten sein wird oder eben nicht. Zudem kann sich intraoperativ durch diverse Lageveränderungen des Patienten eine Situation ergeben, die einen nicht vorhersehbaren Schaden verursacht.

Der Operateur legt nicht nur fest, wann und nach welcher Methode der Patient operiert werden soll, sondern er bestimmt auch, mit wie vielen anderen Ärzten und anderen Angehörigen der verschiedenen Gesundheitsberufe der Eingriff durchgeführt werden soll. Die Lagerung des Patienten soll es dem Operationsteam ermöglich, bestmöglichen Zugang zum Operationsgebiet zu haben, um ein optimales Ergebnis zu erzielen, und ist daher primär vom Operateur festzulegen. Da die Ausübung der Medizin heute nur noch arbeitsteilig zu bewerkstelligen ist, sind auch die übrigen im Operationssaal tätigen Berufsgruppen in Hinblick auf die Lagerung gefordert. Sollten sie während der Operation bemerken, dass die ursprüngliche Lagerung ohne eine entsprechende Anordnung einer Änderung nicht mehr gegeben ist, trifft sie eine Warnpflicht, umso mehr dann, wenn zu vermuten ist, dass der Patient dadurch einen Schaden erleiden könnte. Die Letztverantwortung für alle Fragen der Lagerung bleibt aber immer beim Operateur. Er muss sich aber darauf verlassen können, dass alle um ihn tätigen Personen, welcher Berufsgruppe auch immer, gewissenhaft um das Wohl des Patienten bemüht sind und ihnen auffallende Abweichungen entsprechend kommunizieren. Dies setzt aber voraus, dass sich alle Personen im Operationssaal als Mitglieder eines Teams verstehen und hierarchieübergreifend jedes Teammitglied mit einem vorgebrachten Argument oder Einwand auch ernst genommen wird.

4.5 Strafrechtliche Folgen eines Lagerungsschadens

Das gerichtliche Strafrecht unterscheidet zwischen Vorsatz- und Fahrlässigkeitsdelikten. Es macht daher auch einen sehr großen Unterschied, ob jemand einen anderen Menschen vorsätzlich, also mit voller Absicht, oder aber fahrlässig (und noch dazu in einer gefährlichen oder schwer beherrschbaren Notsituation) verletzt oder gar tötet. Dementsprechend sind auch die Strafdrohungen sehr unterschiedlich im Gesetz festgelegt. Ein Strafver-

fahren richtet sich immer gegen eine oder mehrere konkrete Einzelpersonen, denkbar sind jedoch auch Verfahren gegen eine Institution (in diesem Fall wird ein Organisationsverschulden vorgeworfen).

Es kann also durchaus vorkommen, dass nach einem eingetretenen Lagerungsschaden nicht nur Schmerzensgeld verlangt wird, sondern von der Staatsanwaltschaft auch strafrechtliche Ermittlungen aufgenommen werden. In diesem Fall ist es unbedingt notwendig, dass alle betroffenen Personen mit der ermittelnden Behörde kooperieren. Das Gesetz verpflichtet nämlich auch die Staatsanwaltschaft zur Wahrung der Objektivität in der Ermittlung, weshalb entlastende Tatsachen zu jedem Zeitpunkt zu berücksichtigen sind. Dies kann freilich nur dann geschehen, wenn der ermittelnden Behörde alle nur erdenklichen sachdienlichen Daten und Fakten vorliegen. Es reicht daher keineswegs aus, Dokumentationen unkommentiert vorzulegen, vielmehr sollten (idealerweise mit einem Juristen, der gesundheitsrechtliche Kenntnisse hat) auch Zusammenhänge aufgezeigt werden und auch Fakten vorgebracht werden, die sich dem ermittelnden Staatsanwalt mangels Fachwissens nicht sofort erschließen können. Dies kann etwa besondere Eigenschaften des Patienten wie Adipositas betreffen, aber auch sonstige Anomalien, die beim konkreten Patienten vorhanden waren oder erst im Lauf der Operation eingetreten sind.

Das Strafrecht verfolgt das Ziel, ein schuldhaft (vorsätzlich oder fahrlässig) gesetztes Verhalten mit Strafmaßnahmen zu sanktionieren. Schuldhaft ist ein Verhalten aber nur, wenn es rechtswidrig und zusätzlich vorwerfbar ist. Daher muss es dem Beschuldigten in der konkreten Situation zumindest theoretisch möglich gewesen sein, anders zu handeln (juristisch spricht man von einem sogenannten rechtmäßigen Alternativverhalten). Konnte die betroffene Person (aufgrund welcher Umstände auch immer) gar nicht anders handeln oder waren Alternativen in der konkreten Situation auch bei gebotener Sorgfalt gar nicht erkennbar, scheidet ein Verschulden aus.

Während bei der vorsätzlichen Körperverletzung (etwa einer Rauferei unter betrunkenen Personen) der Sachverhalt mitunter sehr einfach feststellbar und nachvollziehbar ist, sind medizinische Behandlungen und hier speziell wieder Operationen, höchst komplexe Vorgänge. Die ermittelnden Staatsanwälte, aber auch die eine solche

Angelegenheit entscheidenden Richter benötigen in solchen Fällen de facto immer einen medizinischen Sachverständigen, der ihnen Zusammenhänge erklärt.

Vergleicht man die Vielzahl von Operationen, die während eines Jahres durchgeführt werden, mit der Zahl der Ermittlungen und der tatsächlichen Zahl der Verurteilungen, wird man leicht feststellen können, dass nur sehr wenige Angehörige von Gesundheitsberufen wegen Fahrlässigkeitstaten verurteilt werden. In mehr als 80 % der Fälle führen die Ermittlungen nicht einmal zu einer Anklage und enden bereits im Vorverfahren. Selbst im Fall eines formalen Gerichtsprozesses stehen statistisch gesehen die Chancen gut, dass es zu keinem Schuldspruch kommt. Zudem werden im Regelfall bloß Geldstrafen verhängt, und auch diese in weit überwiegendem Maß bedingt (sie sind nur zu bezahlen, wenn der Täter innerhalb einer gesetzten Frist erneut schuldhaft eine vergleichbare strafbare Handlung setzt). Es darf aber nicht vergessen werden, dass jeder Schadensfall und auch jede Ermittlung – völlig unabhängig vom tatsächlichen Ausgang – eine enorme Belastung für die betroffenen Personen darstellen kann. In einer gut funktionierenden Arbeitsumgebung sind daher vorausschauend psychologische und rechtliche Hilfestellungen etabliert, die im Ereignisfall dann rasch abgerufen werden.

Grundlagerungsarten

Sadik Duru, Martin Bodingbauer

© Springer-Verlag GmbH Deutschland, ein Teil von Springer Nature 2018
S. Duru et al. (Hrsg.), *Standards der Patientenlagerung*
https://doi.org/10.1007/978-3-662-57483-6_5

Als OP-Grundlagerung werden alle OP-Lagerungsarten bezeichnet, die mit wenigen Ausnahmen die Basis für fast alle angewendeten OP-Lagerungstechniken bilden. Die im Buch abgebildeten Lagerungsarten können bezüglich der Durchführungsmethode und Form von denen in anderen Spitälern durchgeführten Lagerungen abweichen.

Die fünf Grundlagerungsarten in der Allgemein- und Transplantations- und Gefäßchirurgie sind:

1. Rückenlage (RL)
2. Lloyd-Davis-Lagerung (LLD)
3. Steinschnittlagerung (SSL)
4. Seitenlage (SL)
5. Bauchlage (BL)

5.1 Rückenlage (RL)

Abbildungen: ◘ Abb. 5.1, ◘ Abb. 5.2, ◘ Abb. 5.3, ◘ Abb. 5.4, ◘ Abb. 5.5, ◘ Abb. 5.6, ◘ Abb. 5.7, ◘ Abb. 5.8.

Die Rückenlage ist mit Abstand die häufigste aller angewendeten OP-Lagerungstechniken, ca. 80 % aller Operationen werden in Rückenlage durchgeführt. In dieser Position erfolgt auch die Ein- und Ausleitung der Narkose. Fast alle Baucheingriffe,

Eingriffe an den Extremitäten und am vorderen und seitlichen Halsbereich werden in Rückenlage durchgeführt.

Die Kriterien der Rückenlage sind folgendermaßen:

▪▪ OP-Tischaufbau:

Universaltisch (kraniale Position) (◘ Abb. 5.1) + Vakuummatratze (lang) *mittelhart* (▶ Abb. 8.60)

▪▪ Patientenlage:

- **Kopf:** Auf einem Gelkopfpolster oder Kopfring in Neutralstellung lagern und unnötige Beugung und Streckung an der Halswirbelsäule vermeiden (◘ Abb. 5.2).
- **Arme:** Sie sollten auf Armstützen, die auf Höhe der OP-Tischauflageoberkante montiert sind, positioniert und dabei Abduktionen von mehr als 90° vermieden werden (cave: Plexus brachialis) (▶ Abb. 8.34). Um eine mögliche falsche Lage des Armes zu verhindern, muss der gesamte Arm und die Hand komplett auf der Armstütze aufliegen und der Ellenbogen dabei leicht gebeugt sein (cave: N. radialis, N. ulnaris, N. medianus). Die Hand in Supination lagern (cave: N. ulnaris) und immer sanft angurten (cave: N. me-

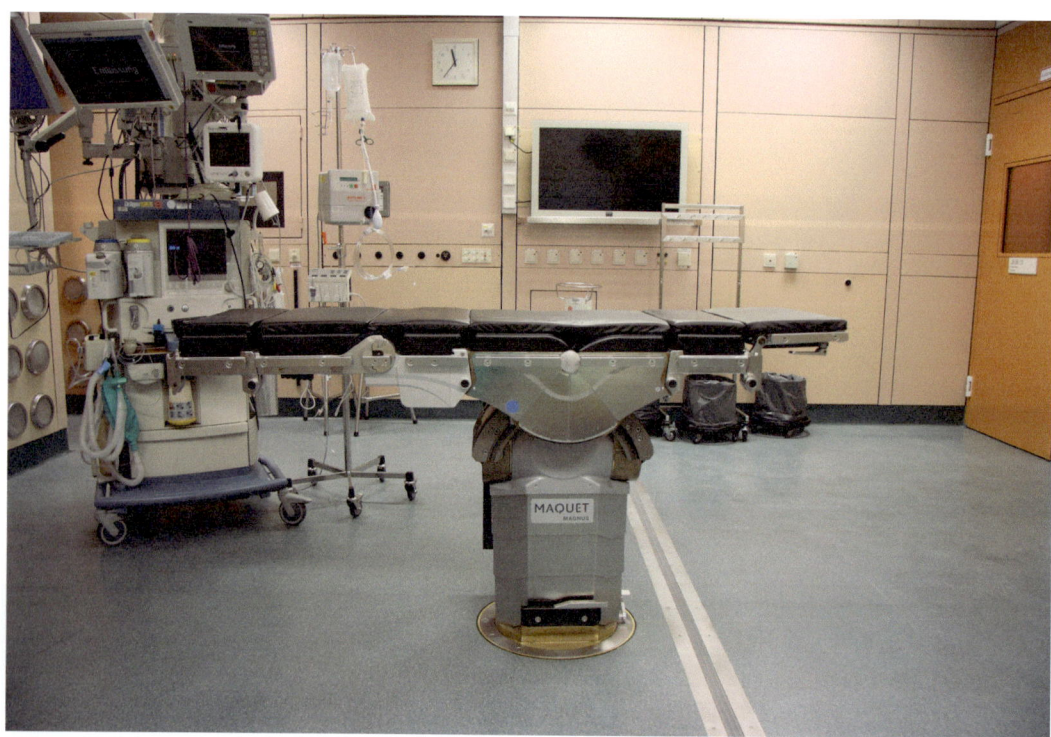

◘ **Abb. 5.1** Universaltisch (kraniale Position) für Rückenlage

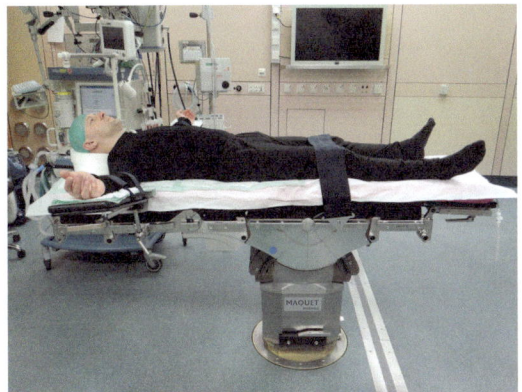

◘ Abb. 5.2   Rückenlage (Seitenansicht)

dianus) (◘ Abb. 5.2, ◘ Abb. 5.3). Wenn der Arm angelegt wird, muss dieser vollständig auf dem OP-Tisch liegend und die Hand in Neutralstellung (mit Daumen oben) gelagert bzw. fixiert werden (◘ Abb. 5.4).

– **Beine:** Die Beine werden in Neutralstellung gelagert. Dabei dürfen die Knie nicht durchgestreckt sein (in ca. 20° Beugung) und die Fersen müssen weich gelagert werden. Bei Bedarf kann man unter dem Knie und der Ferse eine Halb- und Fersenrolle positionieren. Die Beine müssen mit einem Körpergurt mit leicht gespanntem Zug (Finger müssen leicht darunter passen) über dem Oberschenkel fixiert werden (◘ Abb. 5.2, ◘ Abb. 5.3).

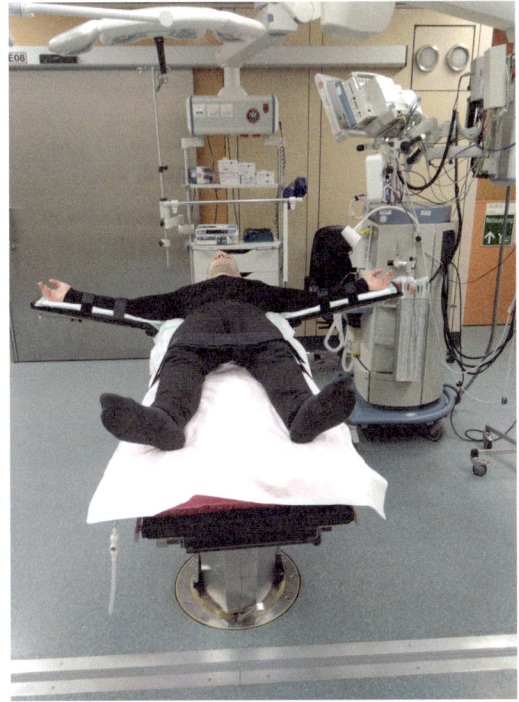

◘ Abb. 5.3   Rückenlage (Frontalansicht)

Für Eingriffe am Bein wird der OP-Tisch in einer kaudalen Position zusammengestellt (◘ Abb. 5.7, ◘ Abb. 5.8). Dies ermöglicht eine bessere Stehmöglichkeit für die Chirurgen und es besteht die Möglichkeit einer Durchleuchtung mit einem C-Bogen (▶ Abb. 8.56).

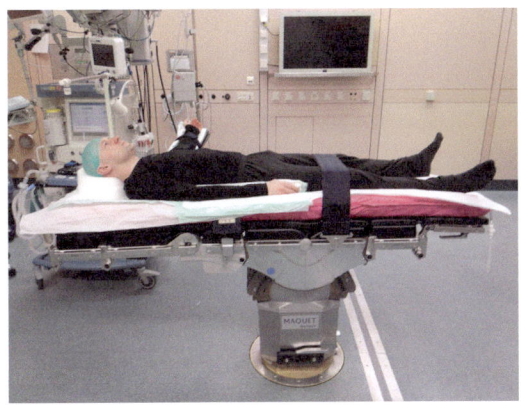

◘ Abb. 5.4   Rückenlage (Hand angelagert)

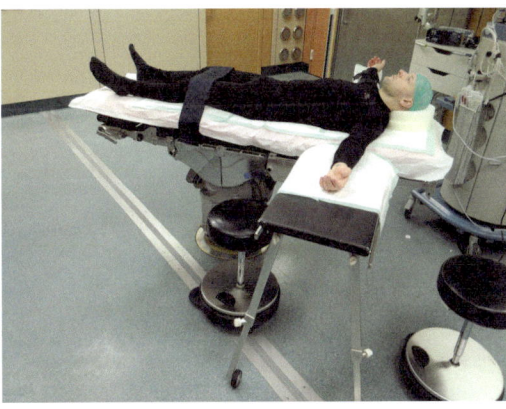

◘ Abb. 5.5   Rückenlage für Arm- und Handoperationen (Seitenansicht)

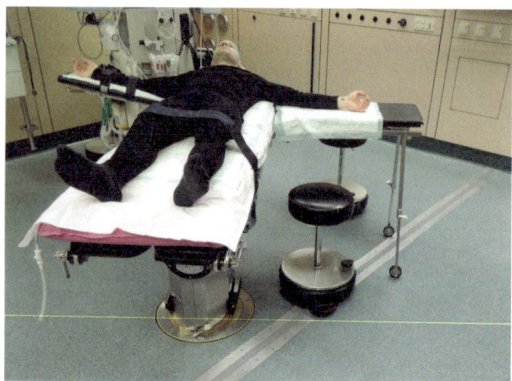

Abb. 5.6 Rückenlage für Arm- und Handoperationen (Frontalansicht)

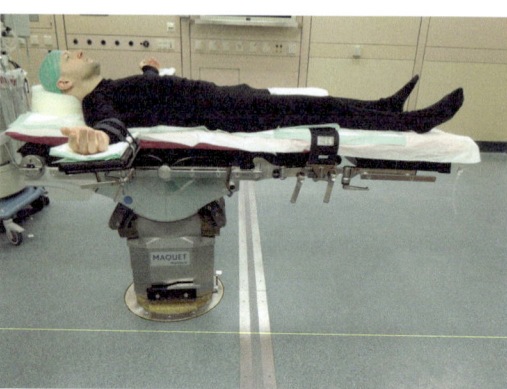

Abb. 5.7 Rückenlage für Eingriffe am Bein (Seitenansicht)

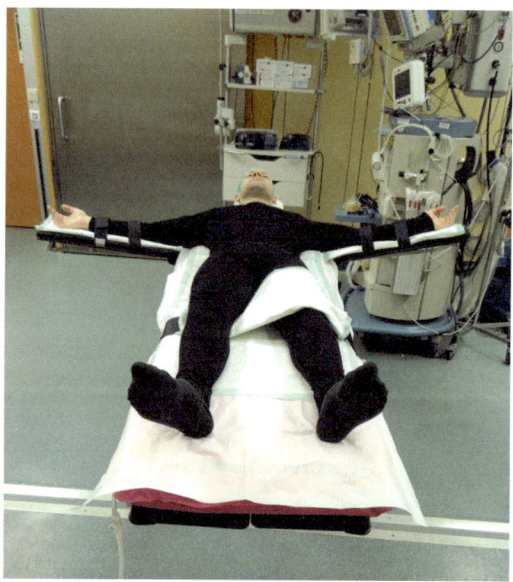

Abb. 5.8 Rückenlage für Eingriffe am Bein (Frontalansicht)

5.2   Lloyd-Davis-Lagerung (LLD)

Abbildungen: ◘ Abb. 5.9, ◘ Abb. 5.10, ◘ Abb. 5.11.
In dieser Position werden die meisten Eingriffe am
Dick- und Dünndarm sowie am Rektum durchgeführt. Auch für einige gynäkologischen und urologischen Eingriffe ist die LLD-Lagerung ideal. Bei
Verwendung einer Vakuummmatratze als OP-
Tischauflage müssen aufgrund des Höhenunterschieds immer zwei kurze Matratzen verwendet
werden.

Die Kriterien der LLD-Lagerung sind folgendermaßen:

■ ■ OP-Tischaufbau:

LLD-Tisch (kaudale Position) (◘ Abb. 5.9) mit
Transferboard (▶ Abb. 8.16, ▶ Abb. 8.17) + 2 Va-
kuummmatratzen (kurz) *mittelhart* (▶ Abb. 8.62).

■ ■ Patientenlage:

— **Kopf:** Auf einem Gelkopfpolster oder Kopfring in Neutralstellung lagern und unnötige
Beugung und Streckung an der Halswirbelsäule vermeiden (◘ Abb. 5.10).
— **Arme:** Sie sollten auf Armstützen, die auf
Höhe der OP-Tischauflageoberkante montiert sind positioniert und dabei Abduktionen
von mehr als 90° vermieden werden (cave:
Plexus brachialis) (◘ Abb. 5.10, ▶ Abb. 8.34).
Um eine mögliche falsche Lage des Armes zu
vermeiden, müssen der gesamte Arm und die
Hand komplett auf der Armstütze aufliegen
und der Ellenbogen dabei leicht gebeugt sein
(cave: N. radialis, N. ulnaris, N. medianus)
(◘ Abb. 5.10). Die Hand in Supination lagern
(cave: N. ulnaris) und immer **sanft** angurten
(cave: N. medianus). Wenn der Arm angelegt
werden muss, wird dieser vollständig auf dem
OP-Tisch und die Hand in Neutralstellung
(mit Daumen oben) gelagert bzw. fixiert
(◘ Abb. 5.4).
— **Beine:** Die Beine werden in Beinhaltern gelagert (▶ Abb. 8.28). Bevor man mit der Lagerung der Beine anfängt, müssen die Beinhalter erst in eine waagrechte Parallellage gebracht werden. Dann wird der Beinhalter an
dessen Unterkante orientiert, ungefähr 5 cm
proximal vom Knöchel des Patienten entfernt, auf beiden Seiten in Position gebracht.
Zum Lagern des Beines stellt man sich auf
dessen äußere Seite auf Höhe des Unterschenkels.
— Im nächsten Schritt greift man mit einer Hand
unter die Kniekehle des Patienten und mit der

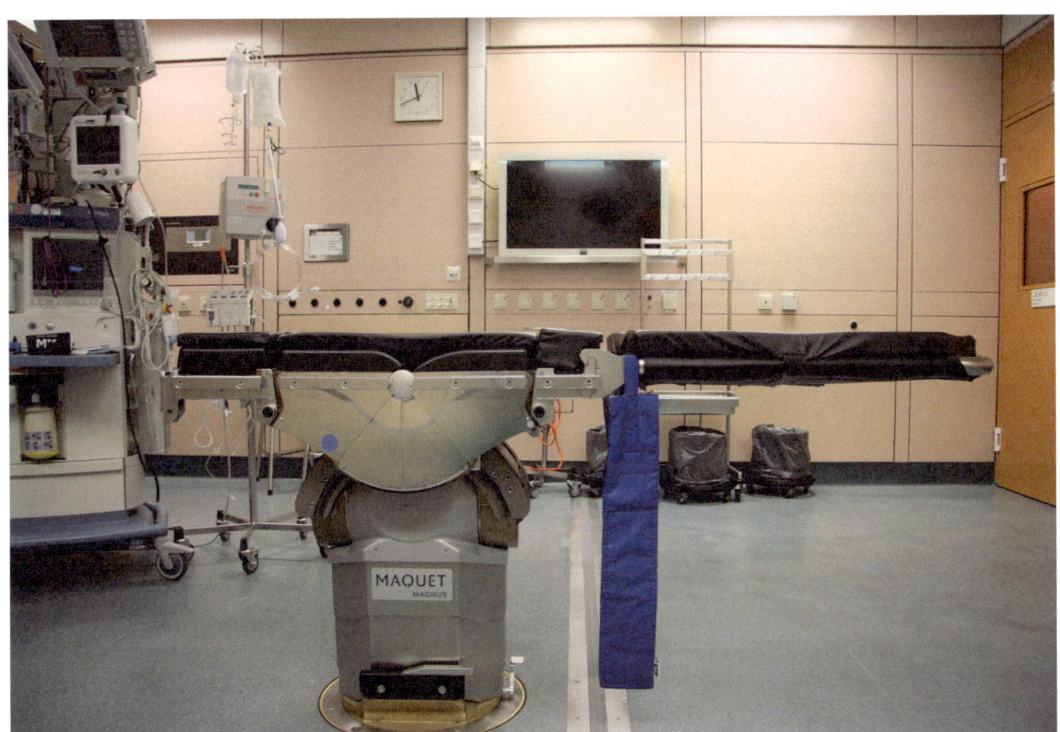

◘ **Abb. 5.9**   OP-Tisch für Lloyd Davis-Lagerung (LLD)

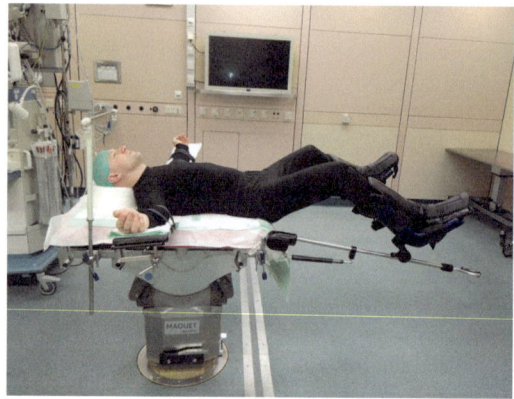

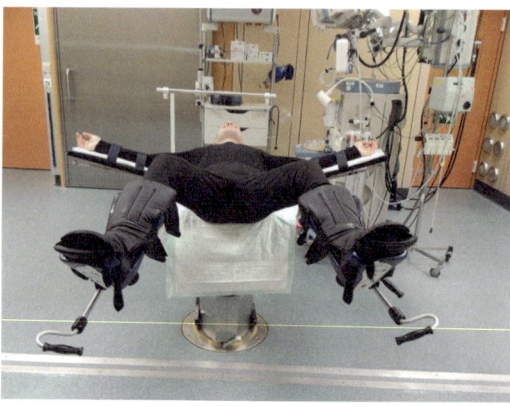

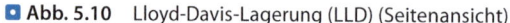

■ **Abb. 5.10**   Lloyd-Davis-Lagerung (LLD) (Seitenansicht)   ■ **Abb. 5.11**   Lloyd-Davis-Lagerung (LLD) (Frontalansicht)

anderen Hand ergreift man den Fuß und legt ihn sanft in den Beinhalter und schließt den Klettverschluss. Dabei ist zu beachten, dass der Fuß mit der Sohle im Beinhalter gut aufliegt und der Beinhalter laut Beschreibung des Herstellers in der gleichen Achse zur gegenüberliegenden Schulter steht. Nach diesem Vorgang muss man sich vergewissern, dass der obere und seitliche Rand des Beinhalters nicht in die Wade oder seitlich an den Unterschenkel drückt (cave: N. peroneus) (■ Abb. 5.10, ■ Abb. 5.11). Das zweite Bein wird auf die gleiche Weise gelagert.

— Jetzt kann man je nach Position des Beines durch distale oder proximale Verschiebung des Beinhalters die Kniebeugung korrigieren und die Fixierungsschraube festdrehen. Die Knie werden (**nicht durchgestreckt**) in ca. 45°-Beugung gelagert (■ Abb. 5.10, ■ Abb. 5.11).

— Nach der Beendigung des Lagerungsvorganges für die Beine werden die Beinstützen synchron angehoben, das Einmaltragelaken seitlich nach oben eingeschlagen, die Vakuummatratze und das Transferboard oder Beinplattenpaar entfernt. Im Anschluss werden die Beine wieder gesenkt und gespreizt. Die Beugung der Hüften beträgt ca. 30–40° und die Abduktion der Beine ca. 45° (cave: N. femoralis). Zum Schluss wird bei Bedarf die Lagerung nachkorrigiert (■ Abb. 5.10, ■ Abb. 5.11).

— Das Zurücklagern der Beine geschieht in umgekehrter Reihenfolge. Dafür werden zuerst die Beine in den Beinhaltern angehoben, das Transferboard oder das Beinplattenpaar wieder montiert, dann die Vakuummatratze

daraufgelegt und das OP-Einmaltragelaken ausgebreitet. Im nächsten Schritt bringt man die Beinhalter in waagrechte Position und hebt die Beine wie oben beschrieben einzeln aus dem Beinhalter.

❯ Abhängig von der Art des Eingriffs, muss das Gesäß des Patienten für einen besseren Zugang zum OP-Gebiet ca. 3–5 cm über die untere OP-Tischkante hinausragen (■ Abb. 5.10, ■ Abb. 5.11). (Die Lagerung wird außer bei einer notwendigen Wachlagerung immer erst nach der Beendigung der Intubation durchgeführt.)

5.2.1 Lloyd-Davis-Lagerung (LLD) für laparoskopische Eingriffe

Die laparoskopische (lap.) Form der Darmeingriffe verlangt aufgrund der Notwendigkeit eines guten Zugangs zum OP-Gebiet ein extremes Kippen auf alle Seiten und damit eine sichere und stabile Fixierung des Patienten. Dabei werden, um Platz für einen besseren Zugang zum OP-Gebiet zu schaffen, sowohl Dick- als auch Dünndarm mithilfe der Schwerkraft verlagert. Sonst gelten bis auf die etwas flachere Hüftbeugung die gleichen Lagerungskriterien wie für die LLD-Lagerung der konventionellen OP-Technik.

Wegen der lagerungsbedingten Position der Beine und des dadurch resultierenden leichteren Stabilitätsverlustes durch das Kippen und Kanten des OP-Tisches ist eine gute Fixierung bei LLD-Lagerung besonders wichtig. Auch aufgrund lagerungsbedingt schlechter Gewichtsverlagerung des

Patienten auf dem OP-Tisch ist die Gefahr des Abrutschens in dieser Position besonders hoch. Je nach zu operierendem Darmabschnitt werden entweder der rechte, der linke oder beide Arme angelegt. Von dieser Position aus gesehen erfolgt auch die Laparoskopie. Der Laparoskopie-Turm wird immer organseitig orientiert platziert.

Die Fixierung wird von der zu operierende OP-Seite des Darms abhängig wie in ▶ Abschn. „Lagerung für lap. Eingriffe im Bereich der linken Flexur" und ▶ Abschn. „Lagerung für lap. Eingriffe im Bereich der rechten Flexur" beschrieben durchgeführt.

Lagerung für lap. Eingriffe im Bereich der linken Flexur

Abbildungen: ◻ Abb. 5.12, ◻ Abb. 5.13, ◻ Abb. 5.14, ◻ Abb. 5.15.

Bei dieser Lagerungstechnik ist besonders zu beachten, dass der **rechte Arm** des Patienten im Ganzen auf dem OP-Tisch aufliegend **angelegt** sein muss. Dafür wird, nach der Fertiglagerung der Beine, auf dieser Seite für eine bessere Stütz- und Fixiermöglichkeit die Vakuummatratze ungefähr eine Armbreite hochgestellt. Um eine weiche Lage zu gewährleisten und eine lagerungsbedingte Kompression des Arms bzw. der Hand zu vermeiden, werden diese innen- und außenseitig zusätzlich mit Rollwatte gepolstert. Die Hand darf auf dieser Seite nicht über die untere OP-Tischkante hängend gelagert sein. Gegebenenfalls muss diese entweder durch Unterpolsterung oder durch Platzierung einer zusammengerollten Watte geschützt und mit einem Tuch fixiert werden.

Nach diesem Vorgang werden auf dieser Seite ungefähr in Höhe der Hand und des Oberarms zwei Seitenhalter angebracht (◻ Abb. 5.13, ▶ Abb. 8.26). Zusätzlich muss die Vakuummatratze kranial rechts und links zur Schulter anmodelliert und der Patient an der rechten Schulter und am Kopfende mit zwei Seitenstützen gesichert werden (◻ Abb. 5.14, ◻ Abb. 5.15, ▶ Abb. 8.27). Im Anschluss wird die Vakuummatratze durch Vakuumzug hart gemacht (▶ Abb. 8.59).

Zum Schluss muss man, um Unebenheiten der Vakuummatratze zu vermeiden, diese speziell entlang des rechten Arms bis zur Hand und am linken Oberarm noch einmal anmodellieren und glattstreichen.

❶ Achtung
Die Vakuummatratze darf nicht am Hals aufliegen und die Seitenstützen dürfen nicht zu nah am Hals angesetzt werden (◻ Abb. 5.13, ◻ Abb. 5.15). Bei dieser OP-Technik wird der Patient sehr stark Kopf-tief gekippt und rechtskantig gelagert. Um die Stabilität der Lagerung zu überprüfen, muss unbedingt noch vor der Desinfizierung des OP-Gebiets eine Kippprobe durchgeführt und die Lagerung bei Bedarf nachkorrigiert werden.

Die Kriterien der lap. LLD-Lagerung für Eingriffe im Bereich der linken Flexur sind folgendermaßen:

▪▪ OP-Tischaufbau:
LLD-Tisch (kaudale Position) (◻ Abb. 5.12) mit Transferboard (▶ Abb. 8.16, ▶ Abb. 8.17) + 2 Vakuummatratzen (kurz) *hart* (▶ Abb. 8.62).

▪▪ Patientenlage:
– **Kopf:** Auf einem Gelkopfpolster in Neutralstellung lagern und unnötige Beugung und Streckung an der Halswirbelsäule vermeiden. In diese Höhe wird der Patient am Kopf das Gelkopfpolster und die Vakuummatratze umfassend mit Seitenstützen gesichert (◻ Abb. 5.15, ▶ Abb. 8.39, ▶ Abb. 8.27).

❯ Für diese Lagerungstechnik ist wegen der zusätzlichen Stützhilfe in Kopftieflage die Verwendung eines Gelkopfpolsters ein Muss.

– **Arme:** Der linke Arm wird auf eine Armstütze, die in Höhe der OP-Tischauflageoberkante montiert ist, positioniert. Dabei sind Abduktionen von mehr als 90° zu vermeiden (cave: Plexus brachialis) (▶ Abb. 8.34). Um eine mögliche Falschlage des Armes zu vermeiden, müssen der gesamte Arm und die Hand komplett auf der Armstütze aufliegen und der Ellenbogen dabei leicht gebeugt sein (cave: N. radialis, N. ulnaris, N. medianus). Die Hand in Supination lagern (cave: N. ulnaris) und immer **sanft** angurten (cave: N. medianus). Nach gezogenem Vakuum muss, um Kontakt des Oberarms mit der harten Vakuummatratze zu vermeiden, an der Stelle eine Mulde geformt werden (cave: N. radialis) (◻ Abb. 5.13, ◻ Abb. 5.15).

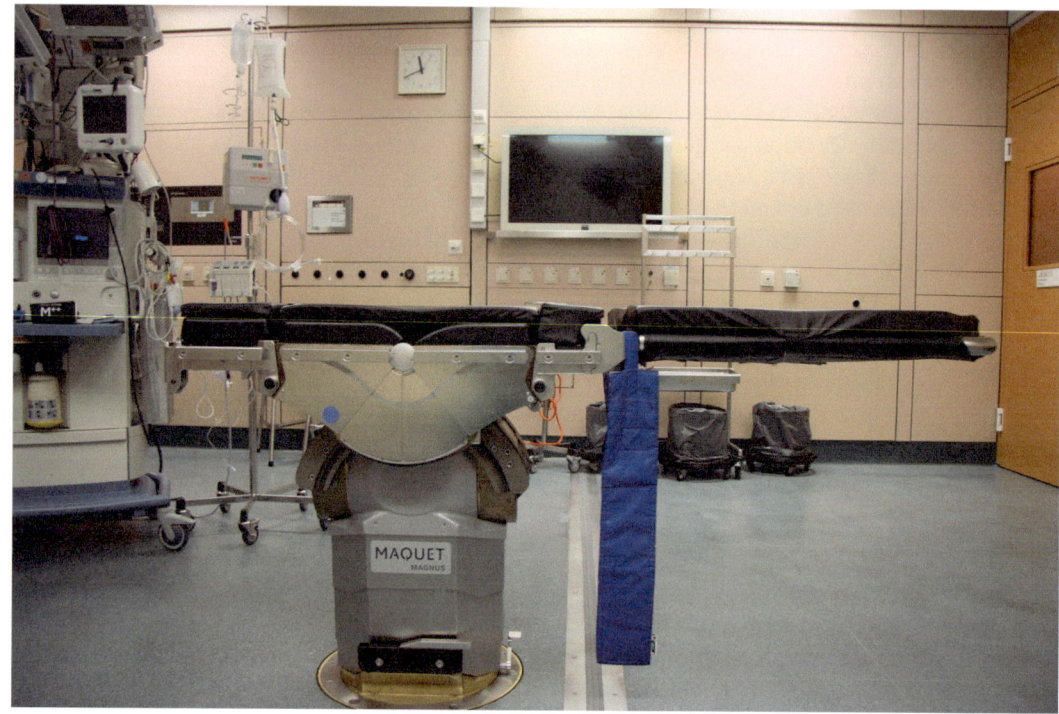

Abb. 5.12   OP-Tisch für LLD-Lagerung (lap. Eingriffe)

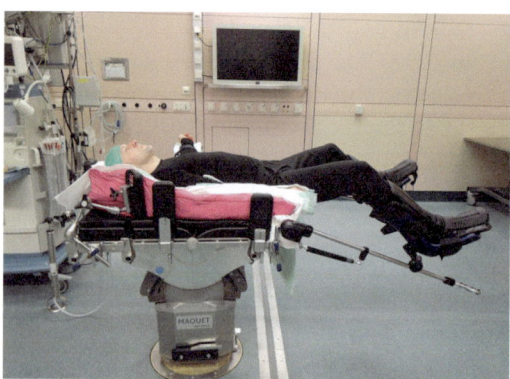

Abb. 5.13   LLD-Lagerung für lap. Eingriffe an der linken Flexur (Seitenansicht)

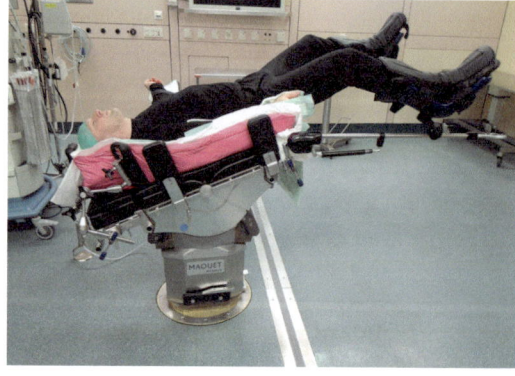

Abb. 5.14   LLD-Lagerung für lap. Eingriffe an der linken Flexur (Kopf-tief-Position von der Seite)

— Der rechte Arm muss vollständig auf dem OP-Tisch aufliegen, mit Watte gepolstert sein und die Hand in Neutralstellung (mit Daumen oben) gelagert bzw. fixiert werden (▢ Abb. 5.13, ▢ Abb. 5.15).

❯ **Wenn, abhängig vom OP-Gebiet, beide Arme angelegt werden müssen, ist die gleiche Anlagerungs- und Fixierungsmethode für beide Arme anzuwenden. Außerdem muss der Patient in diesem Fall an beiden Schultern mit Seitenstützen gesichert werden.**

— **Beine:** Die Beine werden in Beinhaltern gelagert (▶ Abb. 8.28). Bevor man mit der Lagerung der Beine anfängt, müssen die Beinhalter erst in eine waagrechte Parallellage gebracht werden. Dann wird der Beinhalter an dessen Unterkante orientiert, ungefähr 5 cm proximal vom Knöchel des Patienten entfernt, auf beiden Seiten in Position gebracht. Zum Lagern des Beines stellt man sich auf dessen äußere Seite auf Höhe des Unterschenkels.

— Im nächsten Schritt greift man mit einer Hand unter die Kniekehle des Patienten und

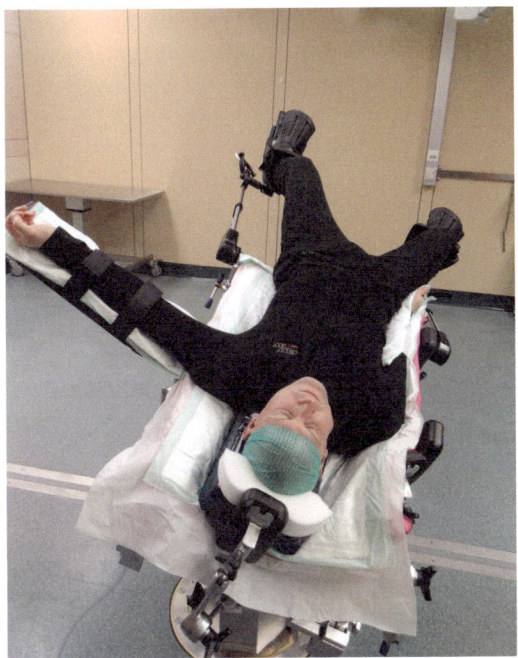

mit der anderen Hand ergreift man den Fuß und legt ihn sanft in den Beinhalter und schließt den Klettverschluss. Dabei ist es zu beachten, dass der Fuß mit der Sohle im Beinhalter gut aufliegt und der Beinhalter laut Beschreibung des Herstellers in der gleichen Achse zur gegenüberliegenden Schulter steht (◻ Abb. 5.13). Nach diesem Vorgang muss man sich vergewissern, dass der obere und seitliche Rand des Beinhalters nicht in die Wade steht oder seitlich an den Unterschenkel drückt (cave: N. peroneus). Das zweite Bein wird auf die gleiche Weise gelagert.

– Jetzt kann man je nach Position des Beines durch distale oder proximale Verschiebung des Beinhalters die Kniebeugung korrigieren und die Fixierungsschraube festdrehen. Die Knie werden (**nicht durchgestreckt**) in ca. 45°-Beugung gelagert (◻ Abb. 5.13, ◻ Abb. 5.14).

– Nach der Beendigung des Lagerungsvorganges für die Beine werden die Beinstützen synchron angehoben, das Einmaltragelaken wird seitlich nach oben eingeschlagen, die Vakuummatratze und das Transferboard oder Beinplattenpaar entfernt. Im Anschluss werden die Beine wieder gesenkt und gespreizt. Die Hüften werden OP-Technik-bedingt in

Neutralstellung gelagert und die Abduktion der Beine darf **nicht übermäßig** sein (cave: N. femoralis). Zum Schluss wird bei Bedarf die Lagerung nachkorrigiert.

– Das Zurücklagern der Beine geschieht in umgekehrter Reihenfolge. Dafür werden zuerst die Beine in den Beinhaltern angehoben, das Transferboard oder das Beinplattenpaar wird wieder montiert, dann die Vakuummatratze daraufgelegt und das OP-Einmaltragelaken ausgebreitet. Im nächsten Schritt bringt man die Beinhalter in die waagrechte Position und hebt die Beine wie oben beschrieben einzeln aus dem Beinhalter.

❯ Abhängig von der Art des Eingriffes, muss das Gesäß des Patienten für einen besseren Zugang zum OP-Gebiet ca. 5–7 cm über die untere OP-Tischkante hinausragen (◻ Abb. 5.13, ◻ Abb. 5.14). (Die Lagerung wird außer bei einer notwendigen Wachlagerung immer erst nach der Beendigung der Intubation durchgeführt.)

Lagerung für lap. Eingriffe im Bereich der rechten Flexur

Abbildungen: ◻ Abb. 5.16, ◻ Abb. 5.17, ◻ Abb. 5.18. Bei dieser Lagerungstechnik ist besonders zu beachten, dass der **linke Arm** des Patienten im Ganzen auf dem OP-Tisch liegt und **angelegt** ist. Nach der Lagerung der Beine auf dieser Seite, wird für eine bessere Stütz- und Fixiermöglichkeit die Vakuummatratze ungefähr eine Armbreite hochgestellt. Um eine weiche Lage zu gewährleisten und eine lagerungsbedingte Kompression des Arms bzw. der Hand zu vermeiden, werden diese innen- und außenseitig zusätzlich mit einer Rollwatte gepolstert. Die Hand darf auf dieser Seite nicht über die Tischkante hängend gelagert sein. Gegebenenfalls muss diese entweder durch Unterpolsterung oder durch Platzierung einer zusammengerollten Watte geschützt und mit einem Tuch fixiert werden.

Nach diesem Vorgang werden auf dieser Seite ungefähr in Höhe der Hand und des Oberarms zwei Seitenhalter angebracht (◻ Abb. 5.17, ▶ Abb. 8.26). Zusätzlich muss die Vakuummatratze kranial rechts und links zur Schulter anmodelliert und der Patient an der linken Schulter und am Kopfende mit zwei Seitenstützen gesichert werden (◻ Abb. 5.17, ◻ Abb. 5.18, ▶ Abb. 8.27). Im Anschluss wird die Vakuummatratze durch Vakuumzug hart gemacht (▶ Abb. 8.59).

Zum Schluss wird, um Unebenheiten der Vakuummatratze zu vermeiden, diese speziell entlang des linken Armes bis zur Hand und am rechten Oberarm noch einmal anmodelliert und glattgestrichen.

> **!** **Achtung**
>
> **Die Vakuummatratze darf nicht am Hals aufliegen und die Seitenstützen dürfen nicht zu nah am Hals angesetzt werden. Bei dieser OP-Technik wird der Patient sehr stark Kopf-tief-gekippt und linkskantig gelagert. Um die Stabilität der Lagerung zu überprüfen, muss unbedingt noch vor der Desinfizierung des OP-Gebiets eine Kippprobe durchgeführt und die Lagerung bei Bedarf nachkorrigiert werden.**

Die Kriterien der lap. LLD-Lagerung, für Eingriffe im Bereich der rechten Flexur sind folgendermaßen:

▪▪ OP-Tischaufbau:
LLD-Tisch (kaudale Position) (◻ Abb. 5.16) mit Transferboard (▶ Abb. 8.16, ▶ Abb. 8.17) + 2 Vakuummatratzen (kurz) *hart* (▶ Abb. 8.62).

▪▪ Patientenlage:
— **Kopf:** Auf einem Gelkopfpolster in Neutralstellung lagern und unnötige Beugung und Streckung an der Halswirbelsäule vermeiden. In dieser Höhe werden der Patient am Kopf, das Gelkopfpolster und die Vakuummatratze umfassend mit Seitenstützen gesichert (◻ Abb. 5.18, ▶ Abb. 8.39, ▶ Abb. 8.27).

> **❯** **Für diese Lagerungstechnik ist wegen der zusätzlichen Stützhilfe in Kopftieflage die Verwendung eines Gelkopfpolsters ein Muss.**

— **Arme:** Der rechte Arm wird auf einer Armstütze, die in Höhe der OP-Tischauflageoberkante montiert ist, positioniert. Dabei sind Abduktionen von mehr als 90° zu vermeiden (cave: Plexus brachialis) (▶ Abb. 8.34). Um eine mögliche falsche Lage des Armes zu vermeiden, müssen der gesamte Arm und die Hand komplett auf der Armstütze aufliegen und der Ellenbogen muss dabei leicht gebeugt sein (cave: N. radialis, N. ulnaris, N. medianus). Die Hand muss in Supination gelagert (cave: N. ulnaris) und immer **sanft** angurten (cave: N. medianus) sein. Nach gezogenem

Vakuum muss, um den Kontakt des Oberarms mit der harten Vakuummatratze zu vermeiden, an dieser Stelle eine Mulde geformt werden (cave: N. radialis) (◻ Abb. 5.17, ◻ Abb. 5.18).

— Der linke Arm muss vollständig auf dem OP-Tisch aufliegen, mit Watte gepolstert sein und die Hand muss in Neutralstellung (mit Daumen oben) gelagert bzw. fixiert werden (◻ Abb. 5.17, ◻ Abb. 5.18).

> **❯** **Wenn, abhängig vom OP-Gebiet, beide Arme angelegt werden müssen, ist die gleiche Anlagerungs- und Fixierungsmethode für beide Arme anzuwenden. Außerdem muss der Patient in diesem Fall an beiden Schultern mit Seitenstützen gesichert werden.**

— **Beine:** Die Beine werden in den Beinhaltern gelagert (▶ Abb. 8.28). Bevor man mit der Lagerung der Beine anfängt, müssen die Beinhalter erst in waagrechte Parallellage gebracht werden. Dann wird der Beinhalter an dessen Unterkante orientiert auf beiden Seiten in Position gebracht (ungefähr 5 cm proximal vom Knöchel des Patienten entfernt). Zum Lagern des Beines stellt man sich auf dessen äußere Seite auf Höhe des Unterschenkels.

— Im nächsten Schritt greift man mit einer Hand unter die Kniekehle des Patienten und mit der anderen Hand sichert man den Fuß und legt ihn sanft in den Beinhalter und schließt den Klettverschluss. Dabei ist zu beachten, dass der Fuß mit der Sohle im Beinhalter gut aufliegt und der Beinhalter laut Beschreibung des Herstellers in der gleichen Achse zur gegenüberliegenden Schulter steht (◻ Abb. 5.17). Nach diesem Vorgang muss man sich vergewissern, dass der obere und seitliche Rand des Beinhalters nicht in die Wade steht oder seitlich den Unterschenkel eindrückt (cave: N. peroneus). Das zweite Bein wird auf die gleiche Weise gelagert.

— Jetzt kann man je nach Position des Beines durch distale oder proximale Verschiebung des Beinhalters die Kniebeugung korrigieren und die Fixierungsschraube festdrehen. Das Knie wird (**nicht durchgestreckt**) in ca. 45°-Beugung gelagert (◻ Abb. 5.17, ◻ Abb. 5.18).

— Nach der Beendigung des Lagerungsvorganges der Beine werden die Beinstützen syn-

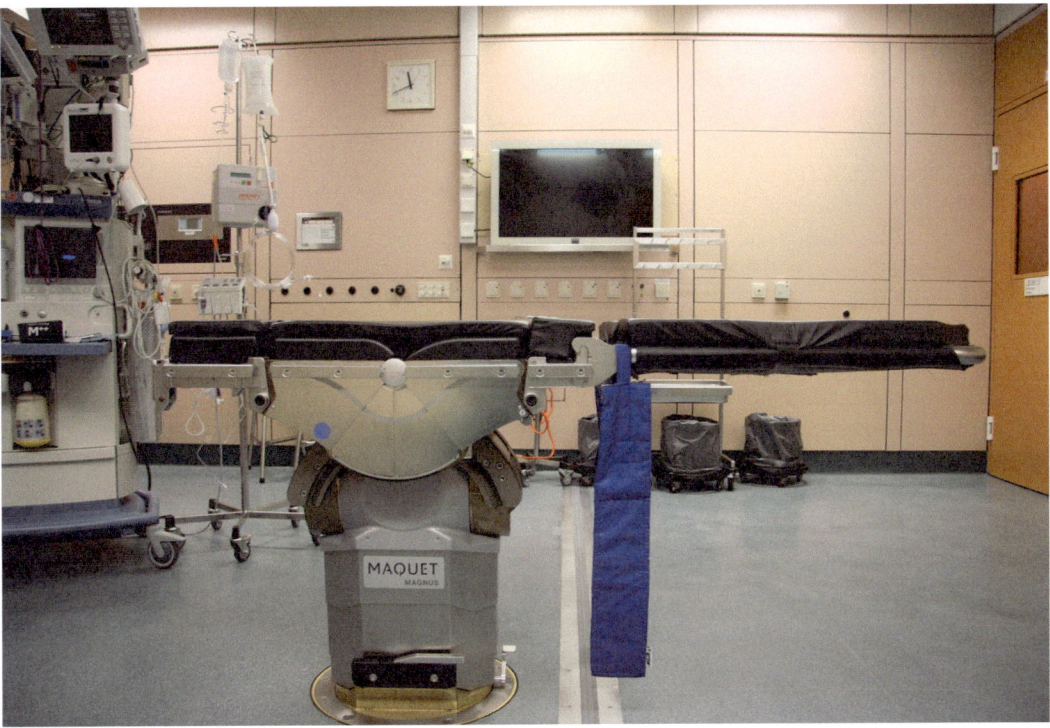

■ **Abb. 5.16**   OP-Tisch für Lloyd-Davis-Lagerung (lap. Eingriffe)

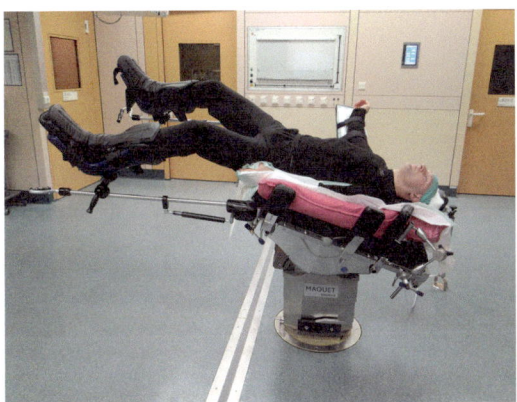

■ **Abb. 5.17**   LLD-Lagerung für lap. Eingriffe an der rechten Flexur (Kopf-tief-Position von der Seitenansicht)

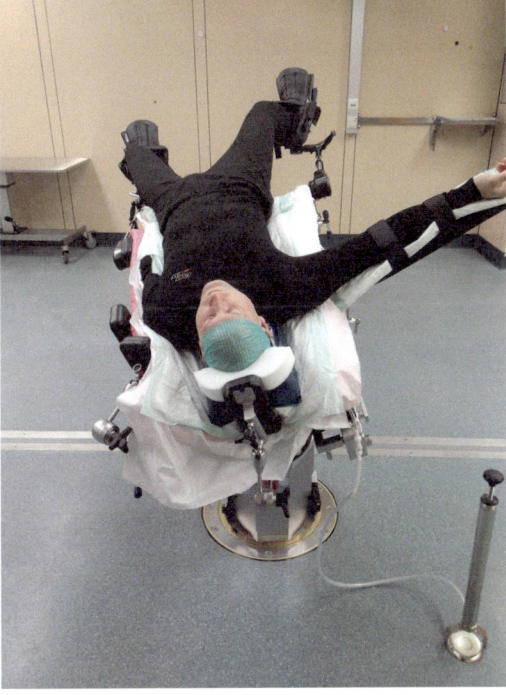

■ **Abb. 5.18**   LLD-Lagerung für lap. Eingriffe an der rechten Flexur (Kopf-tief-Position von oben)

chron angehoben, das OP-Einmaltragelaken wird seitlich nach oben geschlagen, die Vakuummatratze und das Transferboard oder das Beinplattenpaar werden entfernt. Im Anschluss werden die Beine wieder gesenkt und gespreizt. Die Hüften werden in Neutralstellung gelagert und die Abduktion der Beine darf **nicht übermäßig** sein (cave: N. femoralis). Zum Schluss wird bei Bedarf die Lagerung nachkorrigiert.

– Das Zurücklagern der Beine geschieht in umgekehrter Reihenfolge. Dafür werden zuerst die Beine in den Beinhaltern angehoben, das Transferboard oder das Beinplattenpaar wieder montiert, dann die Vakuummatratze daraufgelegt und das OP-Einmaltragelaken ausgebreitet. Im nächsten Schritt bringt man die Beinhalter in eine waagrechte Position und hebt die Beine wie oben beschrieben einzeln aus dem Beinhalter.

> Abhängig von der Art des Eingriffs muss das Gesäß des Patienten für einen besseren Zugang zum OP-Gebiet ca. 5–7 cm über die untere OP-Tischkante hinausragen. (Die Lagerung wird, außer bei einer notwendigen Wachlagerung, immer erst nach der Beendigung der Intubation durchgeführt.)

5.3 Steinschnittlagerung (SSL)

Abbildungen: 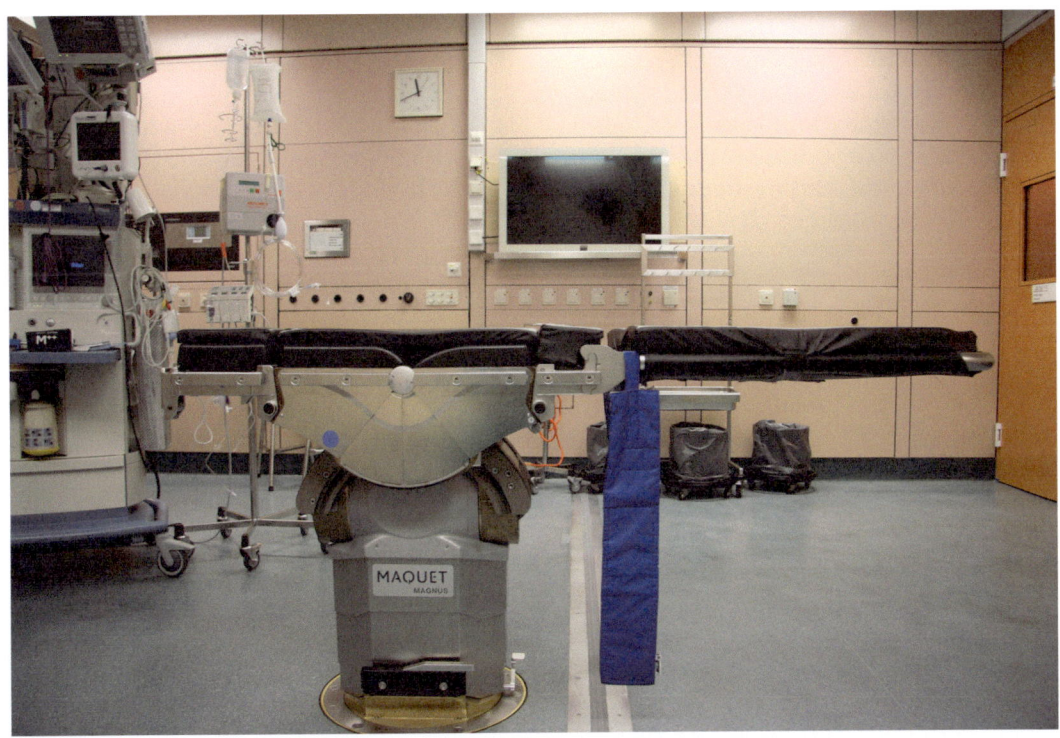 Abb. 5.19, ◘ Abb. 5.20, ◘ Abb. 5.21.
Die Steinschnittlagerung wird für alle proktologischen und analchirurgische Eingriffe angewendet. Auch bei gynäkologischen und urologischen Eingriffen ist die Durchführung der Steinschnittlagerung notwendig. Wenn als Tischauflage eine Vakuummatratze verwendet wird, müssen aufgrund des Höhenunterschieds immer zwei kurze Matratzen verwendet werden.

Die Durchführung der SSL-Lagerung ist folgendermaßen:

▪▪ OP-Tischaufbau:
LLD-Tisch (kaudale Position) (◘ Abb. 5.19) mit Transferboard (▸ Abb. 8.16, ▸ Abb. 8.17) + 2 Vakuummatratzen (kurz) *mittelhart* (▸ Abb. 8.62).

▪▪ Patientenlage:
— **Kopf:** Den Kopf auf einem Gelkopfpolster oder Kopfring in Neutralstellung lagern und unnötige Beugung und Streckung an der Halswirbelsäule vermeiden (◘ Abb. 5.20, ▸ Abb. 8.39, ▸ Abb. 8.42).
— **Arme:** Sie sollten auf Armstützen, die auf Höhe der OP-Tischauflageoberkante montiert sind, positioniert sein und dabei soll eine Abduktion von mehr als 90° vermieden werden (cave: Plexus brachialis) (▸ Abb. 8.34). Um eine falsche Position des Armes zu vermeiden, muss der gesamte Arm und die Hand komplett auf der Armstütze aufliegen und der Ellenbogen muss dabei leicht gebeugt sein (cave: N. radialis, N. ulnaris, N. medianus). Die Hand wird in Supination gelagert (cave: N. ulnaris) und muss immer **sanft** angurtet sein (cave: N. medianus) (◘ Abb. 5.20). Wenn der Arm angelegt werden muss, wird dieser vollständig auf dem OP-Tisch aufgelegt und die Hand wird in Neutralstellung (mit Daumen oben) gelagert bzw. fixiert (◘ Abb. 5.4).
— **Beine:** Die Beine werden in den Beinhaltern gelagert (▸ Abb. 8.28). Bevor man mit der Lagerung der Beine anfängt, müssen die Beinhalter erst in eine waagrechte Parallellage gebracht werden. Dann wird der Beinhalter an dessen Unterkante orientiert (ungefähr 5 cm proximal vom Knöchel des Patienten entfernt) und auf beide Seiten zurechtgelegt. Zum Lagern des Beines stellt man sich am besten auf dessen äußere Seite auf Höhe des Unterschenkels. Im nächsten Schritt greift man mit einer Hand unter die Kniekehle des

◘ **Abb. 5.19** OP-Tisch für Steinschnittlagerung (SSL)

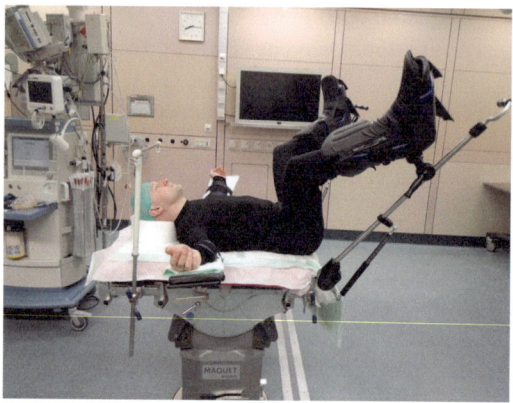

◻ **Abb. 5.20**   Steinschnittlagerung (SSL) (Seitenansicht)

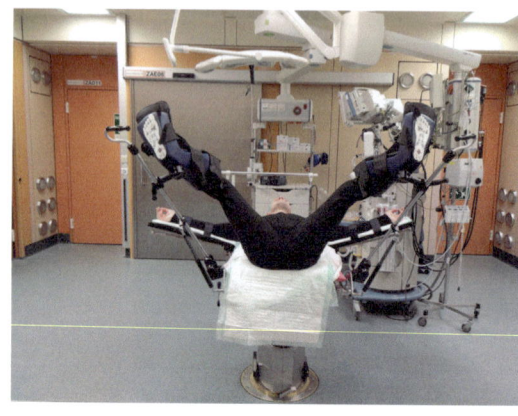

◻ **Abb. 5.21**   Steinschnittlagerung (SSL) (Frontalansicht)

5

Patienten und mit der anderen Hand sichert man den Fuß und legt ihn sanft in den Beinhalter und schließt den Klettverschluss. Dabei ist zu beachten, dass der Fuß mit der Sohle im Beinhalter gut aufliegt und der Beinhalter laut Beschreibung des Herstellers in der gleichen Achse zur gegenüberliegenden Schulter steht. Nach diesem Vorgang muss man sich vergewissern, dass der obere und seitliche Rand des Beinhalters nicht in die Wade steht oder seitlich den Unterschenkel eindrückt (cave: N. peroneus). Das zweite Bein wird auf die gleiche Weise gelagert.

— Jetzt kann man je nach Position des Beines durch distale oder proximale Verschiebung des Beinhalters die Kniebeugung korrigieren und die Fixierungsschraube festdrehen. Das Knie wird (**nicht durchgestreckt**) in ca. 45–60°-Flexion gelagert (◻ Abb. 5.20, ◻ Abb. 5.21).

— Nach der Beendigung des Lagerungsvorganges für die Beine werden die Beinstützen synchron angehoben und gespreizt. Die Beugung der Hüften beträgt ca. 90°. Es ist zu beachten, dass die Flexion der Hüften **nicht mehr als 100°** betragen darf und die Abduktion der Beine nicht **übermäßig** sein soll (cave: N. femoralis, N. peroneus) (◻ Abb. 5.20, ◻ Abb. 5.21). Zum Schluss wird bei Bedarf die Lagerung nachkorrigiert, das OP-Einmaltragelaken wird seitlich nach oben geschlagen, die untere Vakuummatratze und das Transferboard oder das Beinplattenpaar wird wieder abmontiert.

— Das Zurücklagern der Beine geschieht in umgekehrter Reihenfolge. Dafür wird zuerst das Transferboard oder das Beinplattenpaar wieder montiert, dann wird die Vakuummatratze daraufgelegt und das OP-Einmaltragelaken ausgebreitet. Im nächsten Schritt bringt man die Beinhalter in waagrechte Position und hebt die Beine wie oben beschrieben einzeln aus dem Beinhalter.

❯ **Aufgrund der lagerungsbedingten Streckung der peripheren Nerven der Beine durch die 90°-Beugung der Hüften dürfen die Knie in dieser Position auf keinen Fall durchgestreckt gelagert werden (Überdehnungsgefahr des N. peroneus). Das Gesäß des Patienten muss für den besseren Zugang zum OP-Gebiet ca. 5–8 cm über die untere OP-Tischkante hinausragen (◻ Abb. 5.20, ◻ Abb. 5.21). (Die Lagerung wird außer bei einer notwendigen Wachlagerung immer erst nach der Beendigung der Intubation durchgeführt.)**

5.4   Seitenlage (SL)

Für diese Lagerungsart ist eine gute Vorbereitung der dafür notwendigen Lagerungsbehelfe notwendig. Diese gehört zu den wesentlichen Aufgaben des OP-Teams, das unbedingt vor dem Lagerungsbeginn zu erledigen ist. Außerdem muss, um eine mögliche Verwechslung der OP-Seite auszuschließen beim Sicherheitscheck („sign in") die Lagerungsseite noch einmal besprochen werden.

Die Lagerungsseite ist bei Eingriffen an den Paarorganen wie den Nieren, den Nebennieren oder den Lungenflügeln die bevorzugte Position. Wenn zum Beispiel ein Eingriff an dem linken Organ oder an der linken Seite erfolgt, wird der Patient auf die rechte Seite gelagert für einen Eingriff an dem rechten Organ oder an der rechten Seite ist eine linke Seitenlage notwendig.

Für die laparoskopischen Operationen an der Milz oder der Bauchspeicheldrüse, falls diese in Seitenlage durchgeführt werden, wird der Patient ausschließlich auf die rechte Seite gelagert (◘ Abb. 5.23). Die Lagerung eines Patienten für die abdominothorakale Ösophagusresektion (thorakaler Organverlauf) nach Ivor-Levis ist ausnahmslos die linke Seitenlage (◘ Abb. 5.26, ◘ Abb. 5.27).

Beim Lagern müssen zusätzlich zum Anästhesisten noch drei Personen anwesend sein. Bevor man mit der Lagerung beginnt, müssen einige Anhaltpunkte beachtet werden.

Um den ungewollten Verlust von wichtigen Beatmungsschläuchen, Zugängen, Überwachungskabeln und falls vorhanden vom Dauerkatheter (DK) zu vermeiden, müssen diese eine für die Drehung notwendige frei bewegliche Länge haben. Der DK sollte auf der zu lagernden Seite umgeleitet sein. Da ein reibungsfreier Lagerungsablauf extrem wichtig ist, können alle notwendigen Lagerungsbehelfe anhand der unten angegebenen Informationen am OP-Tisch vormontiert sein und die Seitenstützen sollten während der Drehung nach unten geklappt sein (▸ Abb. 8.27, ▸ Abschn. 5.4.1). Für eine übersichtliche Drehung muss der Patienten während des Lagerungsvorgangs komplett abgedeckt und erst nach der endgültigen Lagerung zugedeckt werden.

Der Anästhesist sichert beim Drehen den Kopf des Patienten, eine Person stabilisiert den Thorax, eine Zweite das Becken und eine weitere hält die Füße. Der Arm, der kontralateral zur der Lagerungsseite ist, wird auf den Bauch gelegt und von der beim Thorax stehenden Person mit umfasst.

Wenn alle bereit sind und die Lagerungsseite zu 100 % Prozent feststeht, gibt der Anästhesist durch die Zählung „eins, zwei, drei" das Kommando zur Drehung. Nachdem der Patient auf der Seite liegt, wird der obenliegende Arm sanft in die Göpelstütze gelegt und die Beine mit dazwischen positioniertem flachem Lagerungspolster sowie der obere Fuß mit darunter gelegten Schaumstoffringen gepolstert. Jetzt kann man von der Art der Seitenlage abhängig entweder durch das Knicken des OP-Tisches oder durch einen aufgeblasenen Ballon, die Lagerung anpassen.

Man unterscheidet je nach Operation zwischen zwei Arten der Seitenlagen, eine für die Nephrektomie und eine für die Thorakotomie (◘ Abb. 5.23, ◘ Abb. 5.26). Für die Durchführung der beiden Lagerungsarten ist auch die Lage des zu operierenden Organes von großer Bedeutung, wie zum Beispiel in der Bauchhöhle oder des Brustkorbs. Der größte Unterschied zwischen den beiden Lagerungstechniken ist, dass bei Seitenlage für die Thorakotomie der Patient mit einem Lagerungsballon auf Höhe der dritten Rippe überstreckt wird, jedoch erfolgt die notwendige Überstreckung für die Nephrektomie auf Höhe des Nabels mit der Knickfunktion des OP-Tisches. Ein wesentlicher Unterschied ist auch, dass für die Thorakotomie eine 90°-Seitenlage ausreichend ist, während der Rumpf und das Becken des Patienten für Nieren-, Pankreas-, Milz- und Nebenniereneingriffe etwas zum Rücken gekippt gelagert wird (◘ Abb. 5.23, ◘ Abb. 5.26).

Nach Beendigung der Lagerung wird der Patient wie in den folgenden Kapiteln beschrieben mit Seitenstützen oder Seitenhaltern fixiert, das Vakuum wird hergestellt und die Beine des Patienten werden mit zwei Gurten gesichert (▸ Abschn. 5.4.1, ▸ Abschn. 5.4.2)

> **ⓘ Achtung**
> Während des Lagerungsvorganges ist zu beachten, dass der Kopf und die Extremitäten des Patienten immer der Körperposition angepasst gehalten, bewegt und gedreht werden. Der Patient muss zum Schutz vor dem Abrutschen bis zur endgültigen Sicherung mit Seitenstützen oder Seitenhaltern immer durch zumindest eine Person in Position gehalten werden.

5.4.1 Seitenlage für eine Nephrektomie

Abbildungen: ◘ Abb. 5.22, ◘ Abb. 5.23, ◘ Abb. 5.24. Diese OP-Lagerungstechnik ist der Ausgangspunkt für alle Seitenlagen für Eingriffe an den abdominellen Organen. Durch minimale Veränderungen dieser OP-Lagerung, die meistens den Kippzustand des Körpers betreffen, können sowohl an den intraabdominellen als auch an den retroperitonealen Organen Operationen durchgeführt werden. Die Form der Lagerung bleibt, unabhängig von der angewendeten OP-Technik immer unverändert, nur bei der konventionellen Technik wird zum Zunähen der Wunde die Überstreckung des OP-Tisches vorsichtig aufgehoben. Nach dieser Lagerungsveränderung muss die Lage des oberen Arms und der Seitenstütze am Sternum nachkontrolliert und bei Bedarf deren Höhe verringert werden.

Die Kriterien der Seitenlage für eine Nephrektomie sind folgendermaßen:

■ ■ OP-Tischaufbau:
Universaltisch (kraniale Position) (◘ Abb. 5.22) + Vakuummatratze (lang) *hart* (▸ Abb. 8.60)

■ ■ Patientenlage:
— **Kopf:** In neutraler, mit Kinn zum Brustbein schauender Position lagern und dabei unnötige Beugung und Streckung an der Halswirbelsäule vermeiden. Die Halswirbelsäule muss mit der Brustwirbelsäule im gleichen Niveau oder leicht tiefer sein. Um das zu erreichen, wird am Kopfende des OP-Tisches eine Doppelgelenkkopfplatte montiert und mit dieser die durch die Überstreckung der Wirbelsäule verursachte Ungleichheit der Halswirbelsäule ausgeglichen (◘ Abb. 5.23, ▸ Abb. 8.12, ▸ Abb. 8.42).
— **Arme:** Der **untenliegende Arm** wird auf einer Armstütze gelagert, die **nicht tiefer** als die OP-Tischauflageoberkante montiert sein darf. Eine Flexion der Schulter von mehr als 90° ist unbedingt zu vermeiden (cave: Plexus brachialis). Um die Schulter und den Oberarm zu entlasten, muss an dieser Stelle eine Mulde in die Vakuummatratze geformt werden (cave: N. radialis). Damit eine mögliche falsche Lage des Armes und der Hand vermieden wird, müssen diese vollständig auf der Armstütze aufliegen und der Ellenbogen

leicht gebeugt sein (cave: N. radialis, N. ulnaris, N. medianus) (◘ Abb. 5.23, ◘ Abb. 5.24, ▸ Abb. 8.34).
— Um eine durch die Lageveränderung verursachte mögliche Stufenbildung des Schulterblattes auszugleichen, wird der gesamte Arm vorsichtig nach vorne gezogen (cave: Plexus brachialis), bis die Stufenbildung aufgehoben ist. Die Hand wird in Supination gelagert und sanft angurtet (cave: N. medianus, N. ulnaris).
— Der **obenliegende Arm** wird an die Körperposition angepasst, der Ellbogen ist leicht gebeugt, gut gepolstert in einer Göpelstütze gelagert und sanft angurtet (▸ Abb. 8.29). Dabei darf der Arm nicht mehr als 90° kranial gedehnt werden und die Hand darf nicht von der Stütze herabhängen (cave: Plexus brachialis, N. medianus). Das obere Schultergelenk muss locker beweglich sein, andernfalls ist die Göpelstütze entweder zu hoch oder zu niedrig montiert (◘ Abb. 5.23, ◘ Abb. 5.24).
— **Beine:** Das **obere Bein** wird in ca. 20° und das **untere** in ca. 30–45° gebeugter Position gelagert. Dazwischen wird ein Lagerungspolster gelegt und unter den oberen Fuß werden Schaumstoffringe positioniert (◘ Abb. 5.23, ◘ Abb. 5.24, ▸ Abb. 8.42, ▸ Abb. 8.49).

> ❶ **Achtung**
> Nach gezogenem Vakuum wird beim unteren Knie und Knöchel eine Mulde in die Vakuummatratze geformt (cave: N. peroneus). Zum Schluss müssen die Beine am Oberschenkel und Unterschenkel zweimal mit Körpergurten fixiert werden (▸ Abb. 8.21, ▸ Abb. 8.59).

> ❯ Der Patient wird am Sternum (Brustbein), an der Schulterblatthöhe und am Sacrum (Kreuzbein) mit Seitenstützen gesichert. (◘ Abb. 5.23, ◘ Abb. 5.24, ▸ Abb. 8.25, ▸ Abb. 8.27). Nach erfolgter Lagerung muss, um die Stabilität der Lagerung zu überprüfen, noch vor der Desinfektion des OP-Gebietes immer in Anwesenheit des Chirurgen und Anästhesisten eine Kippprobe durchgeführt werden. (Die Lagerung erfolgt erst nach Durchführung der Intubation.)

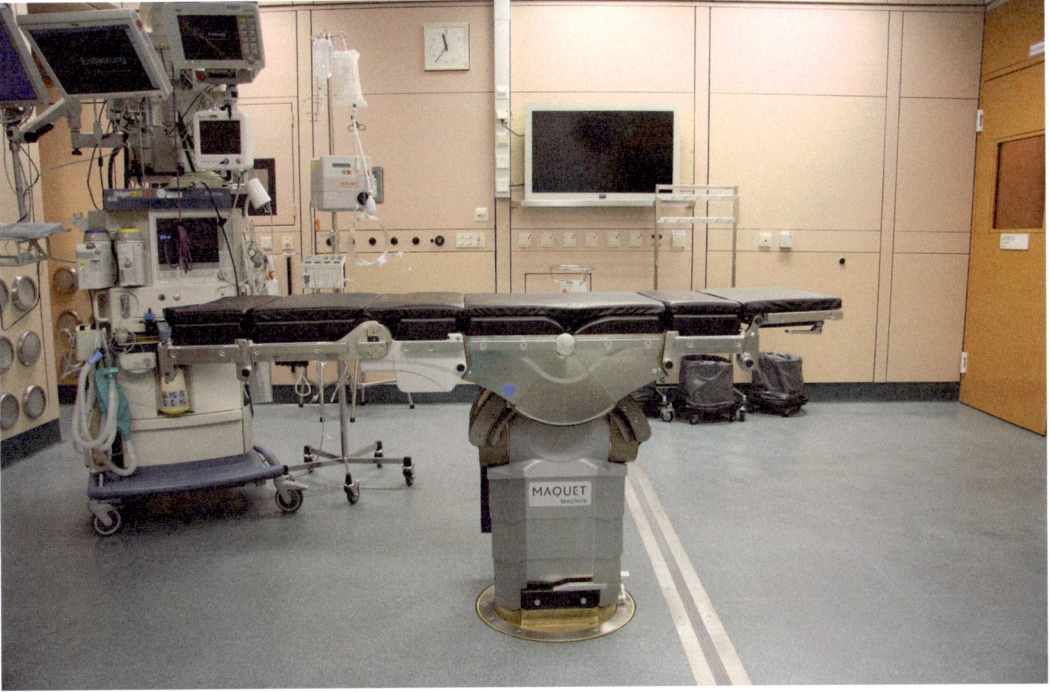

◻ **Abb. 5.22** Universaltisch (kraniale Position) für Seitenlage (SL) (Nephrektomie)

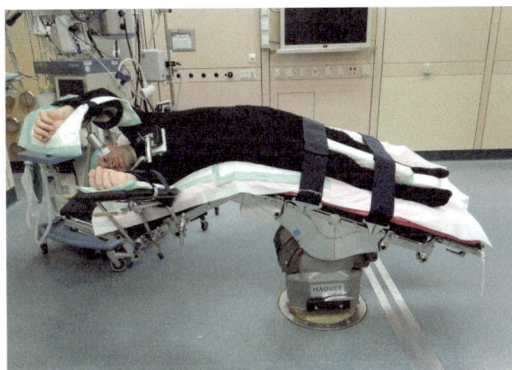

◻ **Abb. 5.23** Seitenlage (SL) (rechts) für eine Nephrektomie (Frontalansicht)

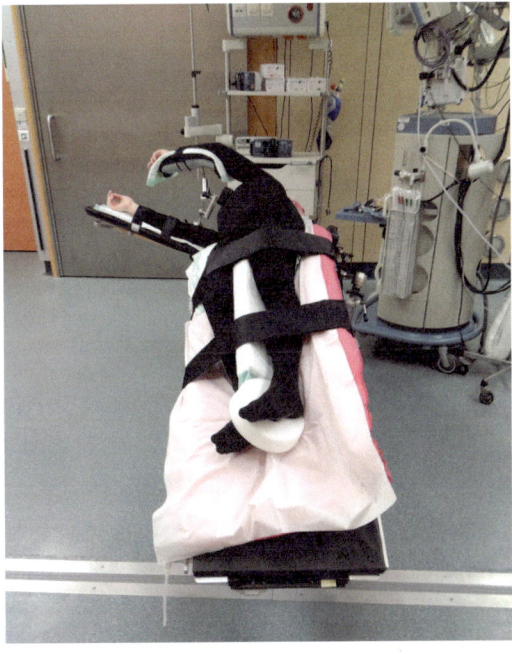

◻ **Abb. 5.24** Seitenlage (SL) (rechts) für eine Nephrektomie (Seitenansicht)

5.4.2 Seitenlage für eine Thorakotomie

Abbildungen: ◘ Abb. 5.25, ◘ Abb. 5.26, ◘ Abb. 5.27, ◘ Abb. 5.28.

Diese Form der Seitenlage ist die wichtigste Lagerung in der Thoraxchirurgie und wird fast ausschließlich für Eingriffe am Brustkorb, z. B. bei Lungenoperationen, genutzt. Die Grundlagerung ist prinzipiell ähnlich und unterscheidet sich nur im Detail, je nachdem ob antero- oder posterolateral thorakotomiert wird oder ob eine Thorakoskopie (Video Assisted Thoracoscopic Surgery = VATS) durchgeführt wird. Der posterolaterale Zugang ist der Standard in der Lungenchirurgie, jedoch durch das Aufkommen von neuen chirurgischen Techniken, vor allem die minimalinvasive Form, ändert sich dies gerade. Durch die anteriore Position des Operateurs hat auch der anteriorlaterale Zugang an Bedeutung gewonnen. Der Vorteil dieser Innovation liegt in der Schonung des M. latissimus dorsi und des weniger invasiven Charakters, was sehr günstige Effekte auf den Patienten hat. Die Patienten haben weniger postoperative Schmerzen und die postoperative Lungenfunktion, welche eine besondere Bedeutung hat, ist deutlich verbessert.

Allgemeinchirurgisch wird diese Lagerungstechnik auch bei Operationen an der Speiseröhre und am Magen verwendet. Die Form der Lagerung bleibt, unabhängig von der angewendeten OP-Technik immer unverändert, nur bei der konventionellen Technik wird zum Zunähen der Wunde die Überstreckung durch das Ablassen des Lagerungsballons aufgehoben. Nach dieser Lagerungsveränderung muss die Lage des oberen Arms nachkontrolliert und bei Bedarf die Höhe der Göpelstütze verringert werden

Die Kriterien der Seitenlage für eine Thorakotomie sind folgendermaßen:

▪▪ OP-Tischaufbau:

Universaltisch (kraniale Position) (◘ Abb. 5.25) + Vakuummatratze (lang) *hart* (▶ Abb. 8.60)

▪▪ Patientenlage:

– **Kopf:** In neutraler, mit Kinn zum Brustbein schauender Position lagern und dabei unnötige Beugung und Streckung an der Halswirbelsäule vermeiden. Die Halswirbelsäule muss mit der Brustwirbelsäule im gleichen Niveau oder leicht tiefer sein. Um das zu erreichen, wird am Kopfende des OP-Tisches eine Doppelgelenkkopfplatte montiert und mit dieser die durch die Überstreckung der Wirbelsäule verursachte Ungleichheit des Kopfes ausgeglichen (◘ Abb. 5.26, ◘ Abb. 5.27, ▶ Abb. 8.12, ▶ Abb. 8.42).

– **Arme:** Der **untenliegende Arm** wird auf einer Armstütze gelagert, die **nicht tiefer** als die OP-Tischauflageoberkante montiert sein darf. Eine Flexion der Schulter von mehr als 90° ist unbedingt zu vermeiden (cave: Plexus brachialis). Um die Schulter und den Oberarm zu entlasten, muss an dieser Stelle eine Mulde in die Vakuummatratze geformt werden (cave: N. radialis). Damit eine mögliche falsche Lage des Armes und der Hand vermieden wird, müssen diese vollständig auf der Armstütze aufliegen und der Ellenbogen leicht gebeugt sein (cave: N. radialis, N. ulnaris, N. medianus) (◘ Abb. 5.27, ◘ Abb. 5.28, ▶ Abb. 8.34).

– Um eine durch die Lageveränderung verursachte mögliche Stufenbildung des Schulterblattes auszugleichen, wird der gesamte Arm vorsichtig nach vorne gezogen (cave: Plexus brachialis), bis die Stufenbildung aufgehoben ist. Die Hand wird in Supination gelagert und sanft angurtet (cave: N. medianus, N. ulnaris).

– Der **obenliegende Arm** wird an die Körperposition angepasst, der Ellbogen ist leicht gebeugt, gut gepolstert in einer Göpelstütze gelagert und sanft angurtet (▶ Abb. 8.29). Dabei darf der Arm nicht mehr als 90° kranial gedehnt werden und die Hand darf nicht von der Stütze herabhängen (cave: Plexus brachialis, N. medianus). Das obere Schultergelenk muss locker beweglich sein, andernfalls ist die Göpelstütze entweder zu hoch oder zu niedrig montiert (◘ Abb. 5.26, ◘ Abb. 5.27, ◘ Abb. 5.28).

– **Beine:** Das **obere Bein** wird in ca. 20° und das **untere** in ca. 30–45° gebeugter Position gelagert. Dazwischen wird ein Lagerungspolster gelegt und unter den oberen Fuß werden Schaumstoffringe positioniert (◘ Abb. 5.26, ◘ Abb. 5.27, ◘ Abb. 5.28, ▶ Abb. 8.42, ▶ Abb. 8.49).

❶ Achtung
Nach gezogenem Vakuum wird beim unteren Knie und Knöchel eine Mulde in die Vakuummatratze geformt (cave: N. peroneus). Zum Schluss müssen die Beine am Oberschenkel und Unterschenkel zweimal mit Körpergurten fixiert werden (▶ Abb. 8.21, ▶ Abb. 8.59).

❯ Vor dem Auflegen des Patienten wird unter der OP-Tischauflage ein Lagerungsballon in Höhe des Brustkorbes angepasst platziert und in Seitenlageposition des Patienten aufgeblasen (▶ Abb. 8.46). Dabei ist es zu beachten, dass der Ballon nicht zu axillär positioniert und die untere Schulter frei ist (cave: Plexus brachialis, N. radialis). Der Patient wird an der Schulterblatthöhe und am Sacrum (Kreuzbein) mit Seitenhaltern und bei Bedarf am Pubis (Schambein) mit einer Seitenstütze gesichert (◻ Abb. 5.26, ◻ Abb. 5.27, ▶ Abb. 8.26, ▶ Abb. 8.25). Nach erfolgter Lagerung muss, um die Stabilität der Lagerung zu überprüfen, noch vor der Desinfektion des OP-Gebietes immer in Anwesenheit des Chirurgen und Anästhesisten eine Kippprobe durchgeführt werden. (Die Lagerung wird erst nach der Beendigung der Intubation durchgeführt.)

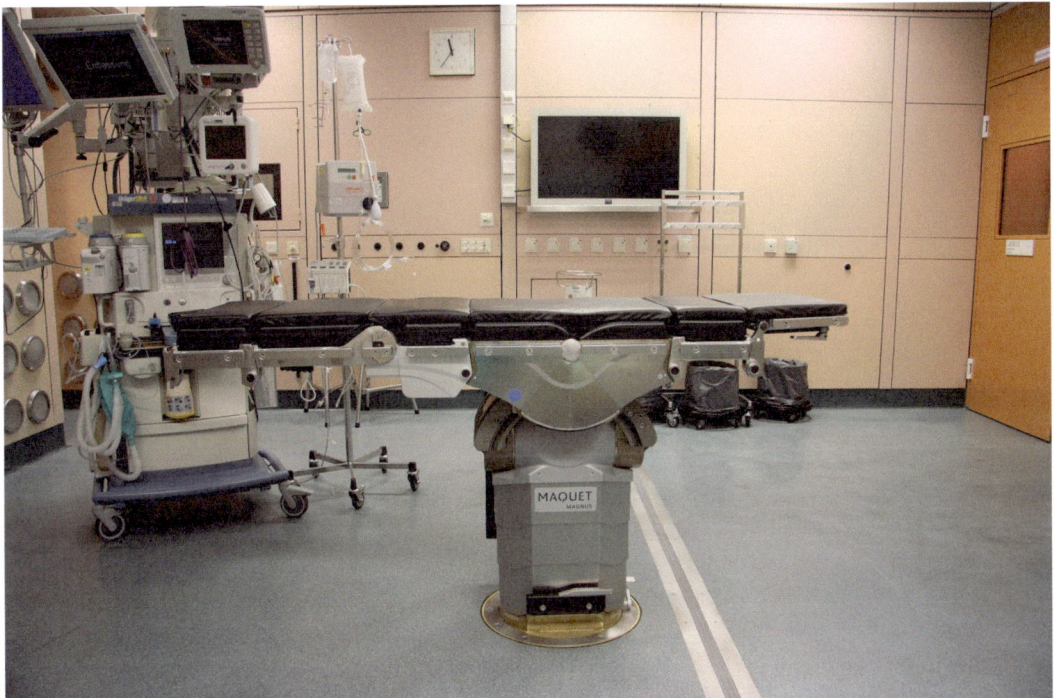

◻ **Abb. 5.25** Universaltisch (kraniale Position) für Seitenlage (SL) (Thorakotomie)

5

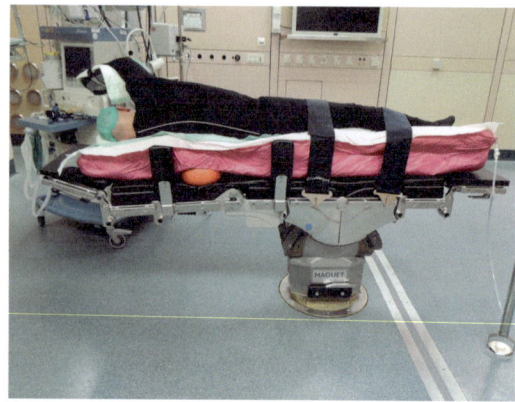

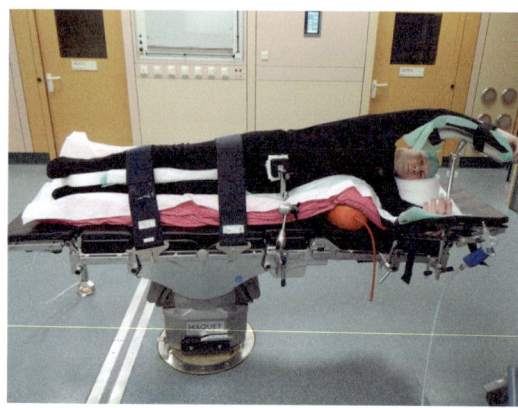

■ **Abb. 5.26** Seitenlage (SL) (links) für eine Thorakotomie (Rückenansicht)

■ **Abb. 5.27** Seitenlage (SL) (links) für eine Thorakotomie (Frontalansicht)

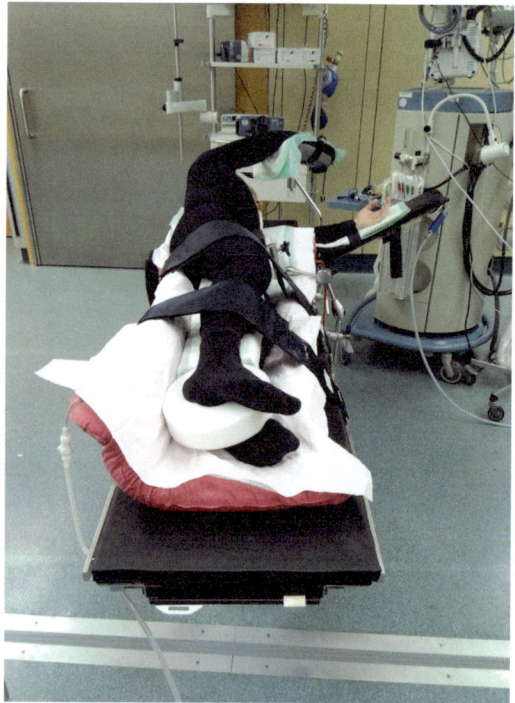

■ **Abb. 5.28** Seitenlage (SL) (links) für eine Thorakotomie (Seitenansicht)

5.5 Bauchlage (BL)

Abbildungen: ◻ Abb. 5.29, ◻ Abb. 5.30, ◻ Abb. 5.31.
Die Bauchlage wird in der Allgemeinchirurgie für
Eingriffe am Gesäß und Sakralbereich angewendet. Sie wird auch in der plastischen Chirurgie und
für subkutane Eingriffe am Rücken sowie für die
Dekubitusversorgung am Steiß durchgeführt. Es
gibt einige Methoden, die für die Drehung der Patienten in die Bauchlage angewendet werden. Man
kann zum Lagern entweder die Umarmungs- oder
Leintuchmethode bzw. auch die Technik mit zwei
OP-Tischen, anwenden. Die Leintuchmethode ist
aber die unkomplizierteste und für die Patienten
und das Personal die schonendste Methode. Dabei
ist wichtig, dass für den Lagerungsvorgang neben
den Anästhesisten noch mindesten drei weiterer
Personen anwesend sind.

■ ■ **Die Lagerung mit der Tuchtechnik wird wie
folgt vollzogen:**

Vor dem Einschleusen des Patienten muss auf den
OP-Tisch zusätzlich zum Einmaltragelaken noch
ein Leintuch oder eine lange Kompresse aufgelegt
werden. Für die Lagerung mit den Lagerungsballons müssen diese zuerst unter der OP-Tischauflage in Höhe des Brustkorbs und des Beckens platziert werden (▶ Abb. 8.46). Nach der Intubation
des Patienten werden dessen Arme zum Umlagern
in die Bauchlage parallel zum Körper angelegt und
über den Körper noch ein zweites Leintuch daraufgelegt (für den Vorgang des Zurücklagerns).
Die Anästhesie legt das Bauchlagerungspolster auf
das Gesicht des Patienten und sichert den Tubus
(▶ Abb. 8.41). Um die Druckstellengefahr und den
ungewollten Verlust der wichtigen Zugänge zu
vermeiden, müssen kurz vor dem Umlagern alle
Schläuche und Kabeln vorübergehend diskonnektiert und die EKG-Elektroden vom Brustbereich
entfernt sein. Dann fassen mindestens zwei Personen die beiden Tücher an den Seiten und so nahe
wie möglich am Patientenarm gespannt zusammen, eine weiter Person hält die Füße. Bei dieser
Phase der Lagerung müssen die Arme unbedingt
mit im Tuch eingeschlagen sein.

❯ Bevor man mit der Lagerung des Patienten
beginnt, muss zuerst mit der Anästhesie die
Drehrichtung besprochen und festgelegt
werden. Wegen der Gefahr des möglichen
Verlustes der wichtigen Zugänge beim
Lagerungsvorgang ist es empfehlenswert,
immer auf die Seite zu drehen, auf der keine
venösen-arteriellen Zugänge, Katheter oder
dergleichen vorhanden sind.

Als erster Schritt für die Bauchlagerung wird der
Patient *auf Kommando des Anästhesisten ("eins,
zwei, drei")* mit den an den Seiten gespannt gehaltenen Tüchern hochhebend *auf die ausgemachte
Seite in Seitenlage* gebracht. Dabei werden die
Tücher noch nicht losgelassen und der Patient in
dieser Position *rückenseitig an die OP-Tischkante*
gezogen und sanft auf die Arme der bauchseitig
stehenden Person auf den Bauch gelegt. Nach diesem Vorgang muss der Patient mit dem unteren
Tuch auf die OP-Tischmitte gezogen und seine
Position auf dem OP-Tisch kranialseitig orientiert
nachkorrigiert werden.

Im Anschluss werden die Lagerungsballone
unter dem Thorax und dem Becken aufgeblasen
und die Füße unter dem Fußrücken mit Halbrolle
gepolstert (◻ Abb. 5.31, ▶ Abb. 8.47). Um mögliche
Faltenbildung beim unteren Tuch und die dadurch
möglichen Druckstellen zu vermeiden, wird das
Tuch noch einmal nachgespannt und die Lagerung korrigiert. Am Ende werden die Arme des
Patienten vorsichtig und leicht von unten kommend seitlich auf die Armstützen ausgelagert und
sanft angegurtet.

❯ Für die Umlagerung auf dem Rücken
werden zuerst die Arme des Patienten in
Parallellage zu seinem Körper gebracht und
erst dann die Lagerungsballone unter ihm
abgelassen.

Das Zurückdrehen des Patienten in Rückenlage
erfolgt in umgekehrte Reihenfolge. Als Erstes wird
wieder ein Leintuch oder eine lange Kompresse
auf den Patienten aufgelegt und die Arme in den
beiden Tüchern eingeschlagen. Das Team fasst die
Tücher und Füße so wie oben beschrieben und
bringt den Patienten wieder *auf Kommando des
Anästhesisten ("eins, zwei, drei") in die gleiche
Seitenlage wie am Anfang.* Im Anschluss wird er
diesmal aber auf die *bauchseitige OP-Tischkante*
gezogen und mit festgehaltenen Tuchenden sanft
auf den Armen der rückenseitig stehenden Person
in Rückenlage gebracht. Jetzt muss eventuell die
Lage des Patienten noch einmal nachkorrigiert
werden. Nachdem die Arme gesichert sind, muss
der Patient mit Körpergurt fixiert werden.

⊘ Achtung
Wegen der schlechteren Beatmungsmög-
lichkeit infolge der eingeschränkten
Zwerchfellmobilität durch die lagerungs-
bedingte Erhöhung des Bauchinnendrucks
muss das Abdomen (zwischen Schambein
und Rippenbogen) unbedingt druckfrei
gelagert sein. Außerdem ist der Patient für
eine stabilere Lage und bessere Armlage-
rung unbedingt in der Mitte des OP-Tisches
zu positionieren.

Die Kriterien der Bauchlagerung sind folgendermaßen:

▪▪ OP-Tischaufbau:
Universaltisch (kraniale Position) (◻ Abb. 5.29) +
Vakuummatratze (lang) *mittelhart* (▶ Abb. 8.60)

▪▪ Patientenlage:
— **Kopf:** Auf einem Bauchlagerungspolster in
achsengerechter Neutralstellung; dabei
müssen unnötige Beugungen und Streckungen an der Halswirbelsäule vermieden werden. Auf die Druckstellengefahr speziell an
Augen, Mund und an der Nase ist zu achten
(◻ Abb. 5.30, ◻ Abb. 5.31, ▶ Abb. 8.41).
— **Arme:** Sie werden auf Armstützen, die auf
Schulterhöhe angepasst und nicht tiefer als
die Tischauflageoberkante sind, montiert und
nach kranial gedreht positioniert (▶ Abb.
8.34). Die Arme dürfen dabei nicht über die
Horizontalebene der Schulter gelagert sein
und Abduktionen von mehr als 90° sind zu
vermeiden (cave: Plexus brachialis). Die
Oberarme dürfen keinen Kontakt zur OP-
Tischkante haben. Bei Bedarf ist an dieser
Stelle eine Mulde in die Vakuummatratze zu
formen (cave: N. radialis). Der Ellenbogen
wird leicht gebeugt gelagert und auf eine gute
Polsterung ist zu achten (cave: N. ulnaris).
Um eine mögliche falsche Lage des Armes
und der Hand zu vermeiden, müssen diese
vollständig auf der Armstütze aufliegend
gelagert werden (cave: N. radialis, N. ulnaris,
N. medianus). Die Hand ist in Pronation zu
lagern und immer **sanft** anzugurten (N. medianus) (◻ Abb. 5.30, ◻ Abb. 5.31).

⊘ Achtung
Wegen der hohen Luxationsgefahr des
Schultergelenks während des Lagerungs-
vorgangs der Arme muss beim Aus- bzw.
Zurücklagern dieser sanft durchgeführt
werden.

— **Beine:** Werden in Neutralposition positioniert und eine freie Zehenlage ist durch eine
gepolsterte Halbrolle unter dem Fußrücken
gewährleistet. Auf die weiche Lagerung der
Knie ist zu achten und die Beine müssen über
dem Oberschenkel mit einem Körpergurt
fixiert sein (◻ Abb. 5.31, ▶ Abb. 8.21, ▶ Abb.
8.47).

❯ Nach der Beendigung der Lagerung muss
bei männlichen Patienten darauf geachtet
werden, dass die Genitalien nicht zwischen
dem Körper und der OP-Tischauflage ein-
geklemmt werden. Außerdem darf der
Patient wegen der Druckstellengefahr auf
keinen Kabeln, EKG-Elektroden, keinen
Dauerkatheterschlauch und dergleichen
liegend gelagert werden. (Die Lagerung
wird erst nach der Beendigung der Intuba-
tion durchgeführt.)

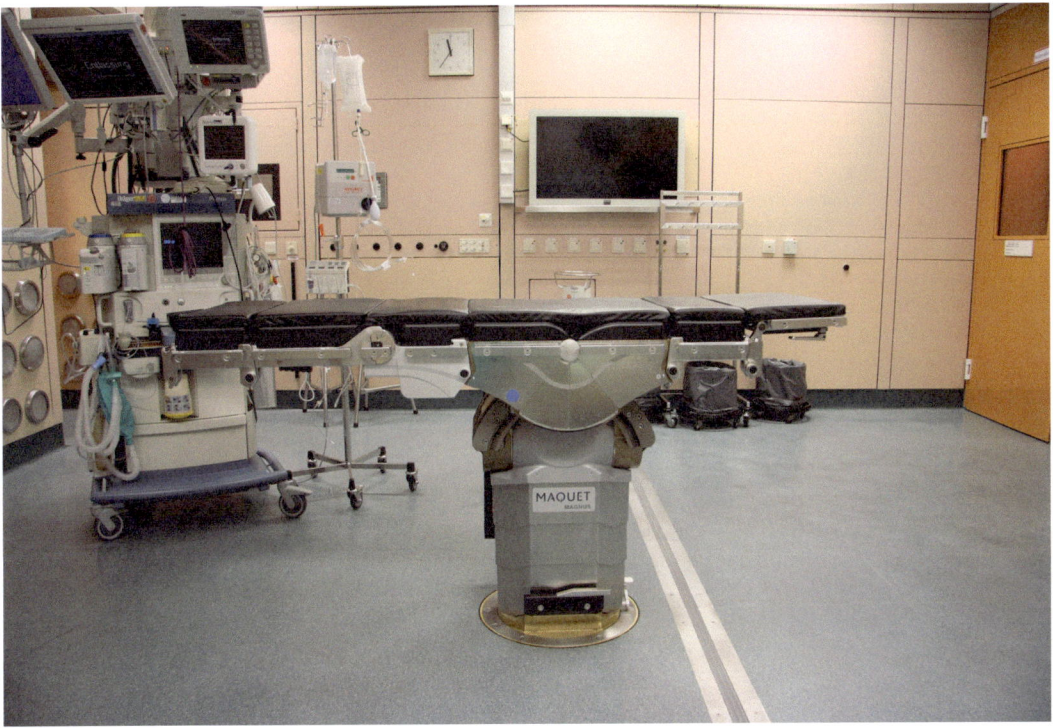

◘ **Abb. 5.29**   Universaltisch (kraniale Position) für Bauchlage (BL)

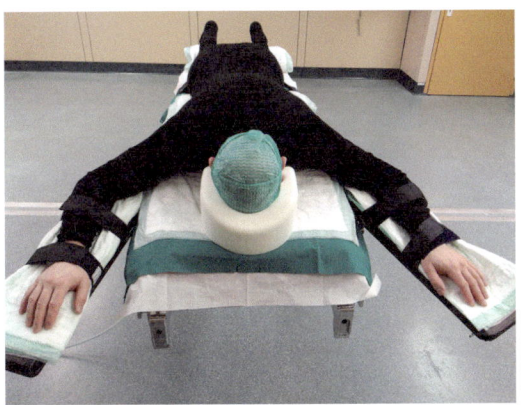

◘ **Abb. 5.30**   Bauchlage (BL) (Kopfansicht)

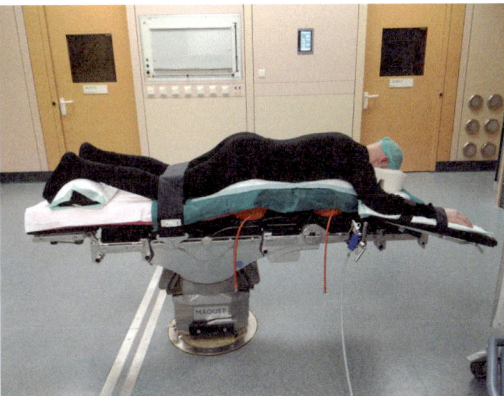

◘ **Abb. 5.31**   Bauchlage (BL) (Seitenansicht)

Weiterführende Literatur

Bouyer-Ferullo S (2013) Preventing perioperative peripheral nerve injuries. AORN J 97:110-124

Dawson DM et al (1989) Perioperative nerve lesions. Archs Neurol 46: 1355-1360. doi:10.1001/archneur. 1989.00520480099027

Ginsberg RJ (1993) Alternative (muscle-sparing) incisions in thoracic surgery. Ann Thorac Surg 56:752-754. doi. org/10.1016/0003-4975(93)90972-K

Souba WW et al (2006) ACS Surgery: Principles & Practice. WebMD Professional Publishing, New York

Warner MA et al (1994) Lower-extremity motor neuropathy associated with surgery performed by patients in a lithotomy position. Anesthesiol 81: 6-12

5

Modifizierte OP-Lagerungen

Sadik Duru, Martin Bodingbauer

© Springer-Verlag GmbH Deutschland, ein Teil von Springer Nature 2018
S. Duru et al. (Hrsg.), *Standards der Patientenlagerung*
https://doi.org/10.1007/978-3-662-57483-6_6

„Modifizierte OP-Lagerungen" sind jene Patientenlagerungstechniken im OP, die von einer bestimmten Grundlagerungsart ausgehen und in etwas veränderte Form durchgeführt werden. In der Allgemein-, Gefäß- und Transplantationschirurgie der Medizinischen Universitätsklinik für Chirurgie am AKH Wien gibt es sechs häufig angewendete modifizierte OP-Lagerungsarten.

1. Lloyd-Davis-sitzend-Lagerung (LLDS)
2. Strumalagerung (Struma) – vergrößerte Schilddrüse
3. Oberbauchlagerung (OB)
4. Jackknife-Lagerung
5. Knie-Ellenbogen-Lagerung
6. Carotis-Lagerung (A. Carotis)

6.1 Lloyd-Davis-sitzend-Lagerung (LLDS)

Abbildungen: ◻ Abb. 6.1, ◻ Abb. 6.2, ◻ Abb. 6.3.
Dieser Lagerungstechnik kommt bevorzugt in der Allgemeinchirurgie und in diesem Fachgebiet hauptsächlich in der Adipositaschirurgie (oder auch bariatrische Chirurgie) zur Anwendung. Auch für einige laparoskopische Eingriffe im Oberbauch wie z. B. am Magen, an der Leber, der Gallenblase, der Milz und der Bauchspeicheldrüse, werden die Patienten in LLDS-Lage gelagert. Im Gegensatz zur LLD-Lagerung liegen die Beine des Patienten bei dieser OP-Lagerung nicht in einer Lagerungsstütze, sondern direkt auf der Beinplatte des OP-Tisches (◻ Abb. 6.3, ▶ Abb. 5.10). Damit der Patient am Basisteil des OP-Tisches aufgesetzt werden kann, muss der OP-Tisch unbedingt für kaudale Position umgebaut sein (◻ Abb. 6.1).

Die Kriterien für die LLDS-Lagerung sind folgendermaßen:

▪▪ OP-Tischaufbau:
Universalplatte (kaudale Position) mit Universalmodul und Beinplattenpaar (◻ Abb. 6.1, ▶ Abb. 8.14, ▶ Abb. 8.15) + Vakuummatratze (mit Beinteilung) *mittelhart* (▶ Abb. 8.61).

▪▪ Patientenlage:
— **Kopf:** Der Kopf wird auf einem Gelkopfpolster oder Kopfring in Neutralstellung gelagert und unnötige Beugung und Streckung an der Halswirbelsäule muss unbedingt vermieden werden (◻ Abb. 6.3, ▶ Abb. 8.39, ▶ Abb. 8.42)

— **Arme:** Sie sollten auf Armstützen, die auf Höhe der OP-Tischauflageoberkante montiert sind, positioniert und dabei Abduktionen von mehr als 90° vermieden werden (cave: Plexus brachialis) (◻ Abb. 6.3, ▶ Abb. 8.34). Um eine mögliche falsche Lage des Armes zu vermeiden, muss der gesamte Arm und die Hand komplett auf der Armstütze aufliegen und der Ellenbogen dabei leicht gebeugt sein (cave: N. radialis, N. ulnaris, N. medianus) (◻ Abb. 6.2). Die Hand in Supination lagern (cave: N. ulnaris) und immer **sanft** angurten (cave: N. medianus). Wenn der Arm angelegt werden muss, wird dieser vollständig auf dem OP-Tisch und die Hand in Neutralstellung (mit Daumen oben) gelagert bzw. fixiert (▶ Abb. 5.4). Nach dem Aufsetzen des Patienten und Aufblasen des Lagerungsballons für die Oberbauchlagerung wird die Lage der Arme und speziell der Schulter noch einmal nachkontrolliert und bei Bedarf der Körperposition angepasst(◻ Abb. 6.2, ◻ Abb. 6.3).

— **Beine:** Sie werden auf der Beinplatte des OP-Tisches liegend positioniert. Bevor man mit der Lagerung der Beine anfängt, wird der Patient zuerst in die gewünschte Sitzposition gebracht. Dabei darf die Flexion der Hüften etwa **(nicht mehr als)** 30–45° betragen. Zum Lagern der Beine geht man an der äußeren Seite des Beines in Position. Dann werden die Fixierungshebel der Beinplatten einzeln gelockert und mit dem darauf liegenden Bein bis zum Anschlag vorsichtig nach außen gedrückt und die Fixierung wieder geschlossen. Während des Vorgangs muss dieses Bein gehalten und das Zweite nicht unbeaufsichtigt sein. Im nächsten Schritt wird das unterste Teil der Beinplatte der Beinposition angepasst und leicht nach außen gedreht. Um eine Durchstreckung der Beine zu vermeiden, wird im Anschluss auf Höhe der Kniekehle unter der Vakuummatratze ein Lagerungsröllchen positioniert und das Bein am Oberschenkel mit einem Körpergurt fixiert (cave: N. peroneus). Das zweite Bein wird auf gleiche Weise gelagert bzw. fixiert (◻ Abb. 6.2, ◻ Abb. 6.3, ▶ Abb. 8.50, ▶ Abb. 8.21).

> Weil die Beine bei laparoskopischen Eingriffen für die verwendeten OP-Instrumente hinderlich sein können, dürfen die Hüften nicht mehr als 45° gebeugt gelagert werden. Da die Auswirkung der Lageänderung der Beine unter der OP-Tuchabdeckung auf die gesamte Lagerung nicht einzuschätzen ist, muss die intraoperative Fuß- und Kopftiefneigung ausschließlich mit der ganzen OP-Tischneigungsfunktion der OP-Tischfernbedienung durchgeführt werden (▶ Abb. 8.4). (Die Lagerung wird außer bei einer notwendigen Wachlagerung immer erst nach der Beendigung der Intubation durchgeführt.)

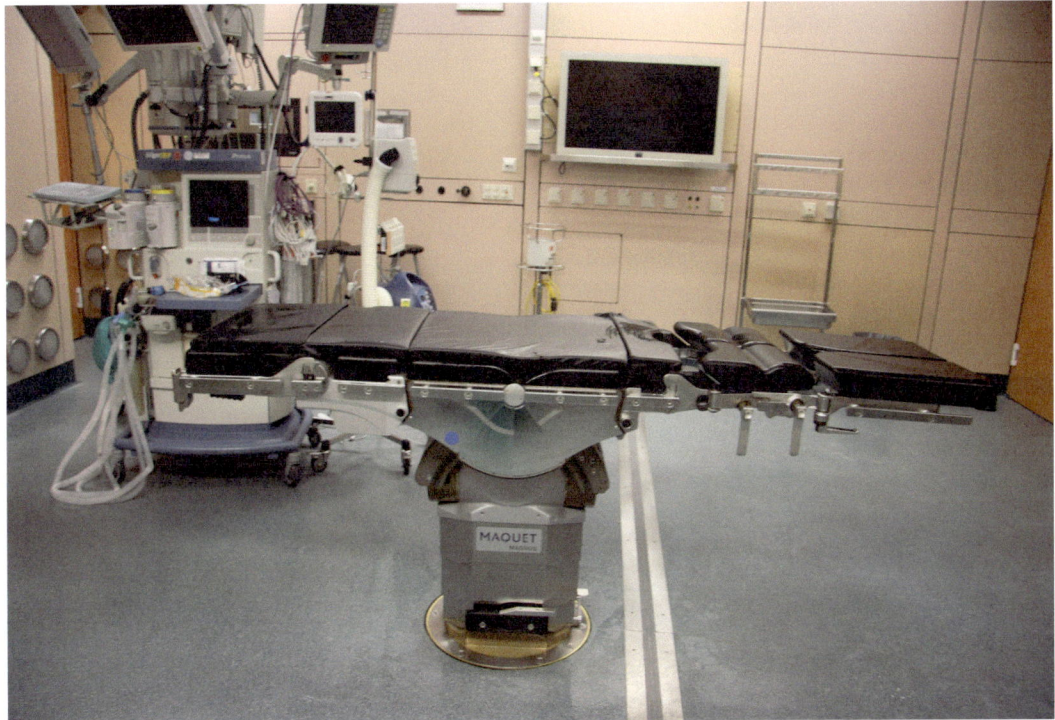

■ **Abb. 6.1**   Universalplatte (kaudale Position) für LLDS-Lagerung

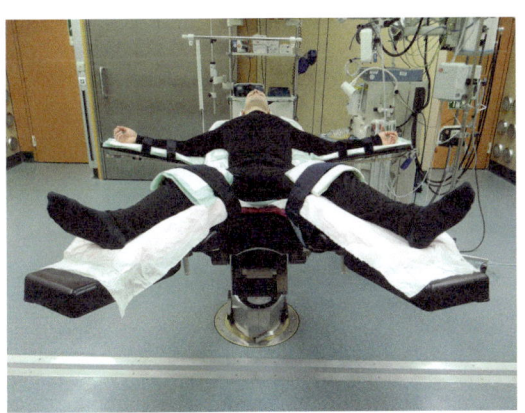

■ **Abb. 6.2**   Lloyd-Davis-sitzend-Lagerung (LLDS) (Frontalansicht)

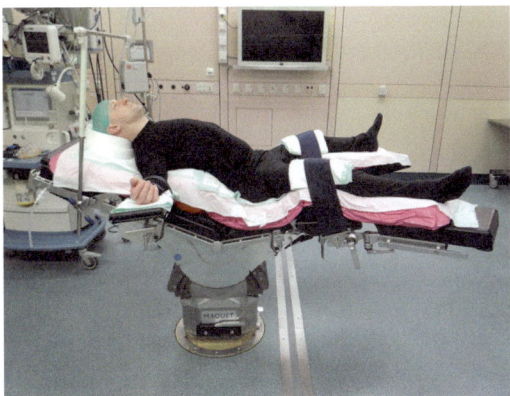

■ **Abb. 6.3**   Lloyd-Davis-sitzend-Lagerung (LLDS) (Seitenansicht)

6.2   Strumalagerung (Struma)

Abbildungen: ◘ Abb. 6.4, ◘ Abb. 6.5, ◘ Abb. 6.6, ◘ Abb. 6.7.

Die „Strumalagerung" (Struma = vergrößerte Schilddrüse) wird bei den Engriffen an der Schilddrüse und im zervikalen Bereich durchgeführt. Aufgrund der Notwendigkeit einer leichten Überstreckung der Halswirbelsäule sollte man auf eventuelle Beschwerden des Patienten an der Halswirbelsäule achten und wenn nötig eine Wachlagerung durchführen oder die Überstreckung des Kopfes weglassen. Da der zweite Assistent des Operateurs beim Kopf des Patienten stehen muss, ist der rechte Arm des Patienten unbedingt angelegt zu lagern. Der Anästhesiebogen wird bei der Strumalagerung nicht montiert.

Die Kriterien der Strumalagerung sind folgendermaßen:

■■ OP-Tischaufbau:

Universaltisch (kraniale Position) mit Kopfkalotte (◘ Abb. 6.4, ▶ Abb. 8.33) + Vakuummatratze (lang) *mittelhart* (▶ Abb. 8.60)

■■ Patientenlage:

— **Kopf:** Auf einer Kopfkalotte mit Gelkopfpolster in einer leicht überstreckten Lage (◘ Abb. 6.5, ◘ Abb. 6.7, ▶ Abb. 8.33, ▶ Abb. 8.39). Dabei muss der Kopf zwecks Anzeichnung der Schnittführung in Neutralstellung und das Kinn mit dem Sternum in gleicher Achse liegen.

> **Praxistipp**
>
> Zum Lagern des Kopfes stellt man sich nach der Narkoseeinleitung an das Kopfende des OP-Tisches und fasst die Kopfkalotte mit der linken Hand und hält diese fest. Nach diesem Schritt können die Fixierungsschrauben der drei Gelenke vorsichtig gelockert werden, bis die Lagerfläche vertikal frei beweglich ist. Jetzt wird der Kopf des Patienten mit dem darunterliegenden Gelpolster und der Kalotte sanft nach unten gesenkt und Kalotte und Gelpolster in der leicht schrägen Position unter den Nacken gedrückt. Nachdem die gewünschte Überstreckung des Halses erreicht worden ist, müssen die Fixierungsschrauben mit äußerster Sorgfalt festgeschraubt werden.

> **❶ Achtung**
>
> Da die Teile auseinanderfallen können, dürfen die Fixierungsschrauben der drei Gelenke nicht zu weit gelockert werden. Außerdem müssen die Verzahnungen in zugeschraubter Position unbedingt ineinander einrasten.

— Nach Beendigung der Lagerung muss der Kopf mit dem an der Kopfkalotte integrierten Fixierungsgurt fixiert werden. Im Anschluss wird der Beatmungsschlauch über den Kopf nach kranial geleitet bzw. mit der Klettvorrichtung fixiert. Zum Schluss sollte man sich noch einmal vergewissern, dass der Kopf nicht in der Luft hängt, sondern zur Gänze auf dem Gelpolster aufliegt. Andernfalls ist die Kopfkalotte entweder zu tief montiert oder ihr Winkel zu steil gestellt und sie muss etwas erhöht bzw. der Winkel entschärft werden (◘ Abb. 6.5, ◘ Abb. 6.6, ◘ Abb. 6.7).

— **Arme:** Der **linke Arm** wird auf einer Armstütze, die in Höhe der OP-Tischauflageoberkante montiert ist positioniert. Dabei sind Abduktionen von mehr als 90° zu vermeiden (cave: Plexus brachialis) (▶ Abb. 8.34). Um eine mögliche falsche Lage des Armes zu verhindern, müssen der gesamte Arm und die Hand komplett auf der Armstütze aufliegen und der Ellenbogen leicht gebeugt sein (cave: N. radialis, N. ulnaris, N. medianus). Die Hand wird in Supination gelagert (cave: N. ulnaris) und immer sanft angurtet (cave: N. medianus).

— Der **rechte Arm** wird parallel zum Körper und so knapp wie möglich zur rechten OP-Tischkante platziert. Dabei wird dieser vollständig auf dem OP-Tisch gelagert und die Hand in Neutralstellung (mit Daumen oben) positioniert. Zum Schluss müssen die Schultern zwecks der geraden Schnittzeichnung so gut es geht in gleiche Höhe gebracht und der rechte Arm mit einem Tuch od. Armfixiergurt fixiert werden (◘ Abb. 6.5, ◘ Abb. 6.7).

— **Beine:** Die Beine werden in Neutralstellung gelagert. Dabei ist zu beachten, dass die Knie nicht durchgestreckt sind und die Fersen weich gelagert sein müssen (cave: N. peroneus). Bei Bedarf kann man je nach Patientenzustand oder Lage entweder durch leichtes Absenken des Fußteiles oder Positionierung einer Halb- und Fersenrolle eine mögliche

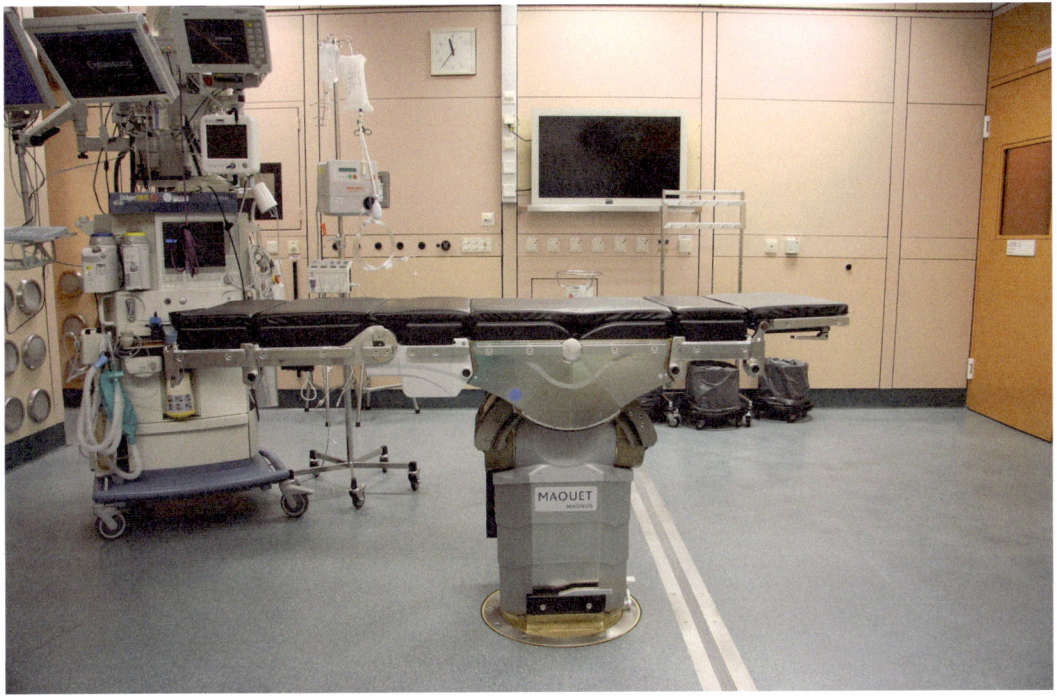

◘ **Abb. 6.4**   Universaltisch (kraniale Position) für Strumalagerung

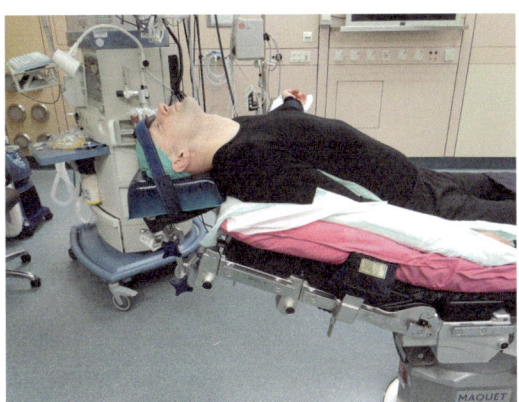

◘ **Abb. 6.5**   Strumalagerung (Nahsicht)

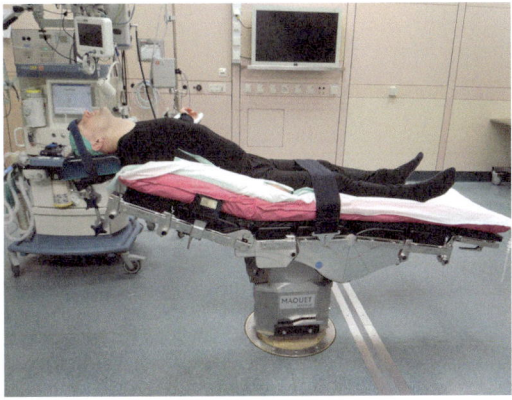

◘ **Abb. 6.6**   Strumalagerung (Seitenansicht)

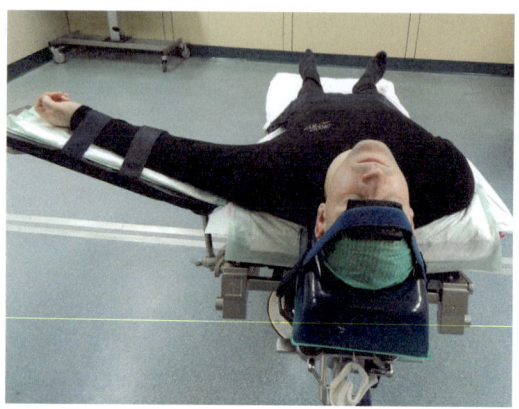

■ **Abb. 6.7**   Strumalagerung (Kopfansicht)

Durchstreckung der Beine vermeiden. Zum Schluss werden die Beine über dem Oberschenkel mit Körpergurt fixiert (■ Abb. 6.6, ▶ Abb. 8.22).

❯ Vor dem Einschleusen (Patienten vom Bett auf den OP-Tisch legen) kann man als Stütze für den rechten Arm die Vakuummatratze so dünn wie möglich aufstellen und dann den Arm anlegen (■ Abb. 6.5). Beim Einschleusen ist der Patient am OP-Tisch für die bessere Überstreckungsmöglichkeit des Halses mit dem Kopf so weit wie möglich am oberen Rand der Kopfkalotte aufzunehmen. Zwecks der linearen Schnittzeichnung ist auch eine gerade Körperposition auf dem OP-Tisch sehr wichtig. Am Ende wird zuerst der Oberkörper ca. 30–40° aufgesetzt, dann der Kopf überstreckt und die Beine bei Bedarf am Knie leicht abgesenkt oder mit Halbrolle unterpolstert. (Die Lagerung wird außer bei einer notwendigen Wachlagerung immer erst nach der Beendigung der Intubation durchgeführt.)

6.3　Oberbauchlagerung (OB)

Abbildungen: ◘ Abb. 6.8, ◘ Abb. 6.9, ◘ Abb. 6.10.
Die Oberbauchlagerung ist eine Ergänzungslagerung für einige Lagerungsarten, die bei den Eingriffen in den Oberbauch standardmäßig angewendet werden. Sie dient dem besseren Zugang zu den Organen des Oberbauchs. Dabei wird ein Lagerungsballon im Bereich des Rippenbogens unter der OP-Tischauflage positioniert und aufgeblasen (▶ Abb. 8.45, ▶ Abb. 8.46). Durch den Ballon wird der Oberbauch horizontal überstreckt, infolgedessen werden die sich in diesem Bereich befindlichen Organe näher zur Bauchdecke gedrückt. Oberbauchlagerung wird in der Allgemeinchirurgie für Eingriffe an der Leber, der Milz, am Magen und am Pankreas sowie je nach Höhe auch an der Speiseröhre angewendet.

Kriterien der Oberbauchlagerung sind folgendermaßen:

▪▪ OP-Tischaufbau:
Ist von der Hauptlagerung abhängig (▶ Abschn. 5.1, ▶ Abschn. 6.1)

▪▪ Patientenlage:
- **Kopf:** Auf einem Gelkopfpolster oder Kopfring in Neutralstellung lagern und unnötige Beugung und Streckung an der Halswirbelsäule vermeiden. Nach dem Aufblasen des Lagerungsballons muss eventuell die Lage des Kopfs noch einmal korrigiert werden (◘ Abb. 6.8, ◘ Abb. 6.10, ▶ Abb. 8.39, ▶ Abb. 8.42).
- **Arme:** Sie sollten auf Armstützen, die in Höhe der OP-Tischauflageoberkante montiert sind, positioniert werden und es sollen dabei Abduktionen von mehr als 90° unbedingt vermieden werden (cave: Plexus brachialis). Der gesamte Arm und die Hand müssen komplett auf der Armstütze aufliegen und der Ellenbogen muss dabei leicht gebeugt sein (cave: N. radialis, N. ulnaris, N. medianus). Die Hand ist in Supination gelagert (cave: N. ulnaris) und sollte immer sanft angegurtet (N. medianus) sein (◘ Abb. 6.8, ◘ Abb. 6.10). Wenn der Arm angelegt werden muss, wird dieser vollständig auf dem OP-Tisch positioniert und die Hand wird in Neutralstellung (mit Daumen oben) gelagert bzw. fixiert (▶ Abschn. 6.3.1).

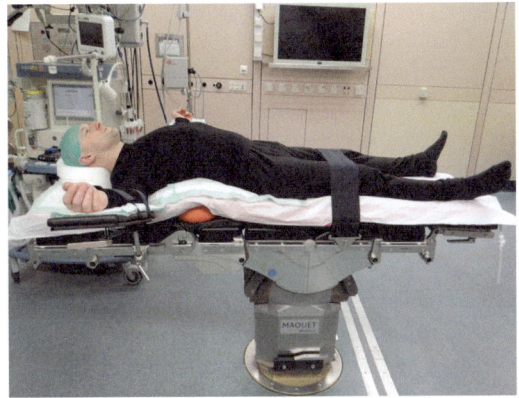

◘ **Abb. 6.8**　Rückenlage mit Oberbauchlagerung (OB) (Seitenansicht)

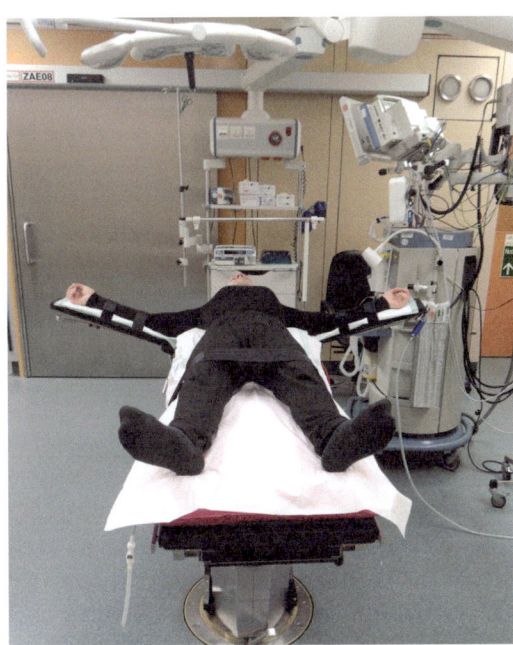

◘ **Abb. 6.9**　Rückenlage mit Oberbauchlagerung (OB) (Frontalansicht)

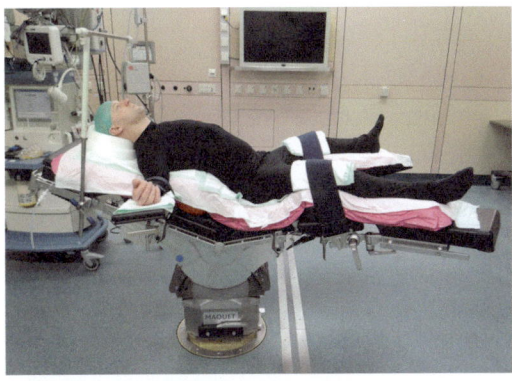

◘ **Abb. 6.10**　LLDS mit Oberbauchlagerung (OB)

6

Praxistipp

Nach dem Aufsetzen des Patienten (nur bei LLDS) und Aufblasen des Lagerungsballons für die Oberbauchlagerung wird die Lage der Arme und vor allem der Schultern noch einmal nachkontrolliert und bei Bedarf der Körperposition angepasst korrigiert.

- **Beine:** Die Lage der Beine ist von der Hauptlagerung abhängig. Bei Rückenlage in Neutralstellung und bei LLDS werden diese an den Hüften in (nicht mehr als) 30–40°-Flexion und auf der Beinplatte liegend gespreizt gelagert (▶ Abschn. 5.1, ▶ Abschn. 6.1). Die Knie dürfen nicht durchstreckt werden und die Fersen müssen weich gelagert sein (cave: N. peroneus). Zum Schluss werden die Beine am Oberschenkel mit Körpergurten fixiert (◘ Abb. 6.8, ◘ Abb. 6.10).

❯ Der Lagerungsballon sollte unbedingt vor dem Einschleusen schon unter der Tischauflage im Bereich des Rippenbogens positioniert werden (▶ Abb. 8.46). Nach dem Aufblasen des Ballons wird der Brustkorb im Bereich des Rippenbogenrandes horizontal gedrückt. Wenn das nicht der Fall ist, muss die Position des Ballons nachkorrigiert werden. Bei Patienten mit bekanntem Wirbelsäulenproblem muss die Intensität der OB-Lagerung entweder in Grenzen gehalten oder eine Lagerung im Wachzustand durchgeführt werden. Im Extremfall sollte man auf die OB-Lagerung ganz verzichten. (Die Lagerung wird außer bei einer notwendigen Wachlagerung immer erst nach der Beendigung der Intubation durchgeführt.)

6.3.1 Oberbauchlagerung mit angelegtem rechtem Arm

Abbildungen: ◘ Abb. 6.11, ◘ Abb. 6.12, ◘ Abb. 6.13.
Die Oberbauchlagerung mit angelegtem Arm wird in den meisten Fällen zum besseren Stehen des zweiten Assistenten während des Eingriffs angewendet. Für diese Lagerungsart wird der Lagerungsballon unter der OP-Tischauflage im Bereich des Rippenbogens mit etwa 8–10 cm Abstand zur

rechten OP-Tischkante positioniert. Die Vakuummatratze sollte auf dieser Seite als Stütze für den Arm etwa eine Armbreite hochgestellt werden (◘ Abb. 6.12). Nach dem Aufblasen des Lagerungsballons wird für den rechten Arm vor allem an der Innenseite vom Oberarm bis zur Hand eine Mulde in die Vakuummatratze geformt, diese dann leicht hart gemacht und der Arm zusätzlich gepolstert (cave: N. radialis, N. ulnaris, N. medianus). Die Fixierung des Arms kann entweder mit einem Tuch oder einem Vlies durchgeführt werden (◘ Abb. 6.12).

Sollte eine angelegte Positionierung des linken Arms notwendig sein, wird der Lagerungsballon genauso wie oben beschrieben, aber nach diesem orientiert positioniert und die gleiche Anlagerungs- und Fixierungsmethode wie für die rechte Seite angewendet.

Praxistipp

Dieser Lagerungstechnik ist nur in Verwendung mit der Vakuummatratze als OP-Tischauflage ohne größere Probleme durchführbar. Andernfalls muss dieser Lagerungsart mit äußerster Vorsicht durchgeführt werden (cave: N. radialis, N. ulnaris, N. medianus).

Die Kriterien der Oberbauchlagerung mit angelegtem Arm sind folgendermaßen:

▪▪ **OP-Tischaufbau:**
Universaltisch (kraniale Position) (◘ Abb. 6.11) mit Vakuummatratze (lang) *mittelhart* (▶ Abb. 8.60)

▪▪ **Patientenlage:**
- **Kopf:** Auf einem Gelkopfpolster oder Kopfring in Neutralstellung lagern und unnötige Beugung und Streckung an der Halswirbelsäule vermeiden. Nach dem Aufblasen des Lagerungsballons muss eventuell die Lage des Kopfs noch einmal korrigiert werden (◘ Abb. 6.12, ▶ Abb. 8.39, ▶ Abb. 8.42).
- **Arme:** Ein Arm sollte auf einer Armstütze, die in Höhe der OP-Tischauflageoberkante montiert ist, positioniert werden, dabei müssen Abduktionen von mehr als 90° vermieden werden (cave: Plexus brachialis). Der gesamte Arm und die Hand müssen komplett auf der Armstütze aufliegen und der Ellenbogen sollte dabei leicht gebeugt sein (cave: N. radialis, N. ulnaris, N. media-

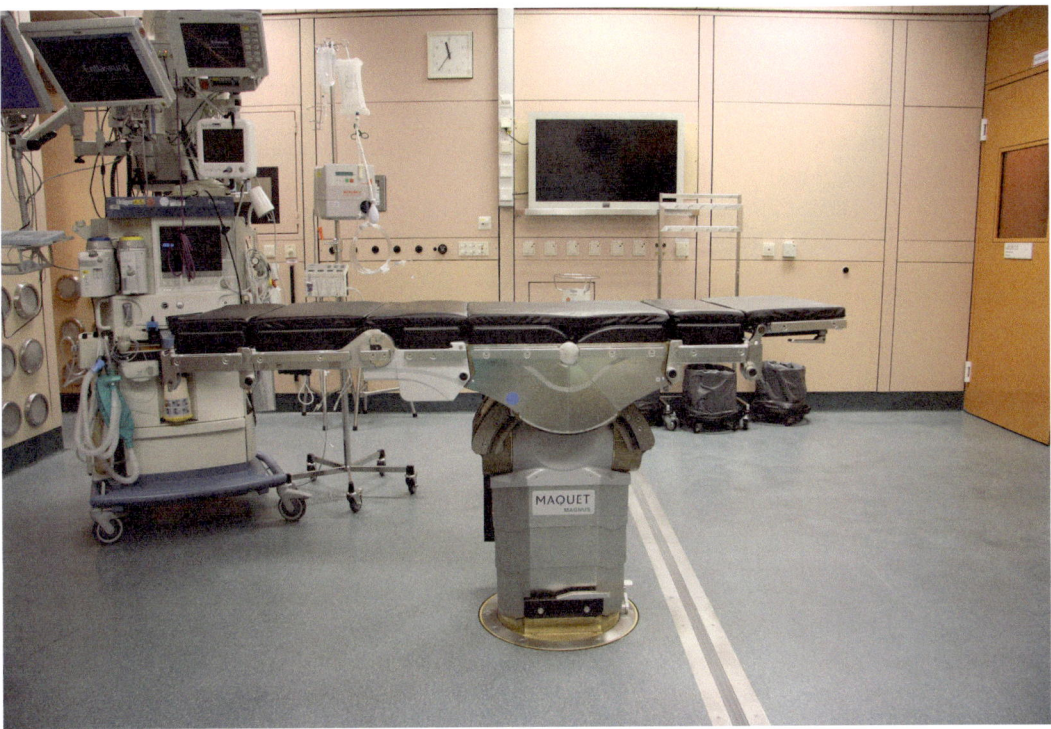

Abb. 6.11   Universaltisch (kraniale Position) für OB-Lagerung mit angelegtem Arm

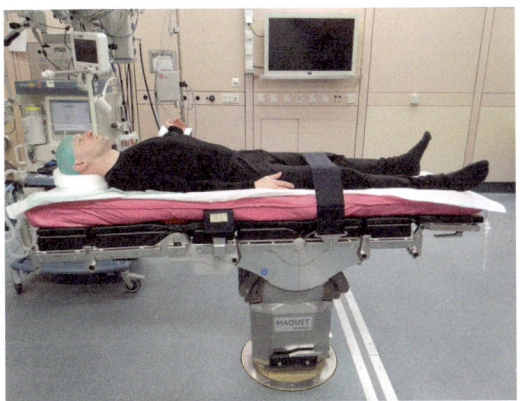

Abb. 6.12   Rückenlage mit OB und angelegtem rechtem Arm (Seitenansicht)

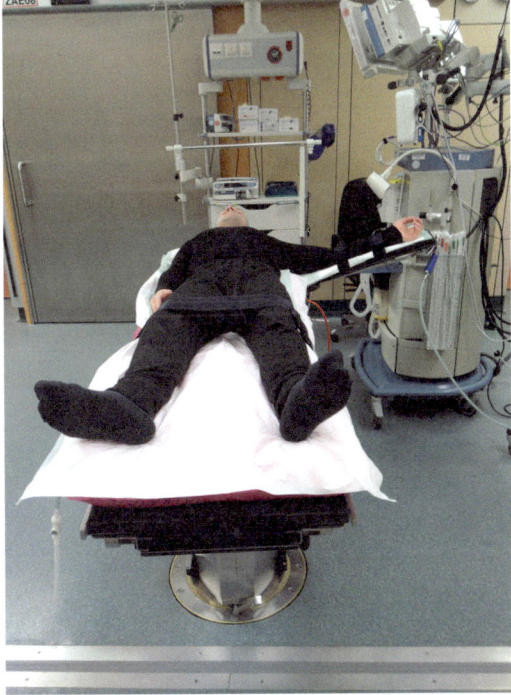

Abb. 6.13   Rückenlage mit OB und angelegtem rechtem Arm (Frontalansicht)

nus). Die Hand muss in Supination positioniert werden (cave: N. ulnaris) und sollte immer **sanft** angurtet werden (N. medianus) (◘ Abb. 6.13).

— Der **angelegte Arm** wird vollständig auf dem OP-Tisch aufgelegt und die Hand sollte in Neutralstellung (mit Daumen nach oben) gelagert bzw. fixiert sein (◘ Abb. 6.12).

Praxistip

Nach dem Aufblasen des Lagerungsballons für die Oberbauchlagerung wird die Lage der Arme und vor allem der Schulter noch einmal nachkontrolliert und bei Bedarf der Körperposition angepasst korrigiert. Eine Kantenstellung des angelegten Arms zur OP-Tischkante muss unbedingt vermieden werden und bei Bedarf sollte die Extremität zusätzlich gepolstert werden (cave: N. radialis, N. ulnaris, N. medianus).

— **Beine:** Die Beine werden in Neutralstellung gelagert. Dabei dürfen die Knie nicht durchgestreckt sein (in ca. 20°-Beugung) und die Fersen müssen weich gelagert werden. Bei Bedarf kann man unter dem Knie und der Ferse eine Halb- und Fersenrolle positionieren. Die Beine müssen mit einem Körpergurt mit leicht gespanntem Zug (Finger müssen leicht drunter passen) über dem Oberschenkel fixiert werden (◘ Abb. 6.12, ◘ Abb. 6.13).

> Der Lagerungsballon sollte unbedingt vor dem Einschleusen schon unter der Tischauflage im Bereich des Rippenbogens positioniert werden (► Abb. 8.46). Nach dem Aufblasen des Ballons wird der Brustkorb im Bereich des Rippenbogenrandes horizontal gedrückt. Wenn das nicht der Fall ist, muss die Position des Ballons nachkorrigiert werden. Bei Patienten mit bekanntem Wirbelsäulenproblem muss die Intensität der OB-Lagerung entweder in Grenzen gehalten oder eine Lagerung im Wachzustand durchgeführt werden. Im Extremfall sollte man auf die OB-Lagerung ganz verzichten. (Die Lagerung wird außer bei einer notwendigen Wachlagerung immer erst nach der Beendigung der Intubation durchgeführt)

6.4   Jackknife-Lagerung

Abbildungen: ◻ Abb. 6.14, ◻ Abb. 6.15, ◻ Abb. 6.16, ◻ Abb. 6.17.

Die spezielle Operationslagerung Jackknife-Lagerung (vom engl. jackknife = Klappmesser) ist eine Variante der Bauchlagerung. Sie wird vor allem bei proktologischen Operationen durchgeführt. Weiters kommt diese Lagerung auch in der plastischen Chirurgie zur Lappendeckung bei Defekten an der Glutealmuskulatur zur Anwendung. Damit diese Speziallagerung ohne Probleme durchführbar ist, ist eine exakte Tischzusammenstellung wichtig und die dafür nötigen Lagerungshilfsmittel müssen im Vorfeld organisiert sein. Es ist vor allem unbedingt notwendig, dass das motorische Gelenkmodul mit Sakralausschnitt und das Beinplattenpaar am kaudalen Ende des OP-Tisches montiert sind (◻ Abb. 6.14, ► Abb. 8.13, ► Abb. 8.15). Außerdem ist auch die Verwendung einer Vakuummatratze (mit Beinteilung) ein Muss (► Abb. 8.61). Die Matratze sollte mit dem Ausschnitt genau am Sakralausschnitt der motorischen Gelenkmodulpolsterung überlappend positioniert sein. *An dieser Stelle werden die Beine gesenkt!*

Die Lagerungsballone müssen am Beugepunkt orientiert im Bereich des Beckens und des Thorax unter der Vakuummatratze platziert werden (► Abb. 8.46).

> **Praxistipp**
>
> Die Durchführung dieser Lagerung ist bis auf die Beinlagerung mit der Bauchlage identisch.

Vor dem Einschleusen des Patienten muss auf den OP-Tisch zusätzlich zum Einmaltragelaken noch ein Leintuch oder eine lange Kompresse aufgelegt werden. Für die Lagerung mit den Lagerungsballons müssen diese zuerst unter der OP-Tischauflage auf Höhe des Brustkorbs und des Beckens platziert werden. Nach der Intubation des Patienten werden dessen Arme zum Umlagern in die Bauchlage parallel zum Körper angelegt und über den Körper noch ein zweites Leintuch aufgelegt (dient zum Zurücklagern). Die Anästhesie legt das Bauchlagerungspolster aufs Gesicht des Patienten und sichert den Tubus (► Abb. 8.41). Um die Druckstellengefahr und den ungewollten Verlust der wichtigen Zugänge zu vermeiden, müssen kurz vor dem Umlagern alle Schläuche und Ka-

beln vorübergehend diskonnektiert und die EKG-Elektroden vom Brustbereich entfernt werden. Dann fassen mindestens zwei Personen die beiden Tücher an den Seiten und so nahe wie möglich am Patientenarm gespannt zusammen, eine weiter Person hält die Füße. Bei dieser Phase der Lagerung müssen die Armen unbedingt mit im Tuch eingeschlagen sein.

> **Praxistipp**
>
> Bevor man mit der Lagerung des Patienten beginnt, muss zuerst mit der Anästhesie die Drehrichtung besprochen und festgelegt werden. Wegen der Gefahr des möglichen Verlustes der wichtigen Zugänge beim Lagerungsvorgang ist es empfehlenswert, immer auf die Seite zu drehen, auf der keine venösen- arteriellen Zugänge, Katheter oder dergleichen vorhanden sind.

Als erster Schritt für die Bauchlagerung wird der Patient *auf Kommando des Anästhesisten ("eins, zwei, drei")* mit den an den Seiten gespannt gehaltenen Tüchern hochhebend *auf die ausgemachte Seite in Seitenlage* gebracht. Dabei werden die Tücher noch nicht losgelassen und der Patient in dieser Position *rückenseitig an die OP-Tischkante* gezogen und sanft auf die Arme der bauchseitig stehenden Person auf den Bauch gelegt.

Jetzt ist vor allem wichtig, dass der Patient mit der Hüfte genau am Beugepunkt des Gelenkmoduls positioniert ist und die Lage der Ballone exakt passt. Andernfalls ist die Patientenlage noch einmal nachzukorrigieren und die Position der Ballone anzupassen. Im Anschluss werden die Ballone unter dem Thorax und dem Becken aufgeblasen (► Abb. 8.45, ► Abb. 8.46). Um mögliche Faltenbildung beim unteren Tuch und die dadurch möglichen Druckstellen zu vermeiden, wird das Tuch noch einmal nachgespannt und die Lagerung korrigiert.

Am Ende werden die Arme des Patienten vorsichtig und leicht von unten kommend seitlich auf die Armstützen ausgelagert und sanft angegurtet (◻ Abb. 6.15).

Im nächsten Schritt wird der gesamte OP-Tisch ca. 30–45° Kopf-tief geneigt und die Beine werden an der Hüfte mit der motorischen Beugefunktion des OP-Tisches am Gelenkmodulpaar vorsichtig 70–90° abgesenkt (*auf die Tischhöhe achten!*) (◻ Abb. 6.17). Nachdem die erwünschte

Flexion der Hüften erreicht ist, werden die Beine mit der Beinplatte bis zum Anschlag der Beinplattensspreizung gespreizt (◻ Abb. 6.16). Damit die Zehen nicht auf der OP-Tischplatte aufliegen und die Beine nicht durchgestreckt liegen, werden die unteren Teile der Beinplatten bis zum Maximum hochgeklappt. Wenn das nicht ausreicht, wird die Polsterung mit Schaumstoffringen verstärkt, bis die Beugung des Knies die 20–30° erreicht. Die Fixierung der Beine erfolgt am Oberschenkel mit Gurten und am Unterschenkel sanft mit Peha-haft Fixierbinde (◻ Abb. 6.16). Im Anschluss werden bei Bedarf der Fußrücken und beide Leisten zusätzlich gepolstert.

Für die Umlagerung auf den Rücken werden zuerst die Spreizung der Beine und die Beugung der Knie des Patienten aufgehoben sowie durch das Drücken des Nullpositionsknopfs „►0◄" der OP-Tisch in Neutrallage gebracht (► Abb. 8.4). Dann müssen noch vor dem Ablassen der Ballone unbedingt die Arme zuerst in Parallellage zum Körper angelegt werden.

Nachdem die Ballone abgelassen sind, wird der Patient mit der gleichen Technik wie oben beschrieben, wieder in Rückenlage gebracht.

Das Zurückdrehen des Patienten in Rückenlage erfolgt in umgekehrter Reihenfolge. Als Erstes wird wieder ein Leintuch oder eine lange Kompresse auf den Patienten aufgelegt und die Arme in den beiden Tüchern eingeschlagen. Das Team fasst die Tücher und Füße so wie oben beschrieben und bringt den Patienten wieder *auf Kommando des Anästhesisten („eins, zwei, drei") in die gleiche Seitenlage wie zu Beginn.* Im Anschluss wird er diesmal aber auf die *bauchseitige OP-Tischkante* gezogen und mit festgehaltenen Tuchenden sanft auf den Armen der rückenseitig stehenden Person in Rückenlage gebracht. Jetzt muss eventuell die Lage des Patienten noch einmal nachkorrigiert werden. Nachdem die Arme gesichert sind, muss der Patient mit einem Körpergurt fixiert werden.

Die Kriterien der Jackknife-Lagerung sind folgendermaßen:

▪▪ OP-Tischaufbau:

Universaltisch (kaudale Position) mit motorischem Gelenkmodulpaar + Sitzplatte mit Sakralausschnitt + Beinplattenpaar (◻ Abb. 6.14, ► Abb. 8.13, ► Abb. 8.15) und Vakuummatratze (mit Beinteilung) *mittelhart* (► Abb. 8.61)

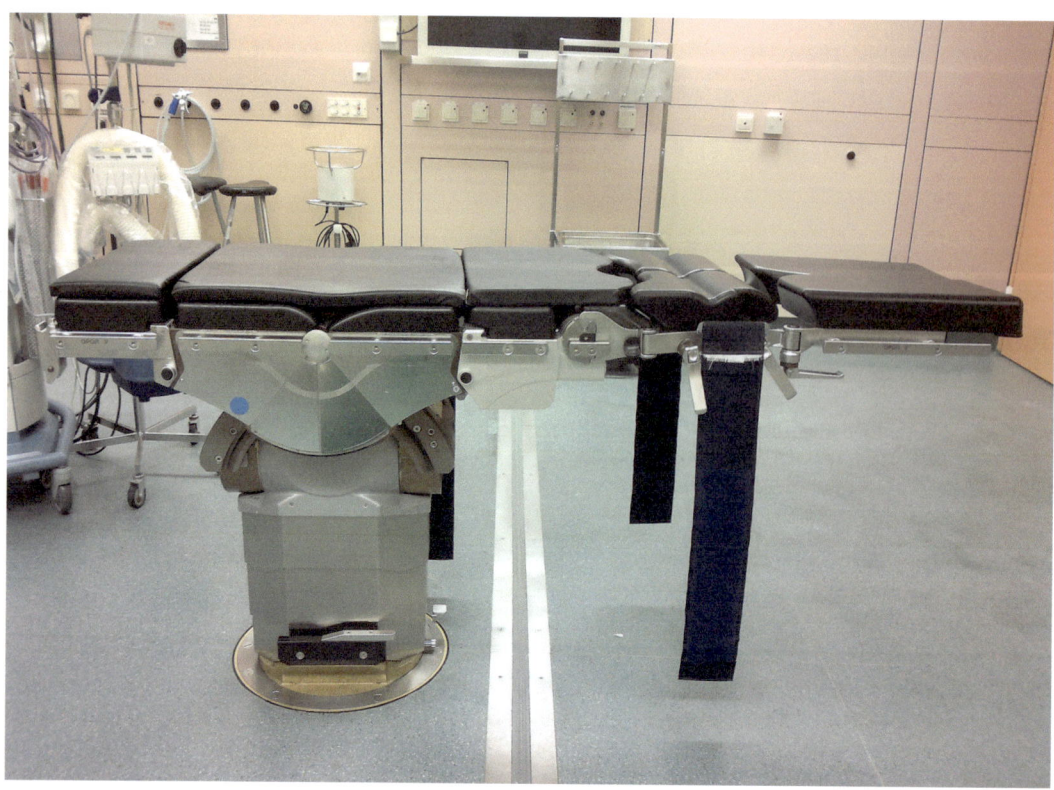

◻ **Abb. 6.14**   Universalplatte (kaudale Position) für Jackknife-Lagerung

▪▪ Patientenlage:

– **Kopf:** Auf einem Bauchlagerungspolster in achsengerechter Neutrallage, dabei müssen unnötige Beugungen und Streckungen an der Halswirbelsäule vermieden werden. Auf die mögliche Druckstellengefahr speziell an Augen, Mund und an der Nase achten (◘ Abb. 6.15, ▶ Abb. 8.41).

– **Arme:** Sie werden auf Armstützen, die in Schulterhöhe angepasst und nicht tiefer als die Tischauflageoberkante montiert und nach kranial gedreht sind positioniert (◘ Abb. 6.17, ▶ Abb. 8.34). Die Arme dürfen dabei nicht über die Horizontalebene der Schulter gelagert sein und eine Abduktion von mehr als 90° ist unbedingt zu vermeiden (cave: Plexus brachialis). Die Oberarme dürfen keinen Kontakt zur OP-Tischkante haben. Bei Bedarf an dieser Stelle eine Mulde in die Vakuummatratze formen (cave: N. radialis). Der Ellenbogen wird leicht gebeugt gelagert und auf die gute Polsterung ist zu achten (cave: N. ulnaris). Um eine mögliche falsche Lage des Armes und der Hand zu vermeiden, müssen diese vollständig auf der Armstütze aufliegend gelagert werden (cave: N. radialis, N. ulnaris, N. medianus). Die Hand ist in Pronation zu lagern und immer **sanft** anzugurten (N. medianus) (◘ Abb. 6.15, ◘ Abb. 6.17).

❶ Achtung
Wegen der hohen Luxationsgefahr des Schultergelenks während des Lagerungsvorgangs der Arme muss beim Aus- bzw. Zurücklagern dieser sanft vorgegangen werden.

– **Beine:** Die Beine werden auf Beinplatten liegend und gut gepolstert gelagert. Dabei sind die Beine an der Hüfte in ca. 70–90° abgesenkter und in ca. 45° gespreizter Position zu platzieren (cave: N. femoralis). Die Knie dürfen in der Lage nicht durchgestreckt werden, sondern sie müssen der Körperposition angepasst und in ca. 20° gebeugter Lage positioniert werden (cave: N. peroneus). Die Fixierung der Beine wird jeweils mit Gurten und Peha-haft Fixierbinden sanft durchgeführt (cave: N. peroneus). Die Füße sind für eine freie Zehenlage unter dem Fußrücken mit Schaumstoffringen gepolstert (◘ Abb. 6.16, ◘ Abb. 6.17).

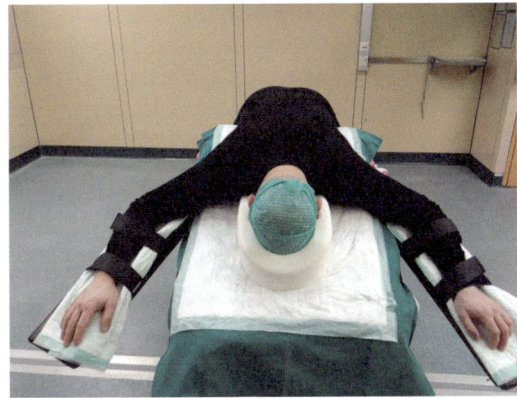

◘ **Abb. 6.15**   Jackknife-Lagerung (Kopfansicht)

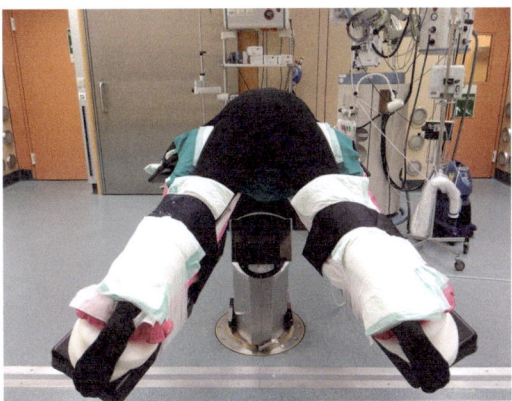

◘ **Abb. 6.16**   Jackknife-Lagerung (Bein- und Gesäßansicht)

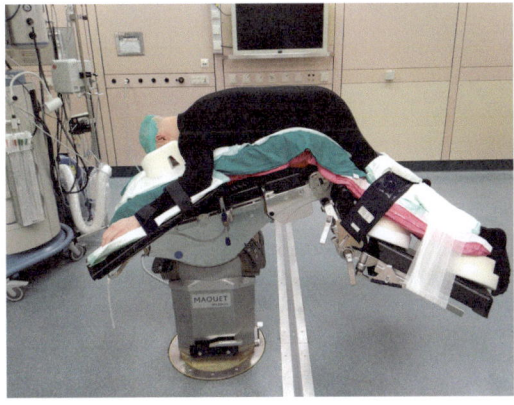

◘ **Abb. 6.17**   Jackknife-Lagerung (Seitenansicht)

> Wegen der besseren Stabilität und der leichteren Armlagerung muss der Patient unbedingt in der Mitte des OP-Tisches positioniert werden. Da die Beine in dieser Körperposition keinen richtigen Halt haben und die Zehen nicht zu lang auf dem OP-Tisch aufliegen dürfen, sollte diese Tätigkeit nie alleine durchgeführt werden. Die Beine sind während des Lagerungsvorganges immer durch eine zweite Person zu beaufsichtigen und zu sichern. Nach der Beendigung der Lagerung muss man bei männlichen Patienten darauf achten, dass die Genitalien nicht zwischen dem Körper und der OP-Tischauflage eingeklemmt werden. Außerdem darf der Patient wegen der Druckstellengefahr auf keinen Kabeln, keinen EKG-Elektroden, keinem Dauerkatheterschlauch und dergleichen liegend gelagert werden. Um die Stabilität der Lagerung zu überprüfen, muss vor der Desinfektion des OP-Gebiets immer eine Kippprobe durchgeführt werden. (Die Lagerung erfolgt erst nach der Beendigung der Intubation.)

6

6.5   Knie-Ellenbogen-Lagerung

Abbildungen: ◻ Abb. 6.18, ◻ Abb. 6.19, ◻ Abb. 6.20, ◻ Abb. 6.21.

Die Knie-Ellenbogen-Lagerung gehört neben der Jackknife-Lagerung auch zu den speziellen Variationen der Bauchlage. Diese OP-Lagerungstechnik kommt unter anderem in der endokrinen Chirurgie bei den Eingriffen an der Nebenniere zur Anwendung. Außerdem wird die Knie-Ellenbogen-Lagerung in seltenen Fällen auch für proktologische Operationen verwendet. Was bei der Jackknife-Lagerung für die reibungslose Durchführbarkeit der Lagerung wichtig ist, trifft bezüglich der Zusammenstellung des OP-Tisches bis auf die Wahl der Vakuummatratze und der Sitzplatte für die Knie- und Ellenbogenlagerung ebenfalls zu. Hier ist auch bei der Zusammenstellung des OP-Tisches und der Vorbereitung der dafür notwendigen Lagerungshilfsmittel eine akribische Genauigkeit von Vorteil.

> **Praxistipp**
>
> So sind z. B. das motorische Gelenkmodul und das Beinplattenpaar wie bei der Jackknife-Lagerung wieder an das kaudale Ende des OP-Tisches zu montieren (◻ Abb. 6.18, ▶ Abb. 8.9, ▶ Abb. 8.15). Die Polsterung des Gelenkmoduls darf für diese Lagerung nicht mit einem Sakralausschnitt versehen sein. Als OP-Tischauflage werden für diese Lagerungstechnik zwei kurze Vakuummatratzen vorbereitet (▶ Abb. 8.62). Die obere Vakuummatratze muss mit dem unteren Ende am Beugepunkt des motorischen Gelenkmoduls abschließen oder je nach Patientengröße ca. 10°cm überstehen. An dieser Stelle werden die Beine gesenkt!

Die Lagerungsballone müssen am Beugepunkt orientiert im Bereich des Beckens und des Thorax unter der Vakuummatratze platziert werden (▶ Abb. 8.46).

> **Praxistipp**
>
> Die Durchführung der Knie-Ellenbogen-Lagerung ist bis auf die Beinlagerung wie bei der Jackknife-Lagerung und ist auch mit der Bauchlage identisch.

Vor dem Einschleusen des Patienten muss auf den OP-Tisch zusätzlich zum Einmaltragelaken noch ein Leintuch oder eine lange Kompresse aufgelegt werden. Für die Lagerung mit den Lagerungsballons müssen diese zuerst unter der OP-Tischauflage in Höhe des Brustkorbs und des Beckens platziert werden. Nach der Intubation des Patienten werden dessen Arme zum Umlagern in die Bauchlage parallel zum Körper angelegt und über den Körper noch ein zweites Leintuch aufgelegt (für den Vorgang des Zurücklagerns). Die Anästhesie legt das Bauchlagerungspolster aufs Gesicht des Patienten und sichert den Tubus (▶ Abb. 8.41). Um die Druckstellengefahr und den ungewollten Verlust der wichtigen Zugänge zu vermeiden, müssen kurz vor dem Umlagern alle Schläuche und Kabel vorübergehend diskonnektiert und die EKG-Elektroden vom Brustbereich entfernt sein. Dann fassen mindesten zwei Personen die beiden Tücher an den Seiten und so nah wie möglich am Patientenarm gespannt zusammen, ein anderer hält die Füße. Bei dieser Phase der Lagerung müssen die Armen unbedingt mit im Tuch eingeschlagen sein.

> **Praxistipp**
>
> Bevor man mit der Lagerung des Patienten beginnt, muss zuerst mit der Anästhesie die Drehrichtung besprochen und festgelegt werden. Wegen der Gefahr des möglichen Verlustes der wichtigen Zugänge beim Lagerungsvorgang ist es empfehlenswert, immer auf die Seite zu drehen, auf der keine venösen-arteriellen Zugänge, Katheter oder dergleichen vorhanden sind.

Als erster Schritt für die Bauchlagerung wird der Patient *auf Kommando des Anästhesisten („eins, zwei, drei")* mit den an den Seiten gespannt gehaltenen Tüchern hochgehoben und *auf die ausgemachte Seite in Seitenlage* gebracht. Dabei werden die Tücher noch nicht losgelassen und der Patient wird in dieser Position *rückenseitig an die OP-Tischkante* gezogen und sanft auf die Arme der bauchseitig stehenden Person auf den Bauch gelegt.

Jetzt ist vor allem wichtig, dass der Patient mit der Hüfte genau am Beugepunkt des Gelenkmoduls positioniert ist und die Lage der Ballone exakt passt. Andernfalls ist die Patientenlage noch einmal nach zu korrigieren und die Position der Ballone anzupassen. Im Anschluss werden die Ballone unter dem Thorax und dem Becken aufgeblasen. Um mögliche Faltenbildung beim unteren Tuch und die dadurch mögliche Druckstellengefahr zu vermeiden, wird das Tuch noch einmal nachgespannt und die Lagerung korrigiert.

Am Ende werden die Arme des Patienten vorsichtig und leicht von unten kommend seitlich auf die Armstützen ausgelagert und sanft angegurtet (◨ Abb. 6.19).

Jetzt muss die fußseitige Vakuummatratze entfernt werden.

Im nächsten Schritt wird der gesamte OP-Tisch ca. 30–45° Kopf-tief geneigt und die Beine werden an der Hüfte mit der motorischen Beugefunktion des OP-Tisches am Gelenkmodulpaar vorsichtig abgesenkt, bis die Flexion der Hüften ca. 60–70° erreicht hat (*auf OP-Tischhöhe achten!*). Danach werden die unteren Teile der Beinplatten, bis der Einrastklick des integrierten Verriegelungssystems hörbar ist, in 90°-Kniebankposition gebracht und die Hüftbeugung bis auf -90° weiter gesenkt (◨ Abb. 6.21). Jetzt kann man das Knie, den gesamten Unterschenkel und bei Bedarf den Fußrücken nacheinander unterpolstern (◨ Abb. 6.20, ◨ Abb. 6.21). Im Anschluss wird die Lage des Patienten noch einmal nachkontrolliert und eventuell nachkorrigiert. Die Fixierung der Beine erfolgt am Unterschenkel mittels Körpergurt, bei Bedarf auch am Oberschenkel (◨ Abb. 6.20). Zum Schluss werden, wenn nötig, der Fußrücken und die beiden Leisten zusätzlich gepolstert.

Für die Umlagerung auf dem Rücken muss zuerst die Hüftbeugung wieder vorsichtig in den ca. 60–70°-Winkel gebracht und die Kniebankposition durch das Drücken des Sicherheitsriegels nacheinander aufgehoben werden. Im Anschluss können die Beine des Patienten sowie der OP-Tisch durch Drücken des Nullpositionsknopfs „▸0◂" wieder in Neutrallage gebracht werden (▸ Abb. 8.4). Jetzt kann man die fußseitige Vakuummatratze wieder unter dem Patienten platzieren. Dann müssen noch vor dem Ablassen der Ballone unbedingt die Arme zuerst in Parallellage zum Körper angelegt werden.

Nachdem die Ballone abgelassen sind, wird der Patient mit der gleichen Technik wie oben beschrieben wieder in Rückenlage gebracht.

Das Zurückdrehen des Patienten in Rückenlage erfolgt in umgekehrter Reihenfolge. Als Erstes wird wieder ein Leintuch oder eine lange Kompresse auf den Patienten aufgelegt und die Arme werden in den beiden Tüchern eingeschlagen. Das Team fasst die Tücher und Füße so, wie oben be-

schrieben, und bringt den Patienten wieder *auf Kommando des Anästhesisten („eins, zwei, drei") in die gleiche Seitenlage wie zu Beginn*. Im Anschluss wird er diesmal aber auf die *bauchseitige OP-Tischkante* gezogen und mit festgehaltenen Tuchenden sanft auf den Armen der rückenseitig stehenden Person in Rückenlage gebracht. Jetzt muss eventuell die Lage des Patienten noch einmal nach korrigiert werden. Nachdem die Arme gesichert sind, muss der Patient mit Körpergurt fixiert werden.

Die Kriterien der Knie-Ellenbogen-Lagerung sind folgendermaßen:

▪▪ OP-Tischaufbau:

Universaltisch (kaudale Position) mit motorischem Gelenkmodulpaar + Sitzplatte **ohne Sakralausschnitt** + Beinplattenpaar (◨ Abb. 6.18, ▸ Abb. 8.9, ▸ Abb. 8.15) + 2 Vakuummatratzen (kurz) *mittelhart* (▸ Abb. 8.62).

▪▪ Patientenlage:
 ▬ Kopf: Auf einem Bauchlagerungspolster in achsengerechter Neutrallage, dabei müssen unnötige Beugungen und Streckungen an der Halswirbelsäule vermieden werden. Auf die mögliche Druckstellengefahr speziell an Augen, Mund und an der Nase ist zu achten (◨ Abb. 6.19, ◨ Abb. 6.21, ▸ Abb. 8.41).
 ▬ Arme: Sie werden auf Armstützen, die in Schulterhöhe angepasst und nicht tiefer als die Tischauflageoberkante montiert und nach kranial gedreht sind, positioniert (◨ Abb. 6.21, ▸ Abb. 8.34). Die Arme dürfen dabei nicht über die Horizontalebene der Schulter gelagert sein und eine Abduktion von mehr als 90° ist unbedingt zu vermeiden (cave: Plexus brachialis). Die Oberarme dürfen keinen Kontakt zur OP-Tischkante haben. Bei Bedarf ist an dieser Stelle eine Mulde in die Vakuummatratze zu formen (cave: N. radialis). Der Ellenbogen sollte leicht gebeugt gelagert sein und es ist auf die gute Polsterung zu achten (cave: N. ulnaris). Um eine mögliche falsche Lage des Armes und der Hand zu vermeiden, müssen diese vollständig auf der Armstütze aufliegend gelagert werden (cave: N. radialis, N. ulnaris, N. medianus). Die Hand ist in Pronation zu lagern und wird immer **sanft** angegurtet (cave: N. medianus) (◨ Abb. 6.19, ◨ Abb. 6.20, ◨ Abb. 6.21).

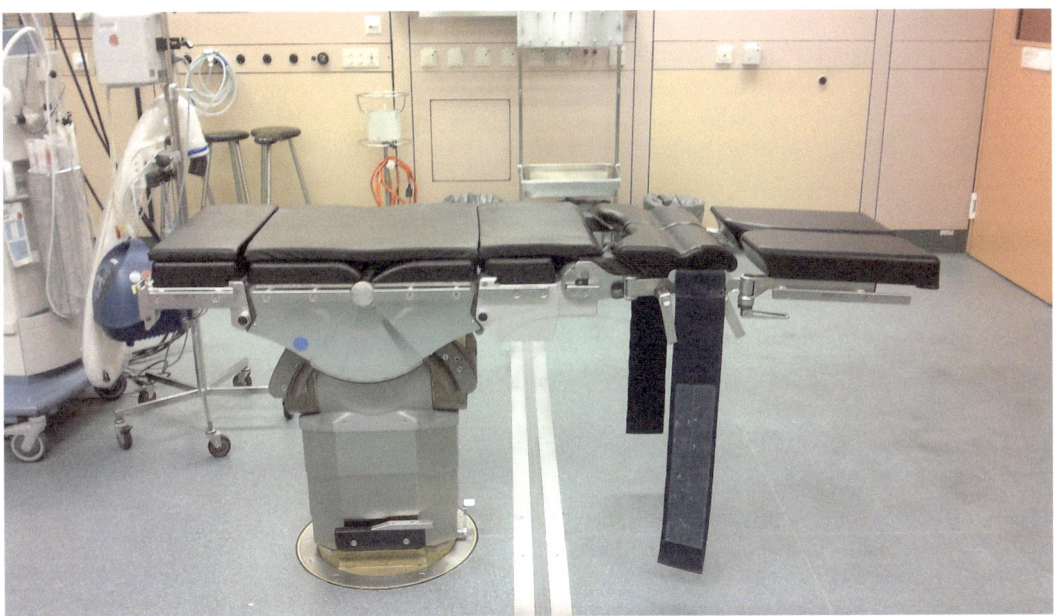

■ **Abb. 6.18**   Universalplatte (kaudale Position) für Knie-Ellenbogen-Lagerung

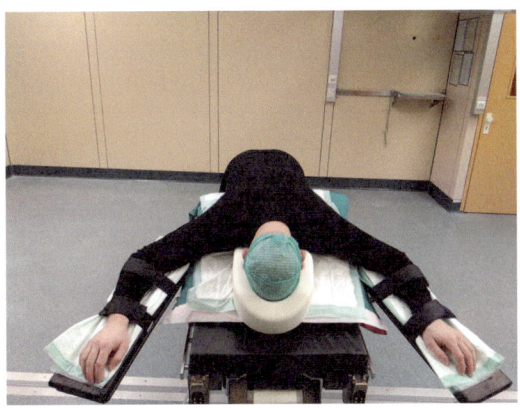

■ **Abb. 6.19**   Knie-Ellenbogen-Lagerung (Kopfansicht)

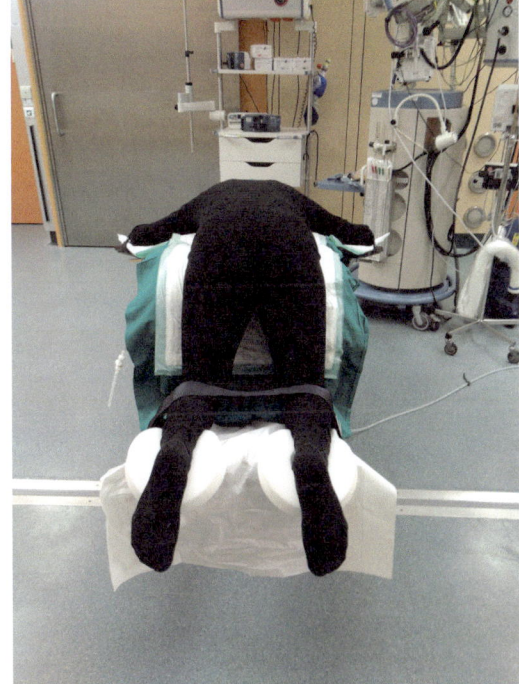

■ **Abb. 6.20**   Knie-Ellenbogen-Lagerung (Bein- und Gesäßansicht)

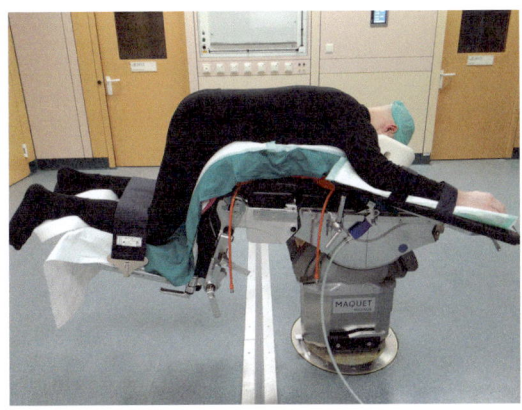

■ **Abb. 6.21**   Knie-Ellenbogen-Lagerung (Seitenansicht)

❗ Achtung
Wegen der hohen Luxationsgefahr des Schultergelenks während des Lagerungsvorgangs der Arme muss beim Aus- bzw. Zurücklagern dieser sanft vorgegangen werden.

— **Beine:** Sie liegen auf Beinplatten mit in ca. -90° gebeugter Hüftposition (cave: N. femoralis). Die Knie werden der Körperposition angepasst, -90° abgewinkelt und kniend auf die Beinplatten positioniert (◻ Abb. 6.20, ◻ Abb. 6.21).

❗ Achtung
Auf die weiche Lagerung der Knie und Unterschenkel achten, wenn nötig zusätzlich mit Schaumstoffringen polstern. Außerdem sind die Füße bei Bedarf für eine freie Zehenlage unter dem Fußrücken zusätzlich zu polstern (◻ Abb. 6.20, ◻ Abb. 6.21).

— Die Beine werden mit einem Körpergurt sanft fixiert (cave: N. peroneus).

❯ Wegen der besseren Stabilität und der leichteren Armlagerung muss der Patient unbedingt in der Mitte des OP-Tisches positioniert werden. Da die Beine in dieser Körperposition keinen richtigen Halt haben und die Zehen nicht länger auf dem OP-Tisch aufliegen dürfen, sollte diese Tätigkeit nie alleine durchgeführt werden. Die Beine sind während des Lagerungsvorganges immer durch eine zweite Person zu beaufsichtigen und zu sichern. Nach der Beendigung der Lagerung muss man bei männlichen Patienten darauf achten, dass die Genitalien nicht zwischen dem Körper und der OP-Tischauflage eingeklemmt werden. Außerdem darf der Patient wegen der Druckstellengefahr auf keinen Kabeln, keinen EKG-Elektroden, keinem Dauerkatheterschlauch und dergleichen liegend gelagert werden. Um die Stabilität der Lagerung zu überprüfen, muss vor der Desinfektion des OP-Gebiets immer eine Kippprobe durchgeführt werden. (Die Lagerung wird erst nach der Beendigung der Intubation durchgeführt.)

6.6   Carotis-Lagerung

Abbildungen: ◘ Abb. 6.22, ◘ Abb. 6.23, ◘ Abb. 6.24, ◘ Abb. 6.25, ◘ Abb. 6.26, ◘ Abb. 6.27, ◘ Abb. 6.28, ◘ Abb. 6.29.

Diese Lagerungstechnik wird an der Universitätsklinik für Gefäßchirurgie am AKH Wien bei den Eingriffen an der Halsschlagader durchgeführt. Aufgrund der Notwendigkeit einer leichten Überstreckung und lateralen Drehung des Kopfes sollte man auf eventuelle Halswirbelsäulen-Probleme des Patienten achten. Bei Bedarf muss entweder eine Wachlagerung durchgeführt oder auf die Überstreckung des Kopfes verzichtet werden. Der Kopf kann auf zwei verschiedene Methoden überstreckt werden, entweder mithilfe einer Doppelgelenkkopfplatte (◘ Abb. 6.23, ◘ Abb. 6.24, ► Abb. 8.12) oder eines Lagerungsballons (◘ Abb. 6.26, ◘ Abb. 6.27, ► Abb. 8.46). Die erstgenannte Methode ist von fast allen Gefäßchirurgen die bevorzugtere und für die Patienten schonendere Art der Kopfüberstreckung.

> ⊕ **Achtung**
> Wegen der besseren Überstreckungsmöglichkeit des Halses darf das kraniale Ende der verwendeten Vakuummatratze die Doppelgelenkkopfplatte nicht berühren.

■■ **Die Lagerung mit der Doppelgelenkkopfplatte wird wie folgt durchgeführt:**

Hierfür ist wichtig, dass der Patient mit dem Kopf am oberen Ende des OP-Tisches liegend eingeschleust wird (◘ Abb. 6.23). Nach der Beendigung des Intubationsvorgangs wird der Kopf des Patienten durch das Lockern des Fixierungsbügels mit der Doppelgelenkkopfplatte sanft nach hinten überstreckt und auf die kontra-laterale Richtung der OP-Seite gedreht (◘ Abb. 6.23, ◘ Abb. 6.24).

> ⊕ **Achtung**
> Solang der Fixierungsbügel in gelockertem Zustand ist, muss die Kopfplatte während der Lagerung des Kopfes mit einer Hand gesichert und nach der Beendigung der Lagerung der Bügel unbedingt wieder festgezogen werden.

■■ **Die Lagerung mit dem Lagerungsballon wird wie folgt durchgeführt:**

Bei dieser Methode muss der Lagerungsballon vor dem Einschleusen unter der Vakuummatratze in Höhe der Schulterblätter platziert werden (◘ Abb. 6.27). Nach der Beendigung des Intubationsvorgangs wird durch das Aufblasen des Ballons unter den Schultern des Patienten dieser nach oben gedrückt und dadurch die Überstreckung des Patientenkopfes nach hinten bewirkt. Im Anschluss wird der Kopf sanft in die kontra-laterale Richtung der OP-Seite gedreht (◘ Abb. 6.26, ◘ Abb. 6.27).

> ⊕ **Achtung**
> Nach dem Aufblasen des Ballons muss die Lage der Arme kontrolliert und bei Bedarf nachkorrigiert werden (cave: Plexus brachialis, N. radialis, N. ulnaris, N. medianus) (◘ Abb. 6.27, ◘ Abb. 6.28).

Kriterien der Carotis-Lagerung mit der Doppelgelenkkopfplattenmethode:

■■ **OP-Tischaufbau:**

Universaltisch (kraniale Position) mit Doppelgelenkkopfplatte (◘ Abb. 6.22, ► Abb. 8.12) + Vakuummatratze (lang) *mittelhart* (► Abb. 8.60)

■■ **Patientenlage:**

━ **Kopf:** Dieser wird auf einer Doppelgelenkkopfplatte mit Schaumstoffring in leicht überstreckter Lage positioniert.
━ Der Kopf muss zwecks besserem Zugang zum Hals leicht nach hinten überstreckt und in die kontra-laterale Richtung der OP-Seite gedreht werden (◘ Abb. 6.23).
━ **Arme:** Den Arm auf der zu operierenden Seite parallel zum Körper und so knapp wie möglich zur OP-Tischkante anlegen. Dafür wird auf dieser Seite die Vakuummatratze um eine Armbreite so dünn wie möglich hochgestellt und der Arm vollständig auf dem OP-Tisch aufliegend und die Hand in Neutralstellung (mit Daumen oben) gelagert bzw. mit einem Tuch od. Armfixiergurt fixiert (◘ Abb. 6.24).
━ Der gegenüberliegende Arm wird auf einer Armstütze, die in Höhe der OP-Tischauflageoberkante montiert ist, positioniert. Dabei sind Abduktionen von mehr als 90° zu vermeiden (cave: Plexus brachialis) (◘ Abb. 6.25).
━ Um eine mögliche falsche Lage des Armes zu verhindern, müssen der gesamte Arm und die Hand komplett auf der Armstütze aufliegend gelagert und der Ellenbogen leicht gebeugt sein (cave: N. radialis, N. ulnaris, N. medianus) (◘ Abb. 6.25).

— Die Hand ist in Supination zu lagern (cave: N. ulnaris) und immer sanft anzugurten (cave: N. medianus).

— **Beine:** Die Beine werden in Neutralstellung gelagert. Dabei ist zu beachten, dass die Knie nicht durchgestreckt und die Fersen weich gelagert sein müssen (cave: N. peroneus). Bei Bedarf kann man je nach Patientenzustand oder Lage entweder durch leichtes Absenken des Fußteiles oder Positionierung einer Halb- und Fersenrolle eine mögliche Durchstreckung der Beine vermeiden. Zum Schluss werden die Beine über dem Oberschenkel mit dem Körpergurt fixiert (◘ Abb. 6.24, ◘ Abb. 6.25, ◘ Abb. 6.29).

❯ Beim Einschleusen muss der Patient für die bessere Überstreckungsmöglichkeit des Halses mit dem Kopf so weit wie möglich am oberen Rand der Doppelgelenkkopfplatte aufgenommen werden. Nach der Lagerung des Kopfs wird der Patient mit dem OP-Tisch 30–40° Fuß-tief geneigt und ca. 30° auf die gegenüberliegende Seite der OP-Seite gekippt (◘ Abb. 6.24, ◘ Abb. 6.25, ◘ Abb. 6.29). (Die Lagerung wird außer bei einer notwendigen Wachlagerung immer erst nach der Beendigung der Intubation durchgeführt.)

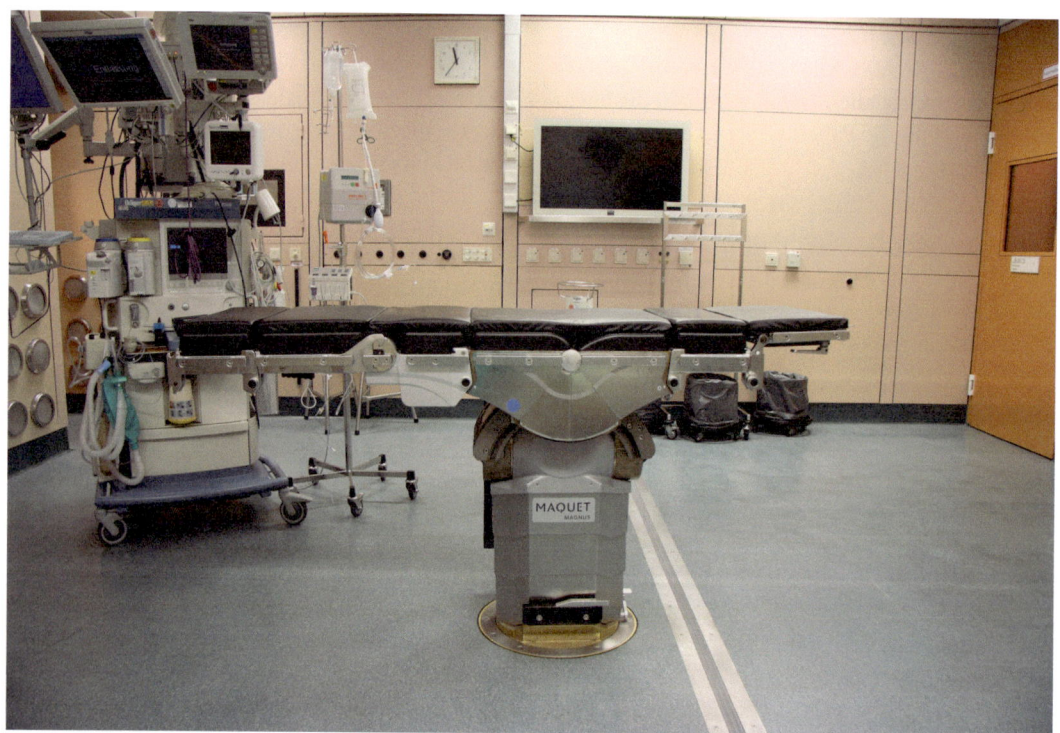

◘ **Abb. 6.22**   Universaltisch (kraniale Position) für Carotis-Lagerung

▪▪ Lagerungsmethode mit der Doppelgelenk-kopfplatte

▪▪ Lagerungsmethode mit dem Ballon

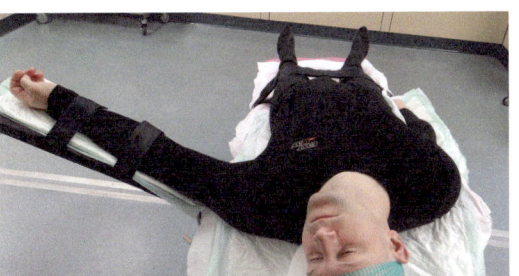

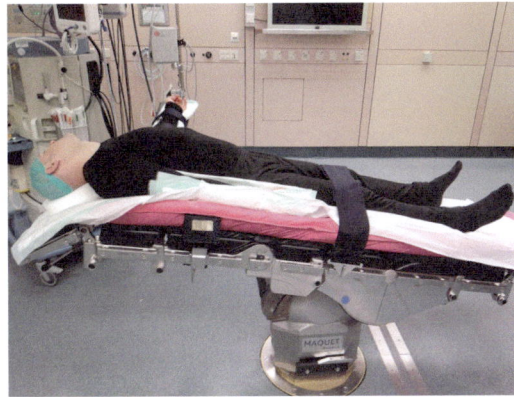

🔲 **Abb. 6.23** Carotis-Lagerung mit der Doppelgelenk-kopfplatte (Kopfansicht)

🔲 **Abb. 6.24** Carotis-Lagerung mit der Doppelgelenk-kopfplatte (Ansicht zur OP-Seite)

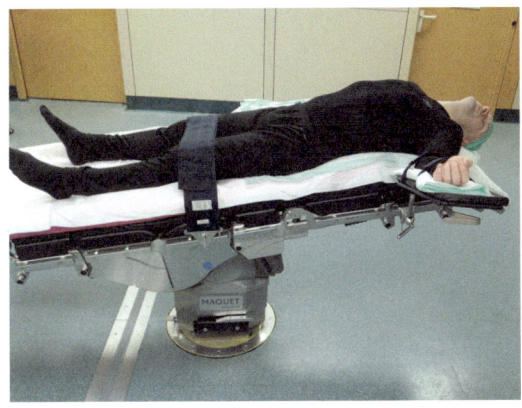

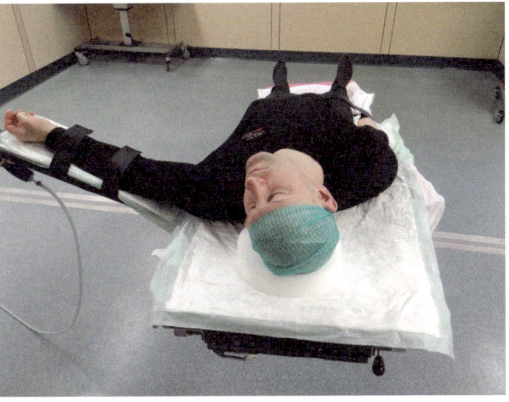

🔲 **Abb. 6.25** Carotis-Lagerung mit der Doppelgelenk-kopfplatte (Ansicht zur Kontra-OP-Seite)

🔲 **Abb. 6.26** Carotis-Lagerung mit dem Lagerungs-ballon (Kopfansicht)

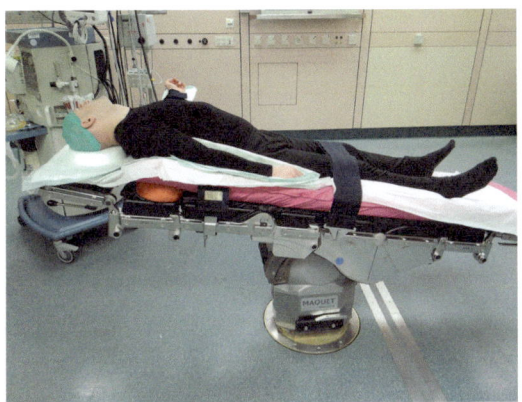

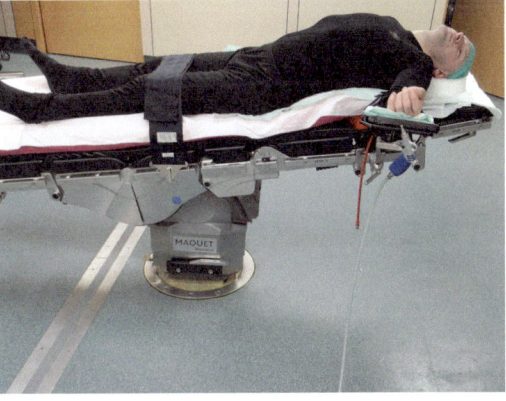

🔲 **Abb. 6.27** Carotis-Lagerung mit dem Lagerungs-ballon (Ansicht zur OP-Seite)

🔲 **Abb. 6.28** Carotis-Lagerung mit dem Lagerungs-ballon (Ansicht zur Kontra-OP-Seite)

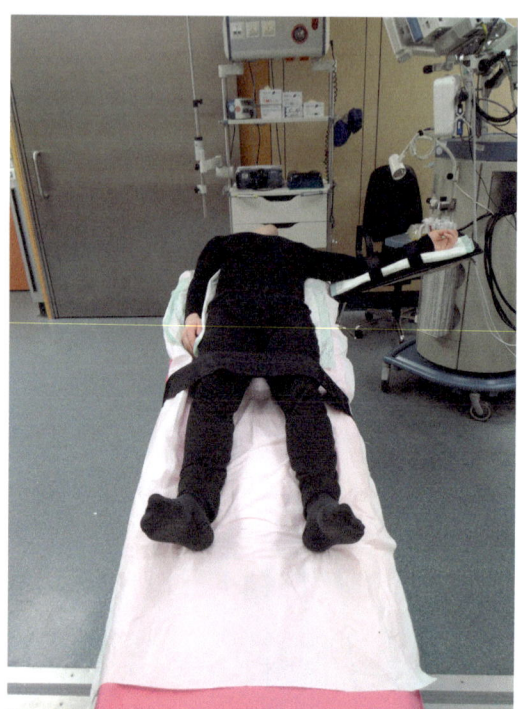

◘ Abb. 6.29   Carotis-Lagerung (Frontalansicht)

Weiterführende Literatur

Dawson DM et al (1989) Perioperative nerve lesions. Archs
        Neurol 46: 1355-1360

Abteilungsspezifische OP-Lagerungen

Sadik Duru, Martin Bodingbauer

© Springer-Verlag GmbH Deutschland, ein Teil von Springer Nature 2018
S. Duru et al. (Hrsg.), *Standards der Patientenlagerung*
https://doi.org/10.1007/978-3-662-57483-6_7

In der klinischen Abteilung für Allgemeinchirurgie am AKH Wien gibt es zwei abteilungspezifische OP-Lagerungen. Diese Lagerungen sind von bestimmten Chirurgen der Abteilung in ihrer Form perfektioniert worden. Für die problemlose Ausführung dieser Lagerungen ist die detaillierte OP-Tisch-Zusammenstellung und Vorbereitung der Lagerungshilfsmittel sehr wichtig. Im folgenden Text wird die Ausführung der folgenden zwei Lagerungstechniken erklärt:

- Akiyama-Lagerung
- Endoskopische Thymektomie-Lagerung

7.1   Akiyama-Lagerung

Abbildungen: ◘ Abb. 7.1, ◘ Abb. 7.2, ◘ Abb. 7.3, ◘ Abb. 7.4.

Die spezielle OP-Lagerungstechnik wird bei thorakaler, abdomineller und zervikaler Ösophagusresektionen nach Akiyama angewendet. Diese Form der OP-Lagerung ermöglicht den Chirurgen, ohne den Patienten umlagern zu müssen, den gleichzeitigen Zugang an drei verschiedenen OP-Gebieten am Bauch, am Brustkorb und am seitlichen Hals (links zervikal). Für die Durchführung dieser Lagerung muss der OP-Tisch unbedingt für die kraniale Position zusammengestellt sein (◘ Abb. 7.1).

▪▪ **Beim Lagern sollte man Schritt für Schritt vorgehen:**
- **Schritt 1:** Vor dem Aufnehmen des Patienten auf dem OP-Tisch wird zuerst ein Lagerungsballon unter der Vakuummatratze platziert. Dieser Ballon sollte maximal an die rechte OP-Tischseite positioniert sein, ebenso auf Brustkorbhöhe und parallel zur OP-Tischkante (◘ Abb. 7.3).
- **Schritt 2:** Der Patienten wird ganz an die rechte OP-Tischkante positioniert, der linke Arm wird auf eine Armstütze ausgelagert und der rechte Arm wird angelegt. Nach der Beendigung der Narkoseeinleitung montiert man den zusätzlich gepolsterten Narkosebogen an der rechten OP-Tischseite. Die richtige Position des Bogens orientiert sich an der Horizontalebene der Schulter (◘ Abb. 7.2, ◘ Abb. 7.3, ► Abb. 8.23).
- **Schritt 3:** Jetzt wird der rechte Arm des Patienten auf den Bauch gelegt. Im Anschluss wird der Thorax durch das Aufblasen des

Ballons in eine aufgedrehte Position gebracht. Bei unzufriedenstellender Thoraxlage muss der Patient entweder noch näher an die rechte OP-Tischkante gezogen oder der Lagerungsballon stärker aufgeblasen werden (► Abb. 8.46). Dadurch wird die Neigung des Rumpfs nach links verstärkt. Anschließend wird ein Polster unter dem rechten Bein platziert, um den lagerungsbedingt entstandenen Niveauunterschied auszugleichen, und zusätzlich werden Schaumstoffringen zwischen den beiden Knien positioniert (◘ Abb. 7.3, ◘ Abb. 7.4, ► Abb. 8.42). Jetzt werden die Seitenhalter zur Sicherung des Ballons jeweils rechts auf Höhe der Schulter und der Hüfte montiert (◘ Abb. 7.2, ◘ Abb. 7.3, ► Abb. 8.26)

❗ **Achtung**
Bei Bedarf muss an der linken Hüfte eine Seitenstütze angebracht werden, damit die Chirurgen durch die montierte Stütze nicht bei ihrer Tätigkeit am Patienten behindert werden. Diese Stütze ist unbedingt in waagerechter Position und so tief wie möglich zu montieren (► Abb. 8.27).

- **Schritt 4:** Die Querstange des Narkosebogens in Richtung des Patientenkopfs drehen und die Neigung des senkrechten Teils etwa an der Kopfmitte orientiert fixieren. Die Höhe der Unterkante des Narkosebogens muss ca. 3–5 cm Abstand zum hochgelagerten Unterarm des Patienten aufweisen (◘ Abb. 7.2). Im Anschluss wird der komplette rechte Arm **zu zweit** mit Rollwatte **(mindestens zweischichtig)** umwickelt. Dann muss der Abstand des Unterarms zur Querstange des Narkosebogens durch Paralleles hochgehalten **(mit um ca. 90° gebeugtem Ellenbogen)** zur Unterkante der Querstange getestet und bei Bedarf die Lage des Narkosebogens anpasst werden. Danach werden zwischen dem Oberarm und der senkrechten Stange vom Narkosebogen zwei Schaumstoffringe platziert und der Arm durch eine Person in Position gehalten (◘ Abb. 7.2, ◘ Abb. 7.3, ◘ Abb. 7.4). *Der Arm darf nicht mehr als 90° kranial gedehnt werden und auf keinen Fall Kontakt zum Narkosebogen haben (cave: Plexus brachialis)* (◘ Abb. 7.3).
- **Schritt 5:** Im Anschluss muss der rechte Arm des Patienten von einer weiteren Person mit lockerer Schultergelenkslage **ohne Zugaus-**

übung von der Hand bis zur Mitte des Oberarmes mit Peha-haft Fixierbinde fixiert werden (◘ Abb. 7.2).

> **❶ Achtung**
> In dieser Phase der Lagerung muss der rechte Arm des Patienten wegen Verrenkungsgefahr (Luxation) bis zur Beendigung des Wickelvorgangs unbedingt durch eine zusätzliche Person in physiologischer Position (an Körperlage angepasst) gesichert werden. Dabei wird der Arm mit gebeugtem Ellenbogen und lockerer Schultergelenkslage parallel zur Unterkante der Querstange in Position gehalten. Beim Wickeln darf am Peha-haft kein Zug ausgeübt werden (cave: N. radialis, N. ulnaris, N. medianus).
> Damit bei Bedarf die Durchblutungskontrolle des Arms möglich ist, müssen die Fingerspitzen frei ersichtlich sein.

> **Praxistipp**
>
> Um den Zug und dadurch die ungewollte Kompression des Arms mit der Peha-haft Fixierbinde zu vermeiden, muss beim Wickeln zuerst das vordere Ende der Fixierbinde mit einer Hand patientenseitig festgehalten und mit der anderen Hand ausgerollt werden. Das ausgerollte Peha-haft wird im Anschluss sanft um den rechten Arm gewickelt. Diese Vorgangweise muss bei jeder Wickelrunde wiederholt werden.

- **Schritt 6:** Zum Schluss wird für den zervikalen Zugang der Kopf des Patienten leicht überstreckt und sanft nach rechts gedreht (◘ Abb. 7.2).

> **Praxistipp**
>
> Um die Stabilität der Lagerung und vor allem die Möglichkeit der für die Durchführung des Eingriffs notwendigen starken Kippung (je nach OP-Stelle rechts oder links) zu überprüfen, muss eine Kippprobe durchgeführt werden. Diese sollte unbedingt vor der Desinfektion der Haut geschehen.

> **❶ Achtung**
> Zum Zurücklagern sollte man unbedingt zuerst die Fixierung des rechten Arms lösen und dann erst den Lagerungsballon ablassen (cave: Plexus brachialis).

Die Kriterien der Akiyama-Lagerung sind folgendermaßen:

▪▪ OP-Tischaufbau:
Universaltisch (kraniale Position) (◘ Abb. 7.1) + Vakuummatratze (lang) *mittelhart* (▶ Abb. 8.60)

▪▪ Patientenlage:
- **Kopf:** Der Kopf liegt auf einem Kopfring in leicht überstreckter und sanft nach rechts gedrehter Lage. Wegen der abduzierte Lage des linken Arms darf die nach rechts gedrehte Lagerung des Kopfes nicht übertrieben sein (cave: Plexus brachialis) (◘ Abb. 7.2, ▶ Abb. 8.42).
- **Arme:** Der **linke Arm** wird auf eine Armstütze, die nicht tiefer als die Tischauflageoberkante montiert ist, positioniert (◘ Abb. 7.2, ▶ Abb. 8.34). Die Abduktion darf nicht mehr als 90° sein (cave: Plexus brachialis). Um eine mögliche falsche Lage des Arms zu vermeiden, müssen der gesamte Arm und die Hand komplett auf der Armstütze aufliegen und der Ellenbogen muss dabei leicht gebeugt sein (cave: N. radialis, N. ulnaris, N. medianus).
- Die Hand in Supination lagern (N. ulnaris) und immer **sanft** angurten (cave: N. medianus) (◘ Abb. 7.2, ◘ Abb. 7.4).
- Der **rechte Arm** wird gut gepolstert und an einem zusätzlich gepolsterten Narkosebogen mit Peha-haft Fixierbinde sanft hochgelagert (cave: Plexus brachialis, N. radialis, N. ulnaris, N. medianus) (◘ Abb. 7.2, ▶ Abb. 8.23). Die Flexion der Schulter muss an die Mitte des Patientenkopfes angepasst sein, dabei darf der Arm nicht über der Horizontalebene des Schulterblattes positioniert werden. Der Ellenbogen ist in gebeugter Lage mit ca. 90°-Beugung zu lagern (◘ Abb. 7.2, ◘ Abb. 7.3, ◘ Abb. 7.4).
- **Beine:** Das rechte Bein liegt in leicht aufgedrehter Neutralstellung, das Linke an die Körperlage angepasst mit leicht gebeugtem Knie. Um eine durch die Körperposition verursachte Fehllage der Beine zu vermeiden,

müssen zwischen den Knien Schaumstoffringen eingelegt werden (cave: N. peroneus). Am Ende werden die Beine am Ober- und Unterschenkel mit Körpergurten sanft fixiert (❏ Abb. 7.3, ❏ Abb. 7.4, ▶ Abb. 8.21).

> ❯ Bei Bedarf wird der Patient vom Hals bis zum Schambein sowie an der rechten Achsel rasiert. Für den abdominellen und zervikalen Teil wird der Patient extrem nach rechts, für den thorakalen Teil nach links gekippt. (Die Lagerung wird erst nach der Beendigung der Intubation durchgeführt.)

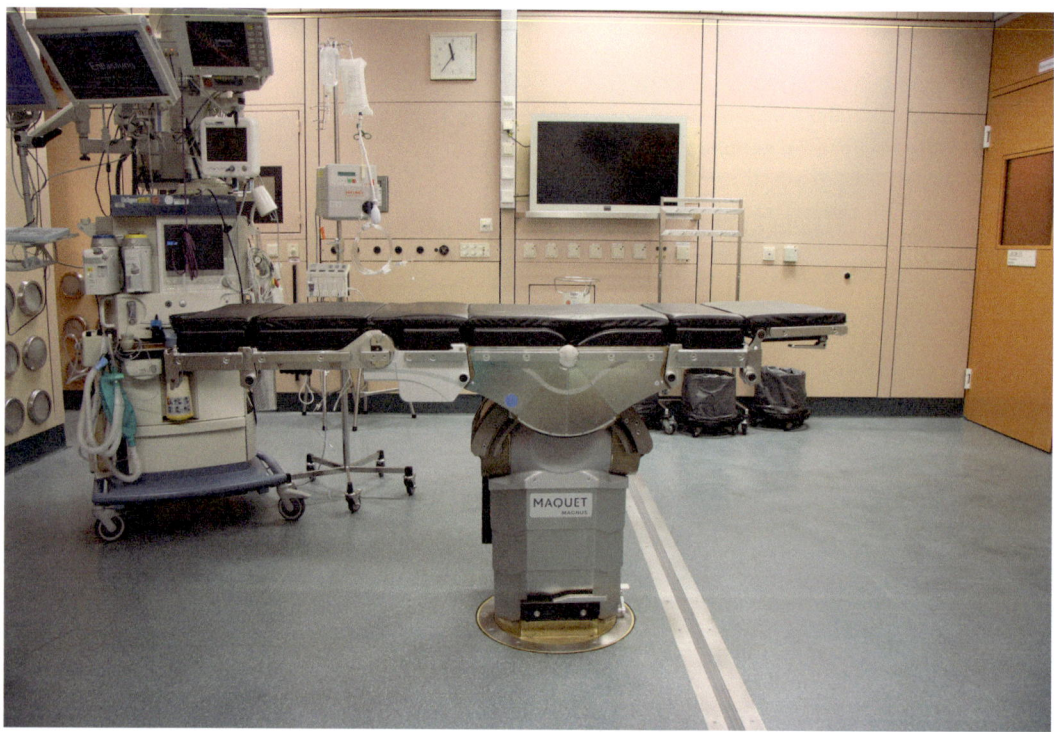

❏ **Abb. 7.1**   Universaltisch (kraniale Position) für Akiyama-Lagerung

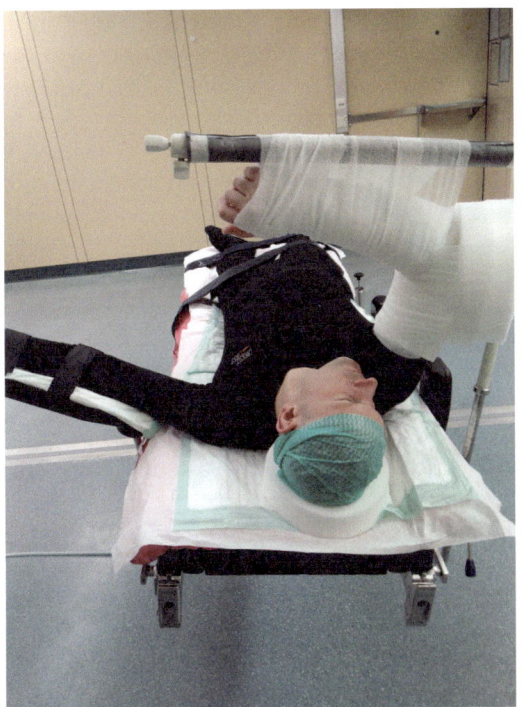

● **Abb. 7.2**   Akiyama-Lagerung (Kopfansicht)

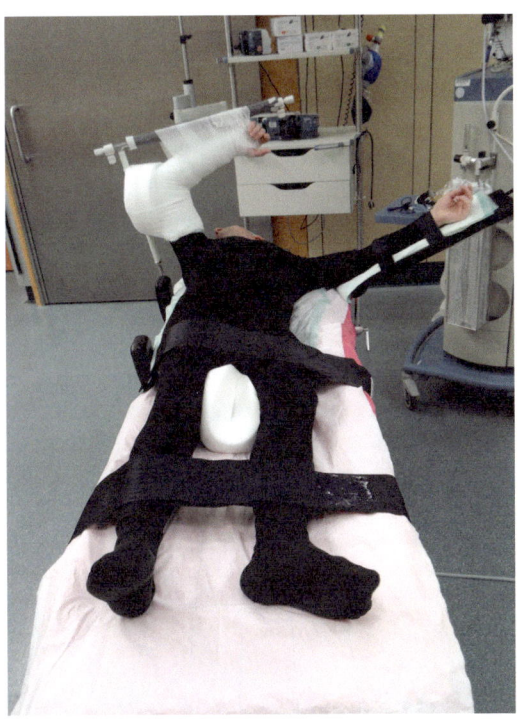

● **Abb. 7.4**   Akiyama-Lagerung (Frontalansicht)

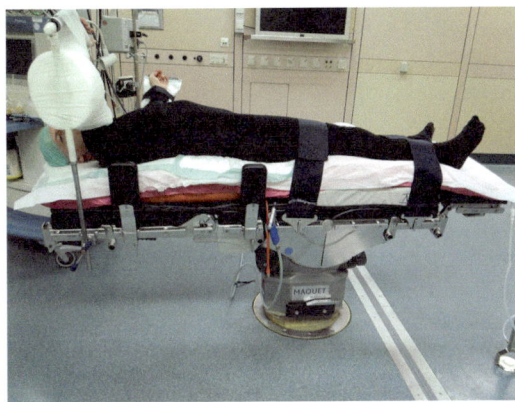

● **Abb. 7.3**   Akiyama-Lagerung (Ansicht zur OP-Seite)

7.2   Endoskopische Thymektomie-Lagerung

Abbildungen: ◘ Abb. 7.5, ◘ Abb. 7.6, ◘ Abb. 7.7, ◘ Abb. 7.8, ◘ Abb. 7.9.

Die endoskopische Thymektomie-Lagerung wird auch als **Myasthenia-gravis-Lagerung** bezeichnet. Sie kommt in der endokrinen Chirurgie, für operative Behandlung einer Myasthenia gravis zur Anwendung. Bei der Durchführung dieser Lagerung sind, für einen ungehinderten Zugang des Chirurgen zum OP-Gebiet, die Positionen des Thoraxes und der Arme besonders wichtig. Da der Zugang der Trokare (Punktionsinstrumente in der minimal-invasiven Chirurgie zur Einführung der Instrumente in die Körperhöhle) im Thorax liegt und dieser zwischen den Rippen gesetzt wird, müssen die Arme des Patienten maximal unterm Rückenniveau liegend gelagert sein (◘ Abb. 7.6, ◘ Abb. 7.7, ◘ Abb. 7.8, ◘ Abb. 7.9). Um diese Position der Arme leichter zu erreichen, wird vor dem Auflegen des Patienten auf dem OP-Tisch unter der Vakuummatratze ein Lagerungsballon platziert und aufgeblasen (▶ Abb. 8.46).

Der Ballon muss dabei unbedingt an der Brustwirbelsäule (BWS) von kranial aus gesehen orientiert, exakt in der Mitte des OP-Tisches und parallel zur OP-Tischkante in Rückenhöhe positioniert werden.

▪▪ Die Durchführung der „Myasthenia-gravis-Lagerung" ist folgendermaßen:

Für eine zweckmäßige Durchführung dieser Lagerung muss der Patient mit dem Kopf genau an der oberen Kante des OP-Tisches orientiert positioniert werden (◘ Abb. 7.6). Außerdem sollte man den Patienten, um auch nach dem Aufblasen des Lagerungsballons eine stabilere Lage zu gewähren, exakt in der OP-Tischmitte liegend aufnehmen. Im nächsten Schritt werden die Arme des Patienten mit den Armstützen seitlich in Parallelstellung zur OP-Tischkante gebracht und die Höhe der Armstützen verringert. Nach diesem Vorgang wird der Ballon aufgeblasen und die Patientenlage je nach Bedarf korrigiert.

Durch das Aufblasen des Lagerungsballons muss der gesamte Brustkorb in die Höhe gedrückt werden und die Schultern müssen leicht nach hinten fallen (◘ Abb. 7.6, ◘ Abb. 7.9). Wenn das nicht der Fall ist **(cave: der Ballon muss wie oben beschrieben exakt positioniert sein!)**, muss entweder der Ballon stärker aufgeblasen oder der Patient leicht kranial oder kaudal verschoben werden. Bei möglicher instabilen Lage des Patienten ist dieser durch seitliche Verschiebung mittiger zu positionieren. Jetzt müssen die Arme des Patienten für einen ungehinderten Zugang mit den Stabinstrumenten maximal unter das Rückenniveau gesenkt werden (◘ Abb. 7.7, ◘ Abb. 7.8). Dabei dürfen die Oberarme nicht an der OP-Tischkante aufliegen. Bei Bedarf muss an dieser Stelle beidseitig eine Mulde in die Vakuummatratze geformt oder zusätzlich mit Watte gepolstert werden (cave: N. radialis). Außerdem ist auf die gute Polsterung der Ellenbogen zu achten (cave: N. ulnaris). Die Hände werden in Pronation positioniert und sanft angegurtet. Zum Schluss wird der Kopf leicht nach hinten überstreckt gelagert und die Beine über dem Oberschenkel mit Körpergurt fixiert (◘ Abb. 7.6, ◘ Abb. 7.7, ◘ Abb. 7.8, ◘ Abb. 7.9).

Die Kriterien der Myasthenia-gravis-Lagerung sind:

▪▪ OP-Tischaufbau:

Universaltisch (kraniale Position) (◘ Abb. 7.5) + Vakuummatratze (lang) *mittelhart* (▶ Abb. 8.60)

▪▪ Patientenlage:

— **Kopf:** Auf einem Kopfring in einer achsengerechten, leicht überstreckten Lage. Dabei muss dieser zwecks linearer Anzeichnung der Schnittführung in Neutralstellung und das Kinn mit dem Sternum in gleicher Achse liegen (◘ Abb. 7.6, (▶ Abb. 8.42).
— **Arme:** Sie werden auf Armstützen, die nicht tiefer als die Tischauflageoberkante montiert sind, angelagert. Dabei müssen die Armstützen so nah wie möglich und parallel zur OP-Tischkante gedreht positioniert werden (◘ Abb. 7.6, ◘ Abb. 7.7, ◘ Abb. 7.8, ◘ Abb. 7.9, (▶ Abb. 8.34).
— Die Oberarme dürfen keinen Kontakt zur OP-Tischkante haben. Bei Bedarf an dieser Stelle eine Mulde in die Vakuummatratze formen (cave: N. radialis). Die Ellenbogen müssen leicht gebeugt auf OP-Tischniveau gelagert sein. Auf die gute Polsterung achten (cave: N. ulnaris). Um eine mögliche falsche Lage der Arme und der Hände zu vermeiden, müssen diese vollständig auf den Armstützen aufliegend gelagert werden (cave: N. radialis, N. ulnaris, N. medianus). Die Hände in Pronation lagern und immer **sanft** angurten

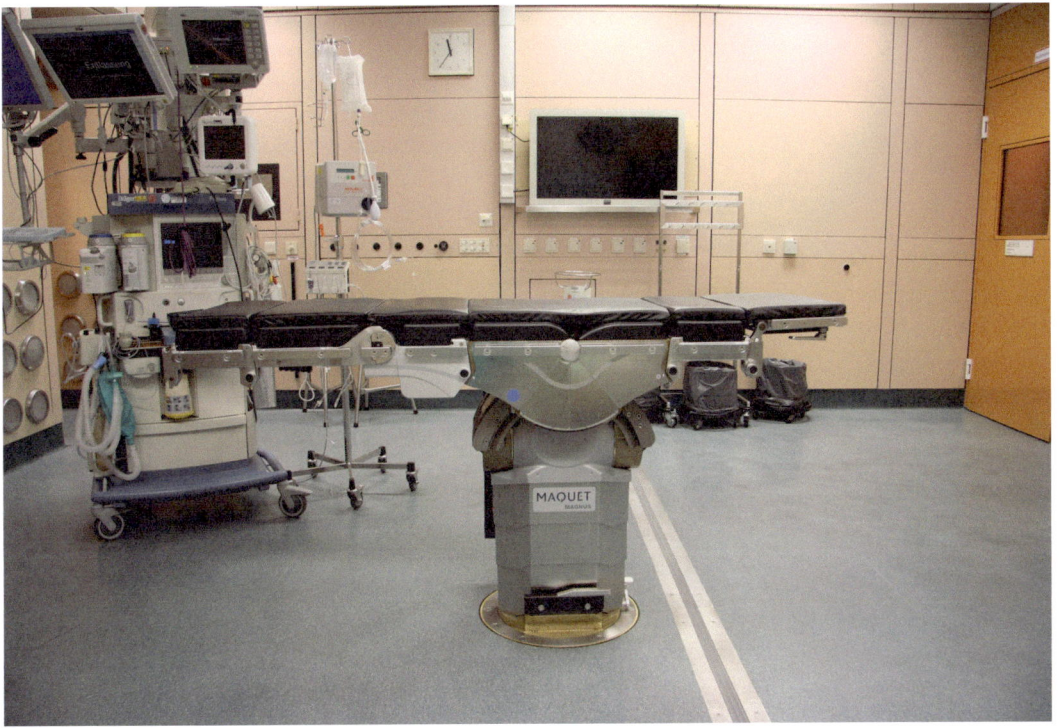

Abb. 7.5 Universaltisch (kraniale Position) für Myasthenia-gravis-Lagerung

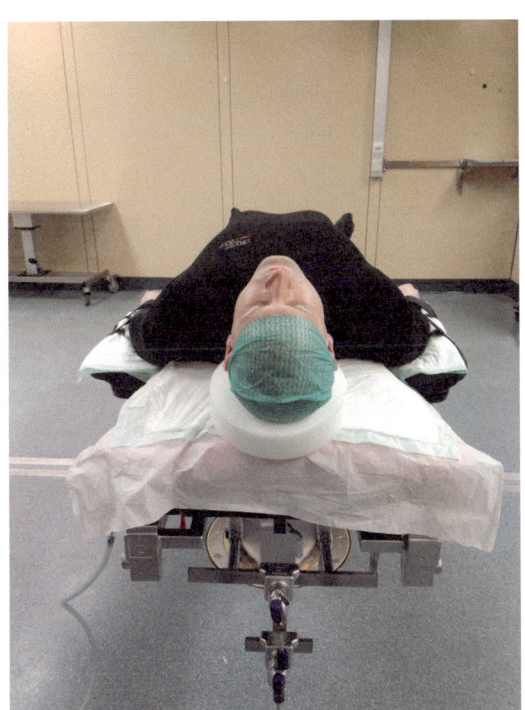

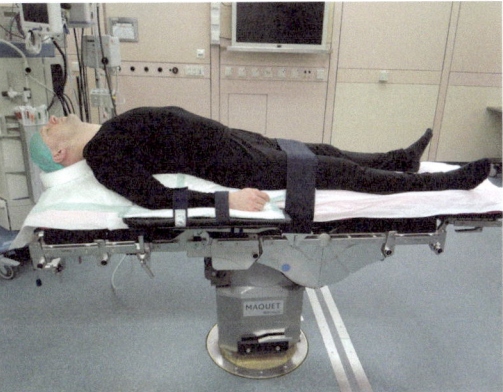

Abb. 7.7 Myasthenia-gravis-Lagerung (Seitenansicht von rechts)

Abb. 7.6 Myasthenia-gravis-Lagerung (Kopfansicht)

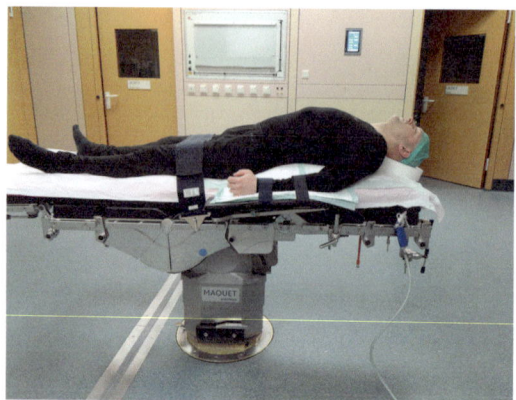

Abb. 7.8 Myasthenia-gravis-Lagerung (Seitenansicht von links)

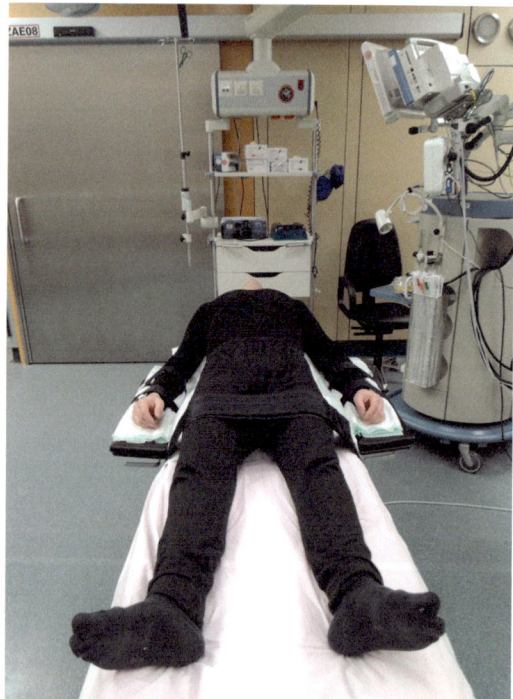

Abb. 7.9 Myasthenia-gravis-Lagerung (Frontalansicht)

(cave: N. medianus) (■ Abb. 7.6, ■ Abb. 7.7, ■ Abb. 7.8, ■ Abb. 7.9).

— **Beine:** Die Beine werden in Neutralstellung gelagert. Dabei ist zu beachten, dass die Knie nicht durchgestreckt sind und die Fersen weich gelagert sind (cave: N. peroneus). Bei Bedarf kann man je nach Patientenzustand oder Lage entweder durch leichtes Absenken des Fußteiles oder Positionierung einer Halb- und Fersenrolle eine mögliche Durchstreckung der Beine vermeiden. Zum Schluss werden die Beine über dem Oberschenkel mit Körpergurt fixiert (■ Abb. 7.7, ■ Abb. 7.8, ■ Abb. 7.9, (▶ Abb. 8.21).

❯ Bei Bedarf muss der Patient vom Hals bis zum Nabel und an den beiden Achseln enthaart werden. (Die Lagerung wird erst nach der Beendigung der Intubation durchgeführt.)

Weiterführende Literatur

Kühlmayer R (2001) Zum Ösophagusersatz durch einen isoperistaltischen Magenschlauch nach Akiyama. European Surgery – Springer Journals, Acta Chir. Austiaca 33(6): 313

Der Operationstisch (OP-Tisch)

Sadik Duru

© Springer-Verlag GmbH Deutschland, ein Teil von Springer Nature 2018
S. Duru et al. (Hrsg.), *Standards der Patientenlagerung*
https://doi.org/10.1007/978-3-662-57483-6_8

In den OP-Sälen und ambulanten Eingriffsräumen haben verschiedene OP-Tischsysteme in zwei Ausführungen, die stationäre und mobile, ihre Anwendung. Diese OP-Tischsysteme bestehen in erste Linie aus einer nicht umbaubaren Basislagerfläche und vielen modularen Zubehören (Abb. 8.3). An diesen nicht veränderbaren Teil des OP-Tisches werden die OP-Tischsäule und der OP-Tischtransporter angedockt (Abb. 8.5, Abb. 8.6). Der Umbau des OP-Tisches muss am Basisteil orientiert durchgeführt werden (Abb. 8.1). Das ist aber von der Art und der Technik des OP-Eingriffs abhängig (▶ Abschn. 8.2). Hier sind die richtige Ausschreibung der Lagerung und die rechtzeitige Einholung der Informationen über den bevorstehenden Eingriff von großer Bedeutung. Denn sobald der Patient auf dem OP-Tisch liegt, wird der Umbau des OP-Tisches unmöglich. In so einem Fall müsste man den Patienten auf einen anderen umgebauten OP-Tisch umbetten. Dieser Vorgang würde aber für den Patienten und das Team unnötigen Stress und eine zusätzliche Belastung bedeuten, was natürlich durch bessere Kommunikation innerhalb des OP-Teams einfach vermeidbar ist.

Die Steuerung der OP-Tische erfolgt mittels einer akkubetriebenen IR-Fernbedienung (Abb. 8.4). Für Notfälle gibt es aber auch ein direkt in der OP-Tischsäule integriertes Bedienelement, hier kann man fast alle Funktionen, die mit der Fernbedienung möglich sind, bedienen. Es muss außerdem in der Abteilung auch eine mit allen OP-Tischsäulen kompatible und mit einem Kabel direkt anschließbare Ersatzfernbedienung vorhanden sein. Mit dieser und dem an der Lafette integrierten externen Akkueinschub kann man einige Bewegungen des OP-Tisches, wenn auch nur eingeschränkt, bedienen, ohne an der OP-Tischsäule andocken zu müssen (Abb. 8.7). Dies sind die fuß- und kopf-tiefe Neigung oder das Aufsetzung und Absenkung des Kopf- bzw. Fußteils.

In den folgenden Teilen des Kapitels werden die Zusammenstellungsmöglichkeiten des in der Abteilung verwendeten MAGNUS OP-Tischsystems der Firma Maquet für die allgemein-, transplantations- und gefäßchirurgische OP-Lagerungen dargestellt (▶ Abschn. 8.1, ▶ Abschn. 8.2). Am Ende des Kapitels sind die für die Lagerungen als OP-Tischauflage verwendeten verschiedenen Vakuummatratzenformen abgebildet (▶ Abschn. 8.3).

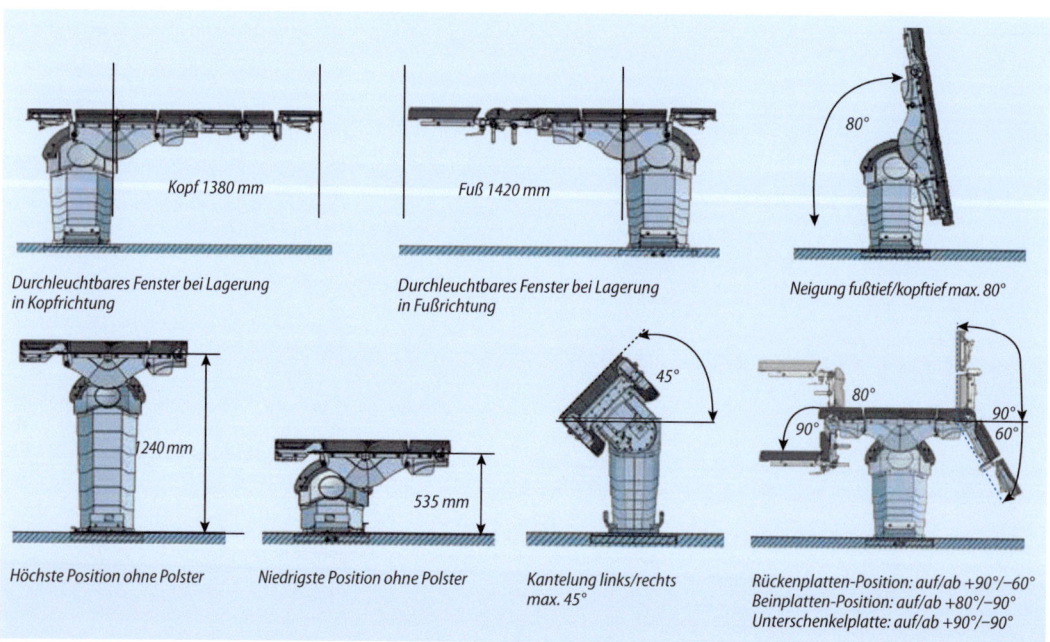

 Abb. 8.1   Konstruktionsübersicht (Quelle: MAQUET GmbH)

> ❶ **Achtung**
> Wegen der Gefahr des „Blindlagerns" dürfen die eingekreisten Funktionen auf der OP-Fern-
> bedienung (außer im extremen Fall) intraoperativ nicht bedient werden (◘ Abb. 8.4). Dies trifft
> besonders bei Lagerungen (Seitenlage, LLDS-, Struma-, Jackknife- und Knie-Ellenbogen-Lage-
> rung) zu, bei denen der Patient mit diesen Funktionen geknickt, überstreck oder aufgesetzt wird
> (▶ Abschn. 5.4, 6.1, 6.2, 6.4, 6.5).

8.1   Maquet MAGNUS OP-Tischsystem

Eine Übersicht über das Tischsystem geben die folgenden Abbildungen: ◘ Abb. 8.1, ◘ Abb. 8.2, ◘ Abb.
8.3, ◘ Abb. 8.4, ◘ Abb. 8.5, ◘ Abb. 8.6, ◘ Abb. 8.7.

Technische Daten		Motorische Verstellungen	
Länge der Universallagerfläche: Kopfseitige Konfiguration mit 1 Gelenkmodul, Rückenplatte, Verlängerungsplatte und Kopfplatte	1945 mm	Höhe (ohne Polster) Stationäre Säule Mobile Säulen	535–1240 mm 565–1270 mm
Länge der Universallagerfläche: Beinseitige Konfiguration mit 1 Gelenkmodul, Kopfplatte und Beinplatten	2055 mm	Neigung kopf-/fußtief	80°/80°
		Kantung links/rechts	45°/45°
Breite der Universallagerfläche	540 mm	Längsverschiebung	460 mm
Breite über Gleitschienen	580 mm	Rückenplatten auf/ab	+90°/−60°
Durchleuchtete Fenster zwischen den Holmen	410 mm	Beinplatten auf/ab	+80°/−60°
		Max. Patientengewicht inkl. Zubehör Stationäre Säulen Mobile Säule 1180.01C0 Mobile Säule 1180.01D0	380 kg 380 kg 250 kg

◘ **Abb. 8.2**   Technische Informationsübersicht (Quelle: MAQUET GmbH)

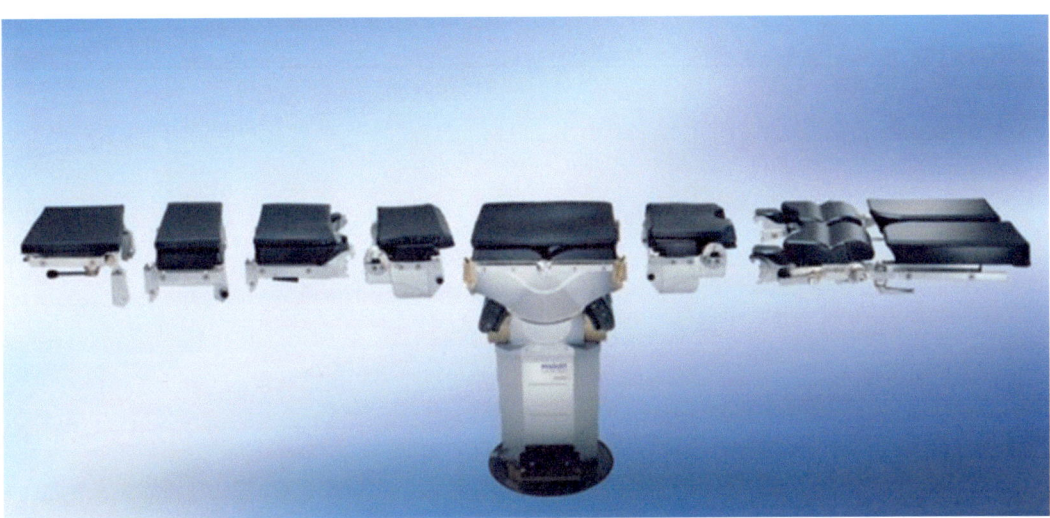

◘ **Abb. 8.3**   OP-Tischbasislagerfläche (diverse Zusammenstellungsmöglichkeiten) (Quelle: MAQUET GmbH)

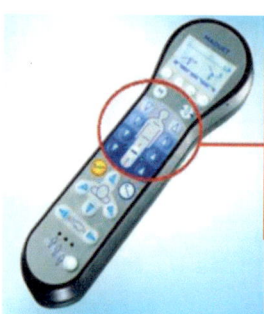

Achtung! Wegen der Gefahr der unübersichtlichen Lageveränderung am Patienten unter der Abeckung darf der markierte Bereich für intraoperative Lagerungsveränderungen außer im extremen Fall nicht bedient werden

◻ **Abb. 8.4** OP-Tisch-Fernbedienung (Quelle: MAQUET GmbH)

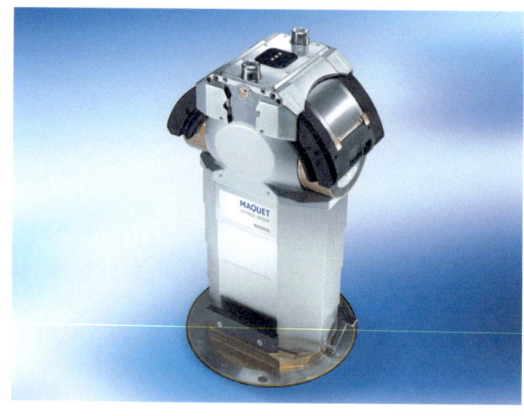

◻ **Abb. 8.5** OP-Tischsäule (Quelle: MAQUET GmbH)

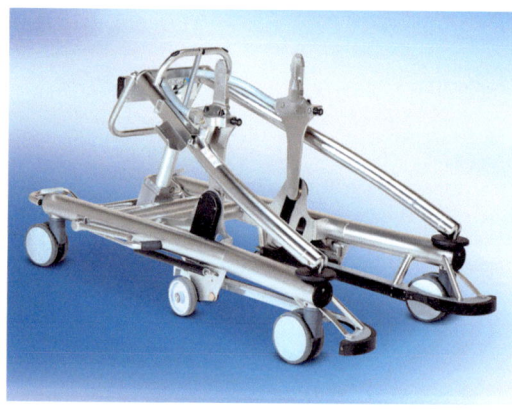

◻ **Abb. 8.6** OP-Tischtransporter (Lafette) (Quelle: MAQUET GmbH)

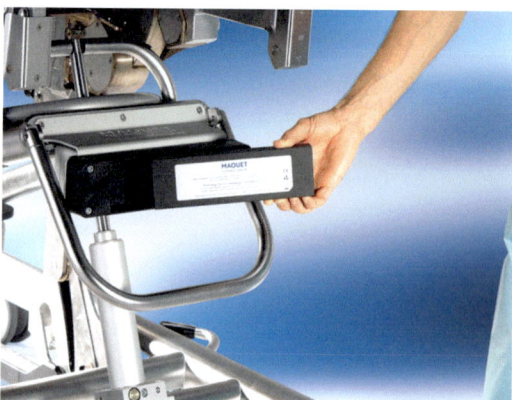

◻ **Abb. 8.7** OP-Tischtransporter (Einschub für externen Akku) (Quelle: MAQUET GmbH)

8

8.1.1 OP-Tischzubehör

Die folgenden Abbildungen zeigen unterschiedliches OP-Tischzubehör: ◘ Abb. 8.8, ◘ Abb. 8.9, ◘ Abb. 8.10, ◘ Abb. 8.11, ◘ Abb. 8.12, ◘ Abb. 8.13, ◘ Abb. 8.14, ◘ Abb. 8.15, ◘ Abb. 8.16, ◘ Abb. 8.17, ◘ Abb. 8.18, ◘ Abb. 8.19, ◘ Abb. 8.20.

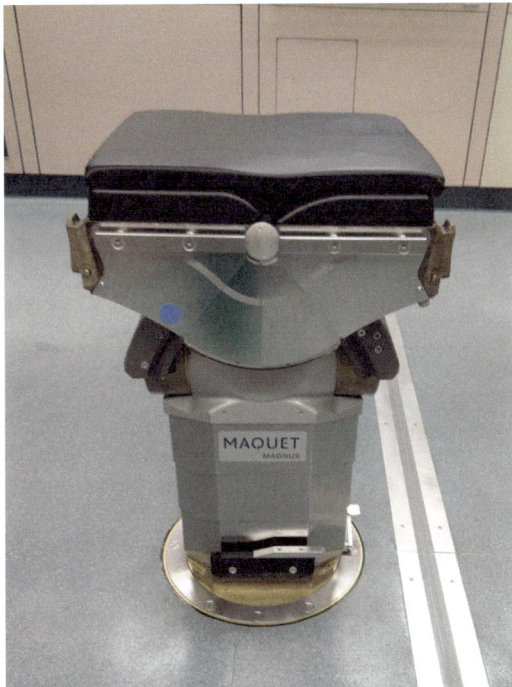

◘ **Abb. 8.8**   OP-Tischbasislagerfläche

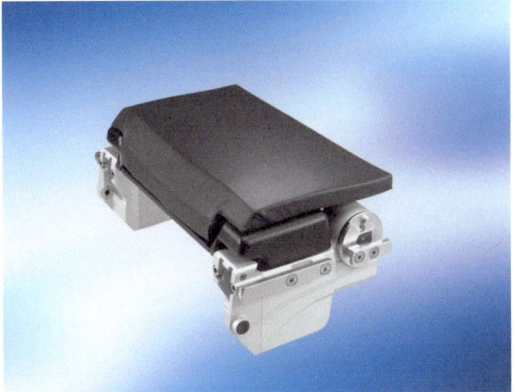

◘ **Abb. 8.9**   Motorisches Gelenkmodul (Quelle: MAQUET GmbH)

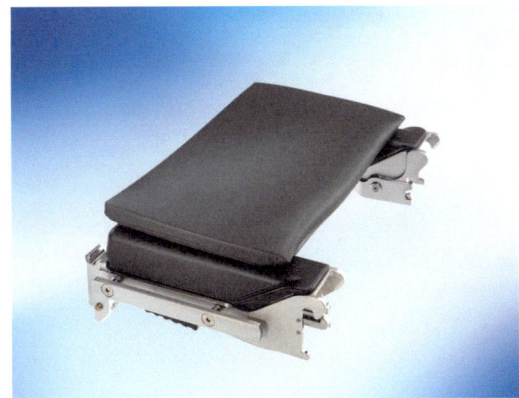

◘ **Abb. 8.10**   Rückenplatte (Quelle: MAQUET GmbH)

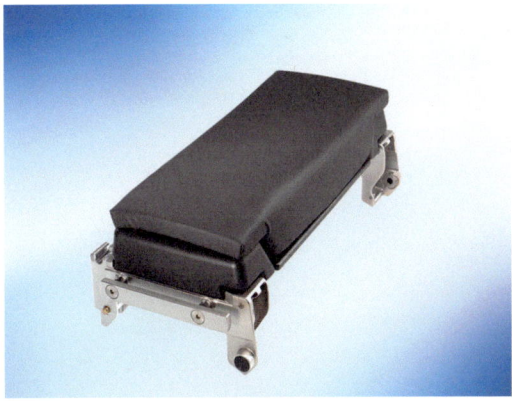

◘ **Abb. 8.11**   Verlängerungsplatte (Quelle: MAQUET GmbH)

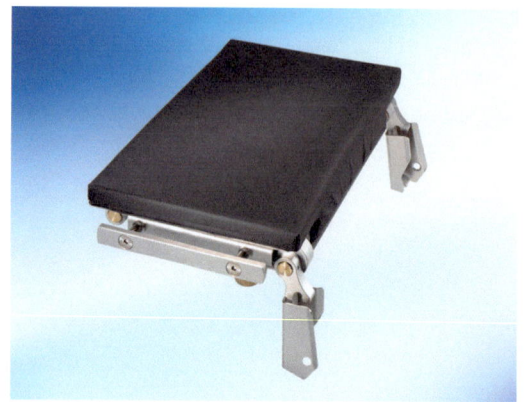

Abb. 8.12 Doppelgelenkkopfplatte
(Quelle: MAQUET GmbH)

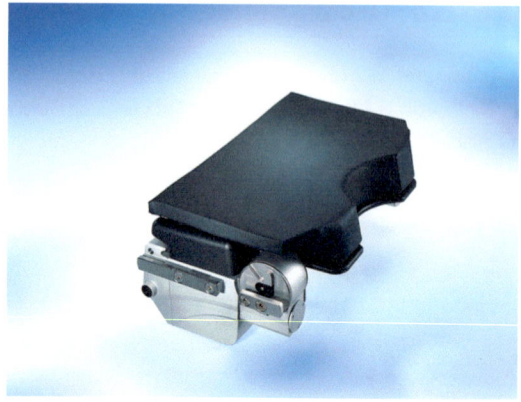

Abb. 8.13 Motorisches Gelenkmodul mit Sakralaus-schnitt (Quelle: MAQUET GmbH)

8

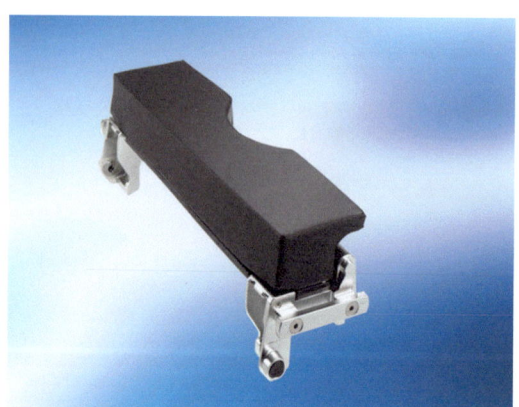

Abb. 8.14 Universalmodul mit Sakralausschnitt
(Quelle: MAQUET GmbH)

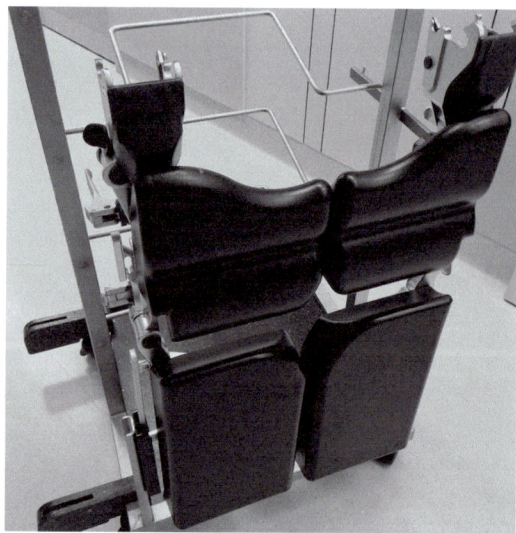

Abb. 8.15 Beinplattenpaar

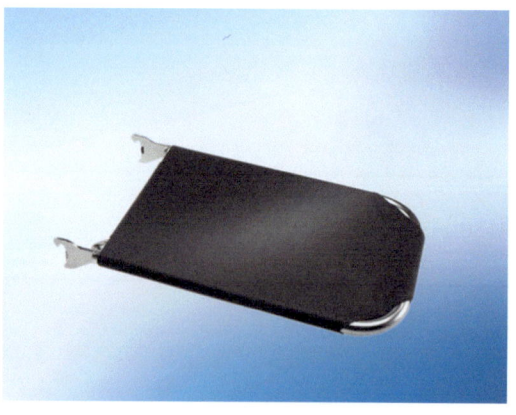

Abb. 8.16 Transferboard (Quelle: MAQUET GmbH)

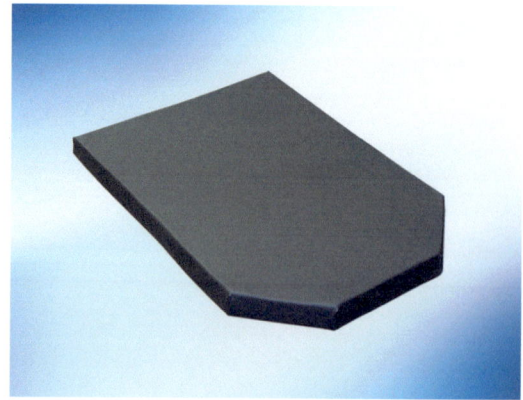

Abb. 8.17 Polster für Transferboard
(Quelle: MAQUET GmbH)

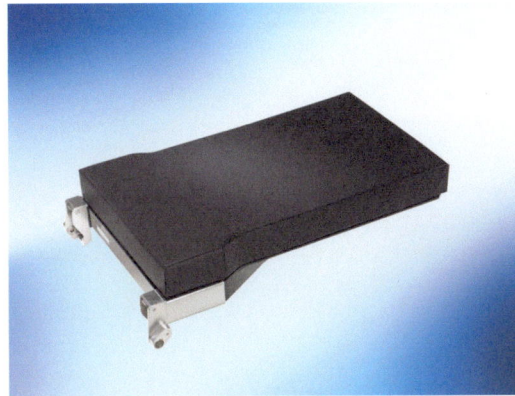

◻ Abb. 8.18 Ansteckplatte (Karbon)
(Quelle: MAQUET GmbH)

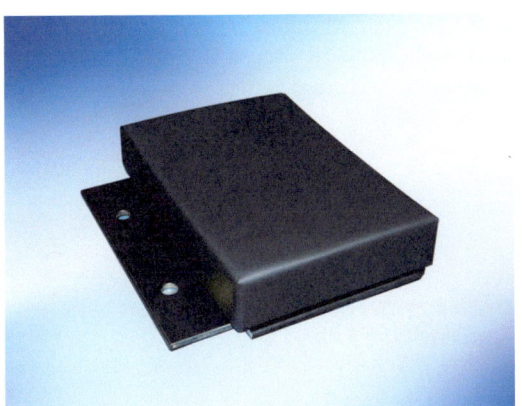

◻ Abb. 8.19 Verlängerungsplatte für Karbontisch
(Quelle: MAQUET GmbH)

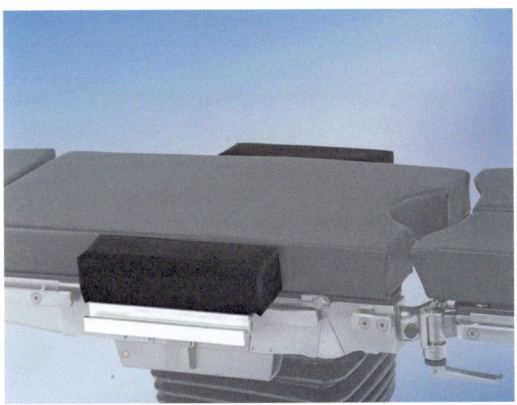

◻ Abb. 8.20 OP-Tisch-Verbreiterung
(Quelle: MAQUET GmbH)

8.1.2 **Lagerungsbehelfe**

Lagerungsbehelfe zeigen die folgenden Abbildungen: ◻ Abb. 8.21, ◻ Abb. 8.22, ◻ Abb. 8.23, ◻ Abb. 8.24, ◻ Abb. 8.25, ◻ Abb. 8.26, ◻ Abb. 8.27, ◻ Abb. 8.28, ◻ Abb. 8.29, ◻ Abb. 8.30, ◻ Abb. 8.31, ◻ Abb. 8.32, ◻ Abb. 8.33, ◻ Abb. 8.34, ◻ Abb. 8.35, ◻ Abb. 8.36, ◻ Abb. 8.37, ◻ Abb. 8.38, ◻ Abb. 8.39, ◻ Abb. 8.40, ◻ Abb. 8.41, ◻ Abb. 8.42, ◻ Abb. 8.43, ◻ Abb. 8.44, ◻ Abb. 8.45, ◻ Abb. 8.46, ◻ Abb. 8.47, ◻ Abb. 8.48, ◻ Abb. 8.49, ◻ Abb. 8.50, ◻ Abb. 8.51.

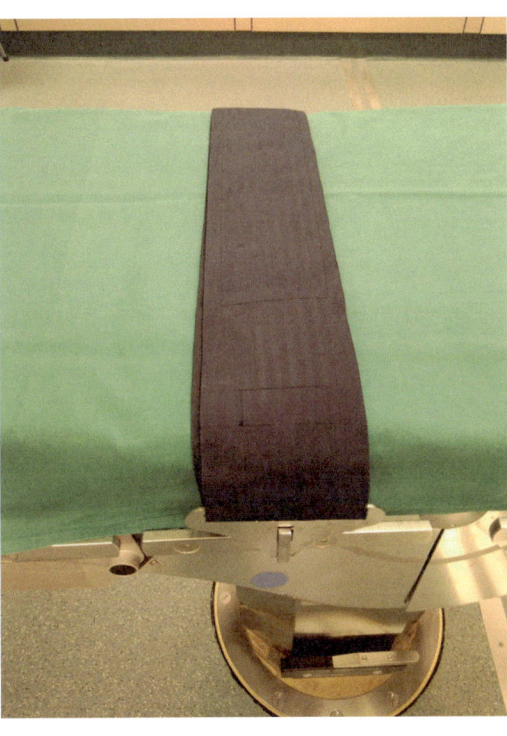

◻ Abb. 8.21 Körpergurt mit Klett

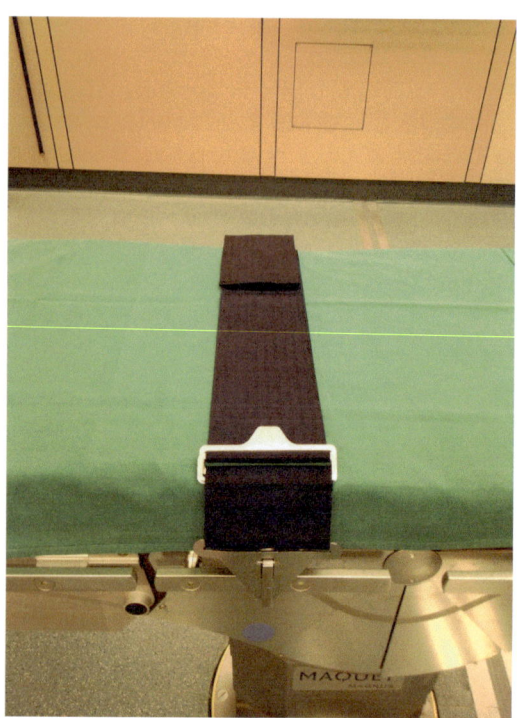

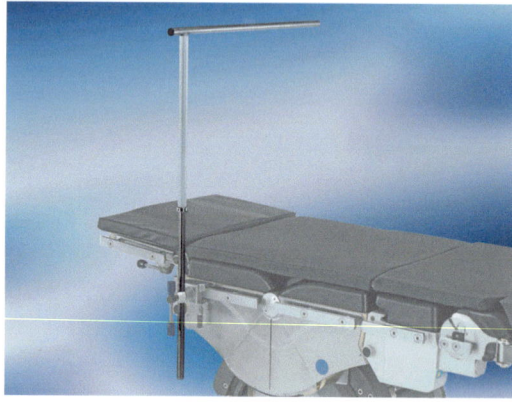

◘ **Abb. 8.23**   Narkosebogen (Quelle: MAQUET GmbH)

◘ **Abb. 8.22**   Körpergurt

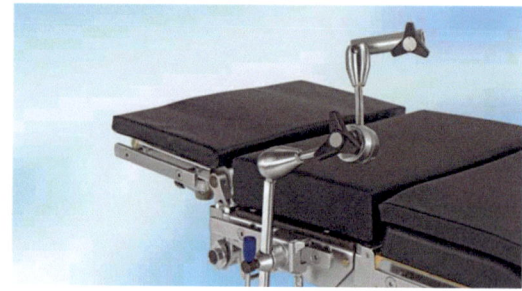

◘ **Abb. 8.24**   Gelenkarm für Körperstützen
(Quelle: MAQUET GmbH)

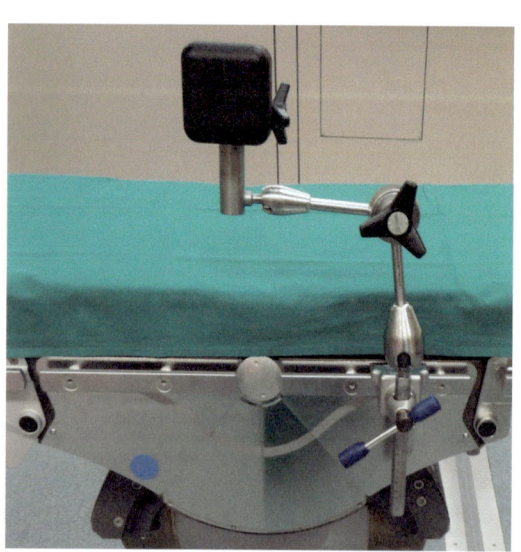

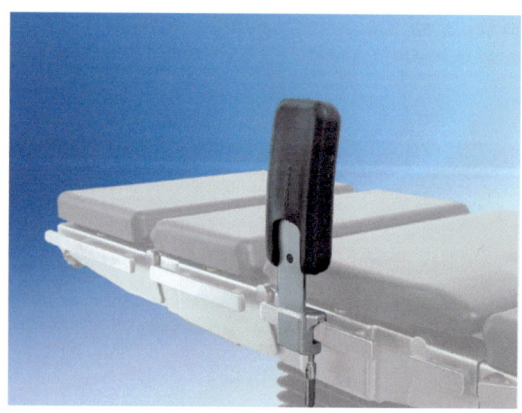

◘ **Abb. 8.25**   Pubis-Sacrum-Sternumstütze

◘ **Abb. 8.26**   Seitenhalter (Quelle: MAQUET GmbH)

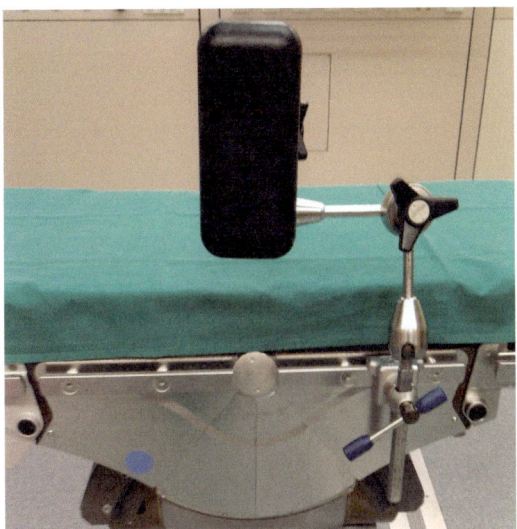

◼ **Abb. 8.27**   Seitenstütze

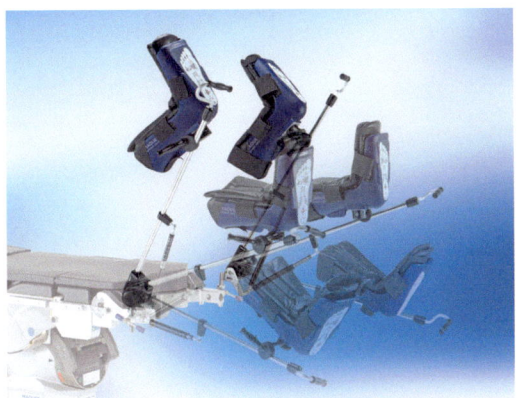

◼ **Abb. 8.28**   Beinhalter mit Einhandbedienung
(Quelle: MAQUET GmbH)

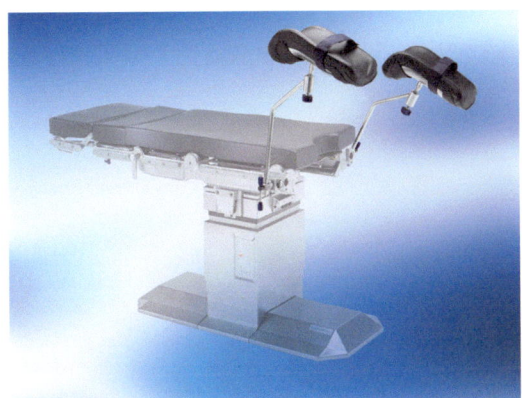

◼ **Abb. 8.29**   Beinhalter nach Göpel
(Quelle: MAQUET GmbH)

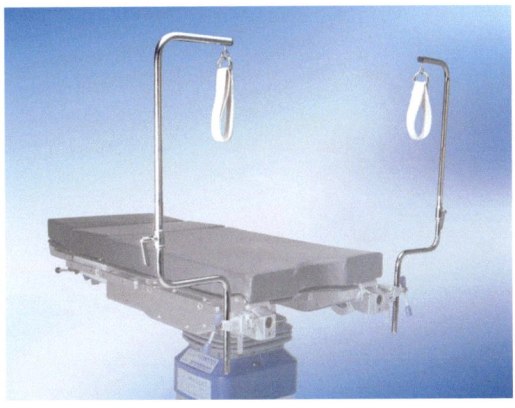

◼ **Abb. 8.30**   Beinhalter mit Fersenschlaufe
(Quelle: MAQUET GmbH)

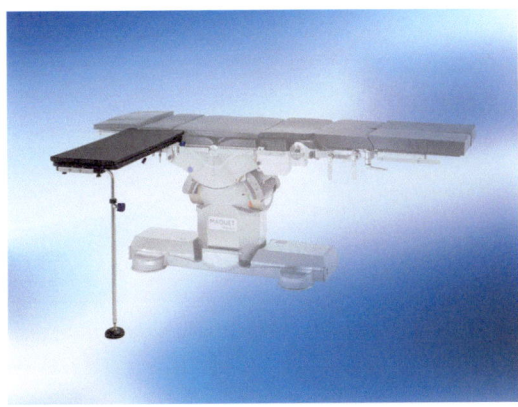

◼ **Abb. 8.31**   Hand-OP-Tisch (Quelle: MAQUET GmbH)

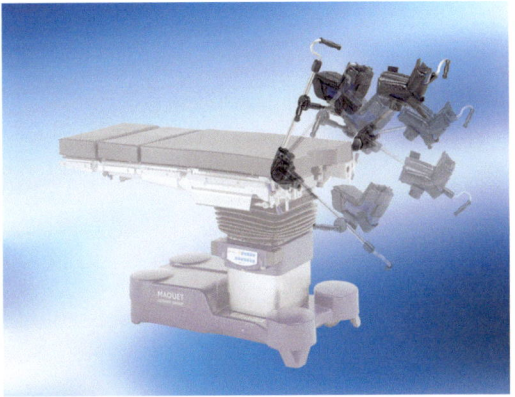

◼ **Abb. 8.32**   Kinder-Beinhalter mit Einhandbedienung
(3–6 Jahre) (Quelle: MAQUET GmbH)

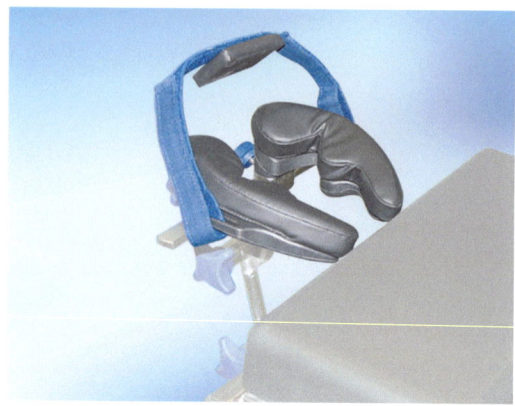

Abb. 8.33 Kopfkalotte (zweiteilig)
(Quelle: MAQUET GmbH)

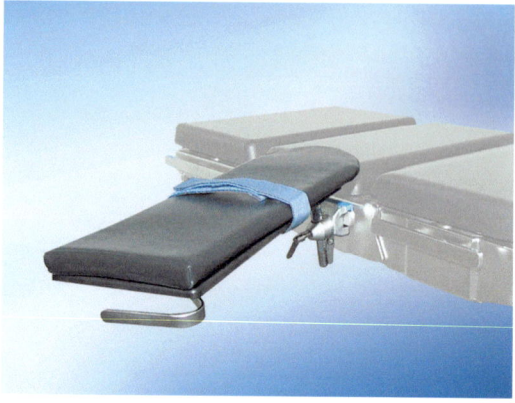

Abb. 8.34 Armstütze mit Einhandbedienung
(Quelle: MAQUET GmbH)

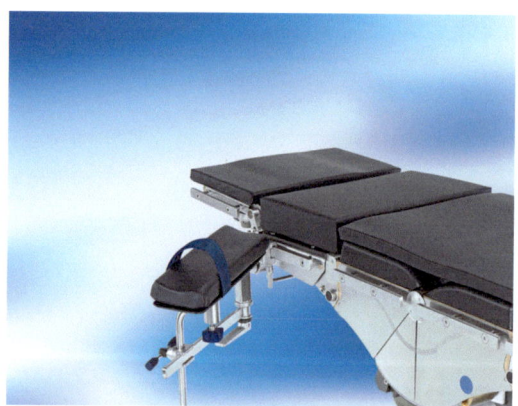

Abb. 8.35 Armstütze (drehbar, längs- und höhenver-
stellbar) (Quelle: MAQUET GmbH)

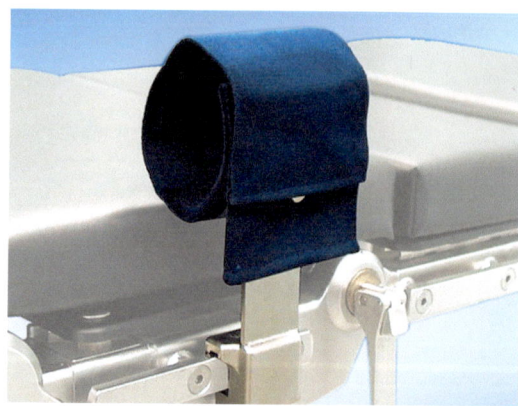

Abb. 8.36 Handfessel mit Klett
(Quelle: MAQUET GmbH)

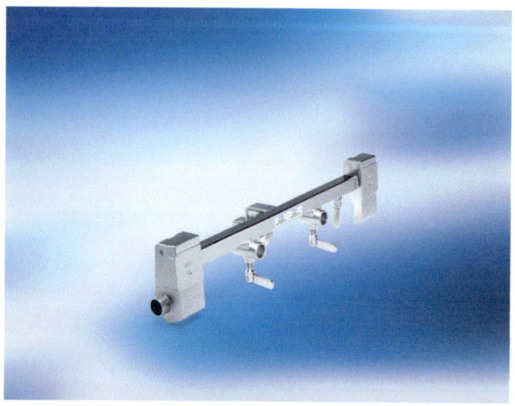

Abb. 8.37 Verbindungsbügel (Quelle: MAQUET GmbH)

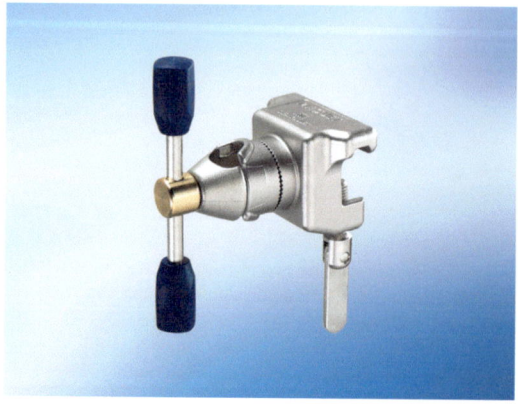

Abb. 8.38 Radialstellkloben (Quelle: MAQUET GmbH)

8

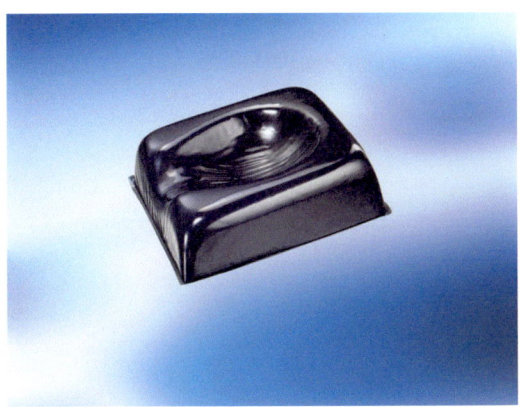

◼ **Abb. 8.39**   Gelkopfpolster (Quelle: MAQUET GmbH)

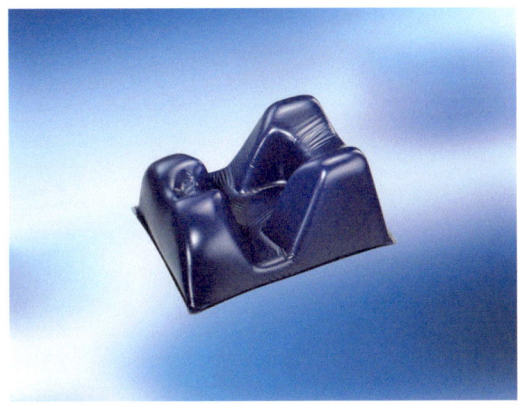

◼ **Abb. 8.40**   Bauchlagerungspolster (Gelausführung) (Quelle: MAQUET GmbH)

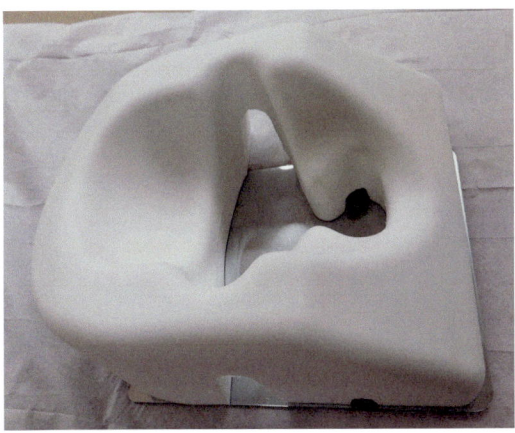

◼ **Abb. 8.41**   Einmal-Bauchlagerungspolster mit Spiegel

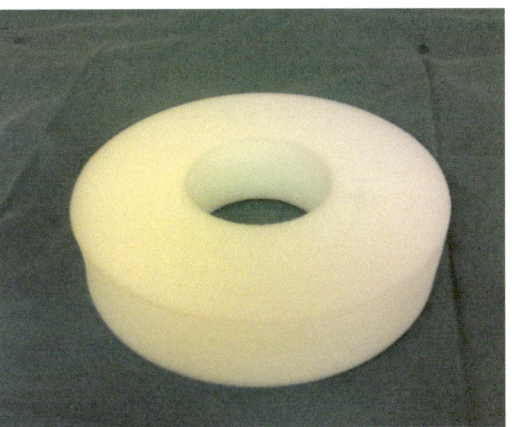

◼ **Abb. 8.42**   Kopfring (Schaumstoffring)

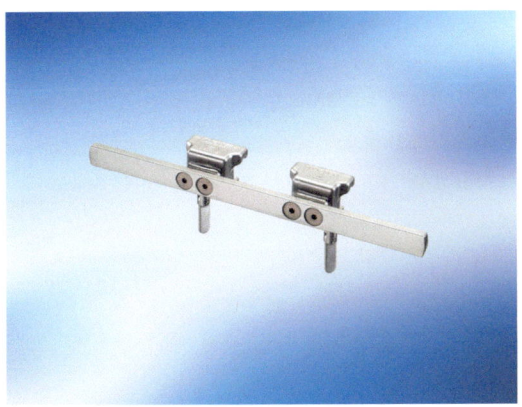

◼ **Abb. 8.43**   Gleitschienenverklammerung (Quelle: MAQUET GmbH)

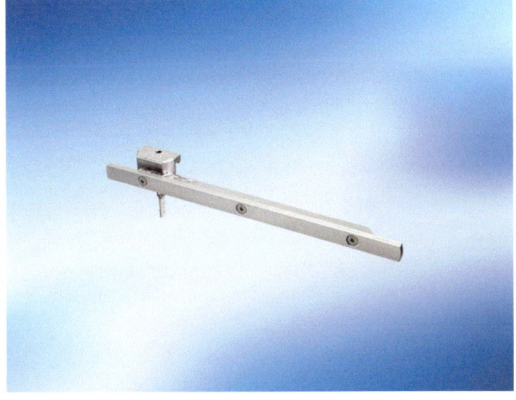

◼ **Abb. 8.44**   Gleitschienenverlängerung (Quelle: MAQUET GmbH)

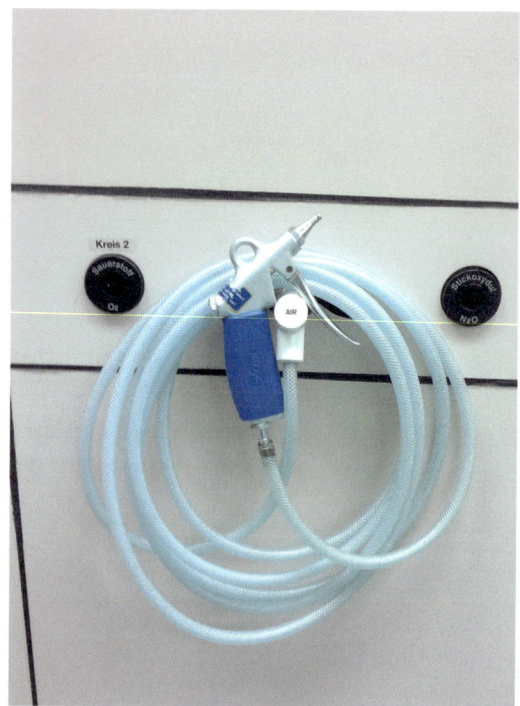

■ **Abb. 8.45**   Druckschlauch

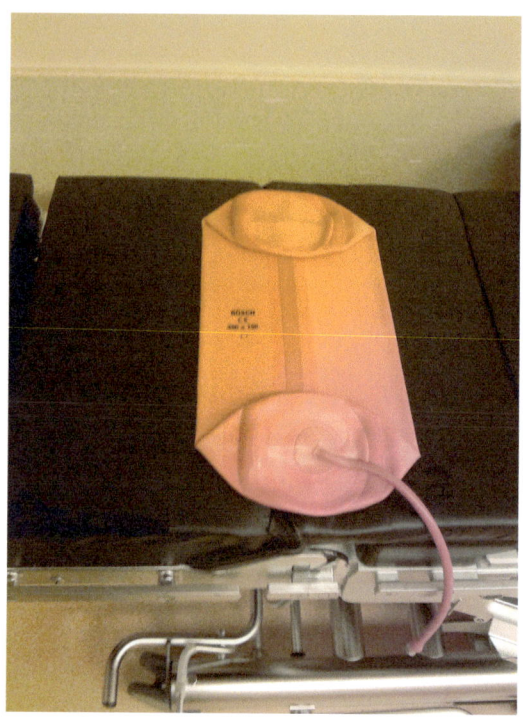

■ **Abb. 8.46**   Lagerungsballon

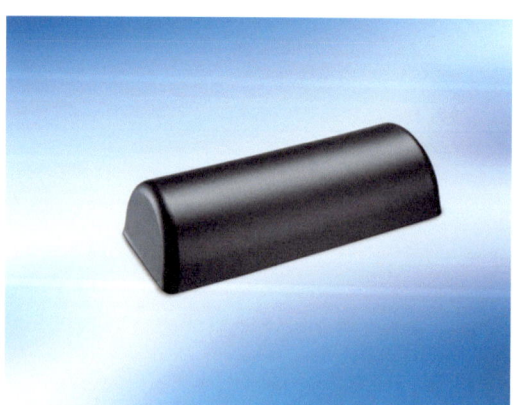

■ **Abb. 8.47**   Halbrolle (Knierolle)
(Quelle: MAQUET GmbH)

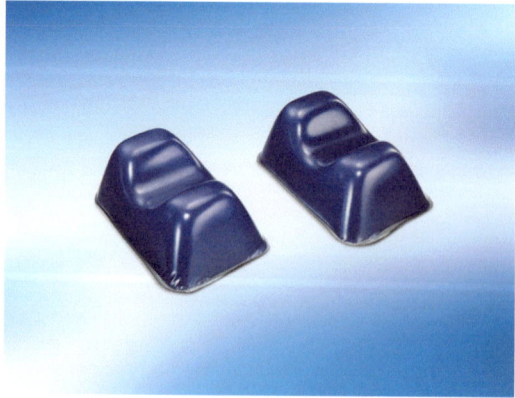

■ **Abb. 8.48**   Fersenpolster (Quelle: MAQUET GmbH)

8

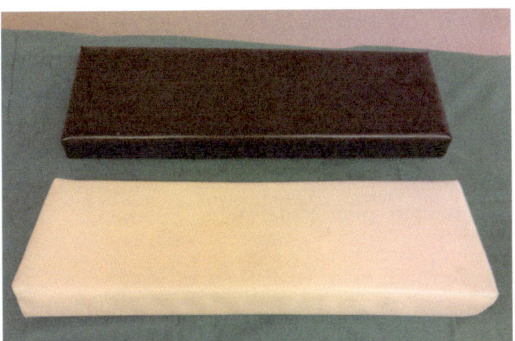

◘ **Abb. 8.49**   Lagerungskissen

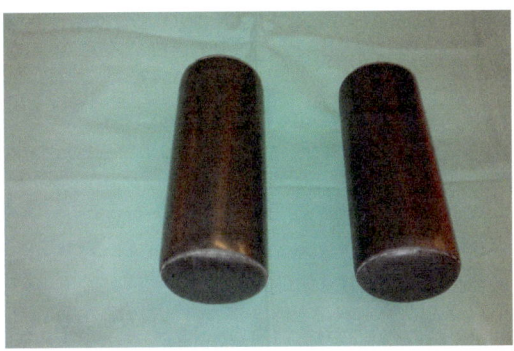

◘ **Abb. 8.50**   Lagerungsrolle (Zylinderform)

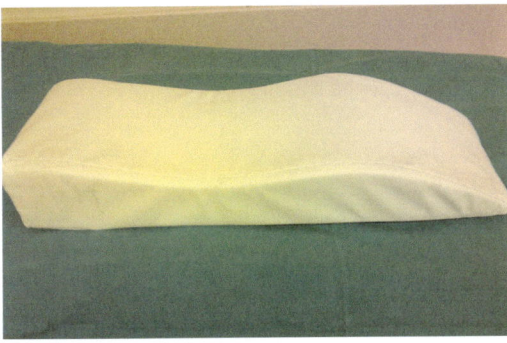

◘ **Abb. 8.51**   Bein-Lagerungskissen

8.2 Diverse OP-Tischzusammenstellungen

Der am Basisteil des OP-Tisches angebrachte blaue Punkt markiert immer die Kopfrichtung des Patienten (◘ Abb. 8.8). Die Funktionen der OP-Tischsteuerung sind nach dieser Markierung orientiert vorprogrammiert. Es ist zu beachten, dass der Umbau des OP-Tisches an diesem Aufdruck auszurichten und der Patient auf dem OP-Tisch auch nach dieser Markierungsrichtung aufzunehmen ist. Andernfalls könnte es mit der sachgemäßen Durchführung der Lagerung große Schwierigkeiten geben. Die Zusammenstellung des OP-Tisches muss immer eine geplante und auch ungeplante Durchleuchtung des OP-Gebiets zulassen, dafür sollte der C-Bogen unter dem OP-Tisch an dieser Stelle barrierefrei bewegbar sein (► Abb. 9.31). Ein ungeplanter Durchleuchtungsbedarf könnte z. B. zur Perltuch- (Bauchtuch), Instrumenten- oder Nadelsuche entstehen.

Achtung
Da die Teile der modularen OP-Tischlagerflächen nicht alle miteinander zusammenbaubar sind, ist bei der Zusammenstellung der verschiedenen OP-Tische unbedingt die unten aufgelistete Reihenfolge zu beachtet.

■ ■ **Der Aufbau der verschiedenen OP-Tische nach Lagerungsart ist folgendermaßen:**

8.2.1 Universaltisch (kraniale Position)

Der Universaltisch ist in ◘ Abb. 8.52 dargestellt.

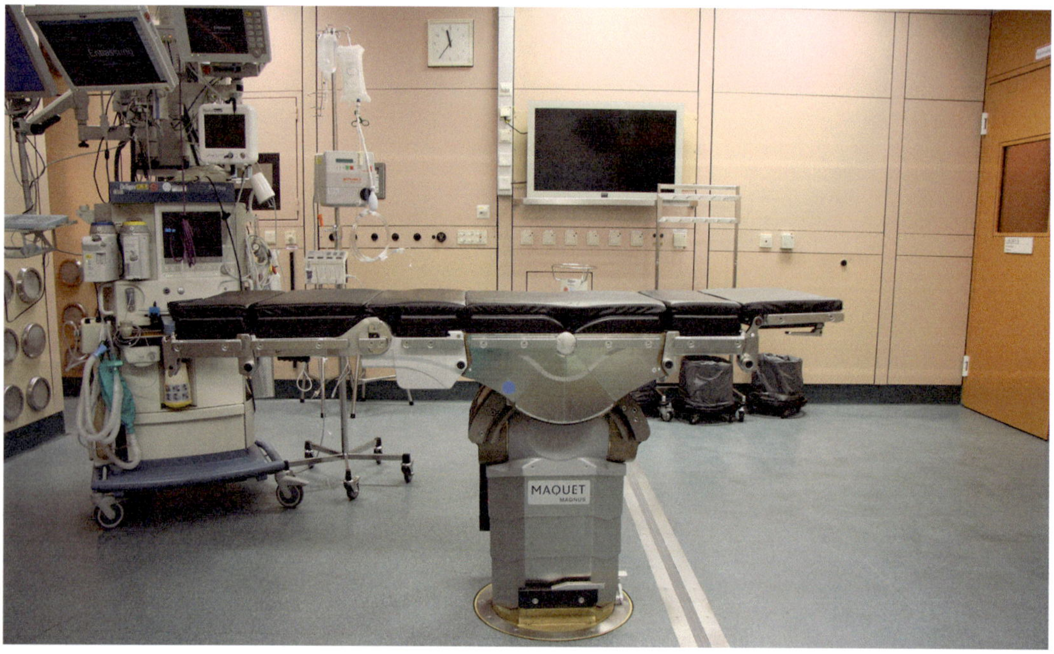

◘ **Abb. 8.52** Universaltisch (kraniale Position)

■ ■ **Zusammenstellung:**

Basislagerfläche (◘ Abb. 8.8)

- kranial
  1. Motorisches Gelenkmodul (◘ Abb. 8.9)
  2. Rückenplatte (◘ Abb. 8.10)
  3. Verlängerungsplatte (◘ Abb. 8.11)
- kaudal
  1. Verlängerungsplatte (◘ Abb. 8.11)
  2. Kopfplatte (◘ Abb. 8.12)

8.2.2 Karbontischplatte (kraniale Position)

Die Karbontischplatte zeigen ◨ Abb. 8.53 und ◨ Abb. 8.54.

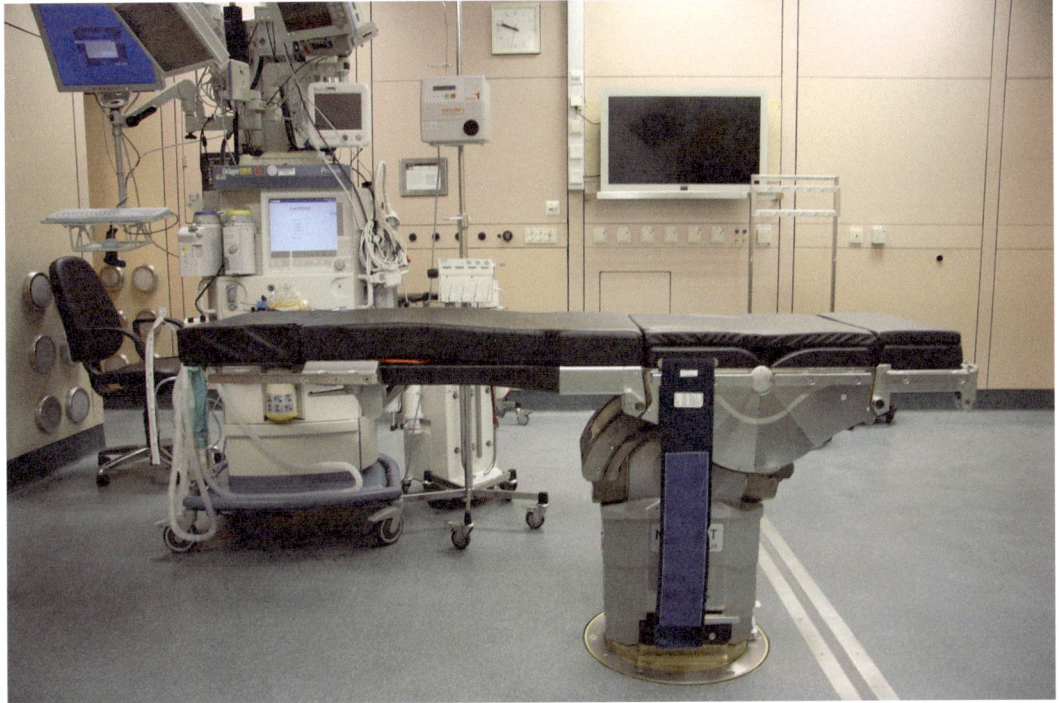

◨ **Abb. 8.53** Karbontischplatte (kraniale Position)

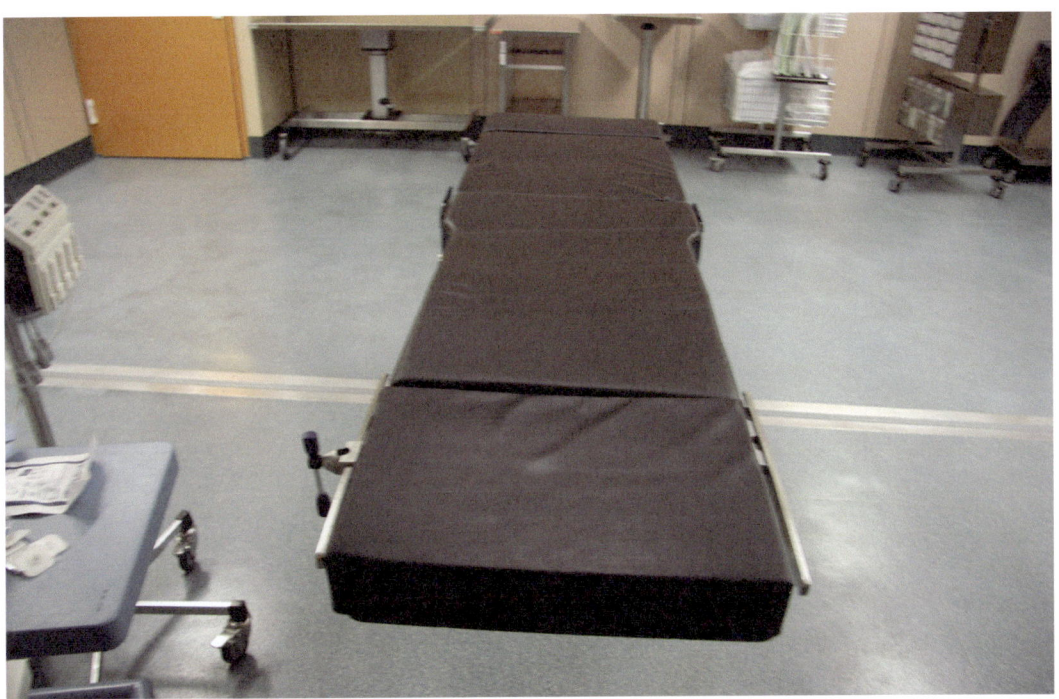

◨ **Abb. 8.54** Karbontischplatte (kraniale Position), Kopfansicht

■■ Zusammenstellung:

Basislagerfläche (◘ Abb. 8.8)

− kranial
    1. CFK-Ansteckplatte (◘ Abb. 8.18)
    2. Verlängerungsplatte für Karbontisch (◘ Abb. 8.19)
− kaudal
    1. Verlängerungsplatte (◘ Abb. 8.11)

8.2.3 LLD-Tisch (Universaltisch - kaudale Position) mit Transferboard

Den LLD-Tisch mit Transferboard zeigt ◘ Abb. 8.55.

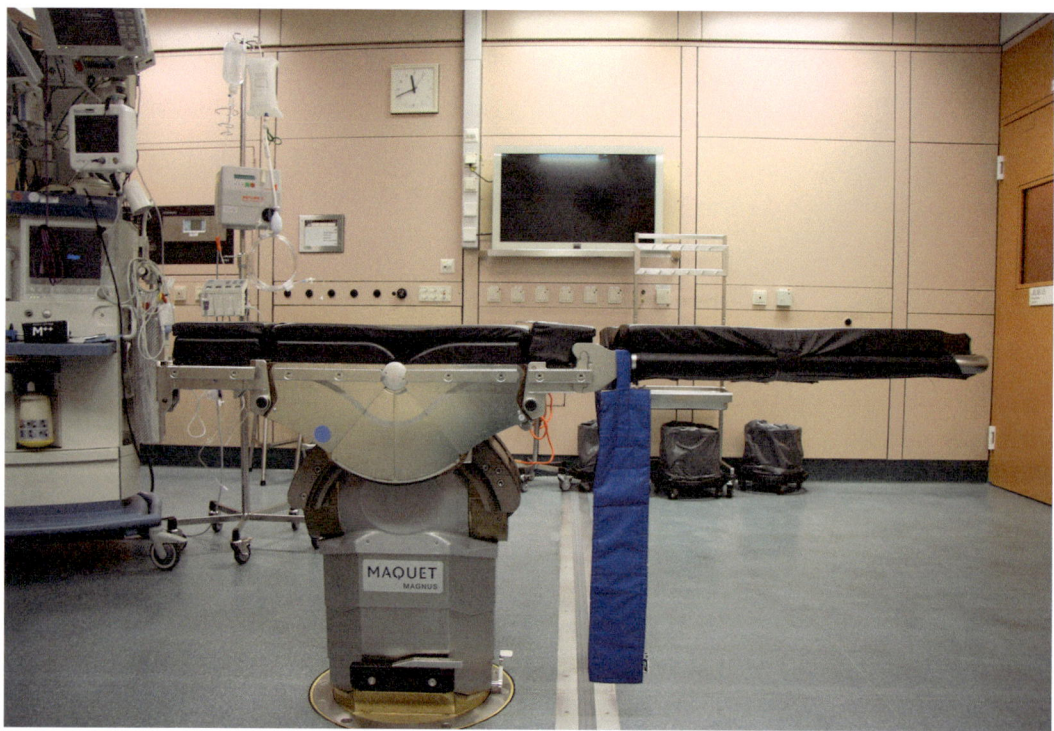

◘ **Abb. 8.55**   LLD-Tisch (Universaltisch – kaudale Position) mit Transferboard

■■ Zusammenstellung:

Basislagerfläche (◘ Abb. 8.8)

− kranial
    1. Verlängerungsplatte (◘ Abb. 8.11)
− kaudal
    1. Universalmodul (◘ Abb. 8.14)
    2. Transferboard mit Polsterung (◘ Abb. 8.16, ◘ Abb. 8.17)

8.2.4 LLDS-Tisch (Universaltisch - kaudale Position) mit Beinplattenpaar

Den LLDS-Tisch mit Beinplattenpaar zeigt ◘ Abb. 8.56.

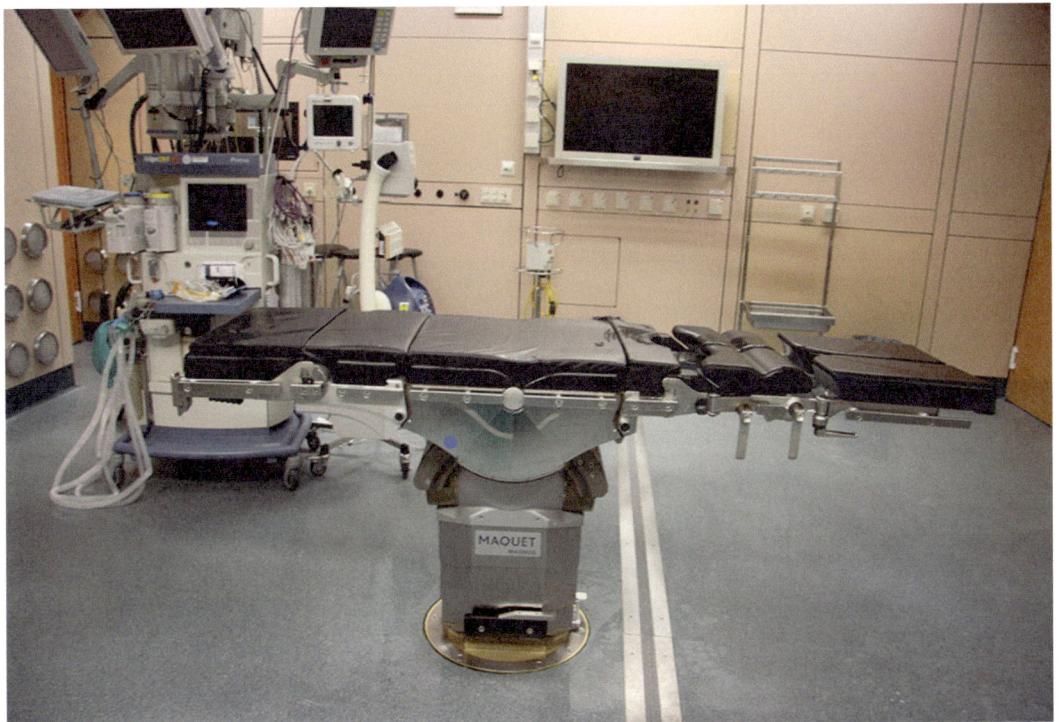

◘ **Abb. 8.56**   LLDS-Tisch (Universaltisch – kaudale Position) mit Beinplattenpaar

■ ■ **Zusammenstellung:**

Basislagerfläche (◘ Abb. 8.8)
- kranial
  1. Motorisches Gelenkmodul (◘ Abb. 8.9)
  2. Rückenplatte (◘ Abb. 8.10)
- kaudal
  1. Universalmodul (◘ Abb. 8.14)
  2. Beinplattenpaar (◘ Abb. 8.15)

8.2.5 OP-Tisch (kaudale Position) mit motorisches Gelenkmodulpaar + Sitzplatte + Beinplattenpaar

In 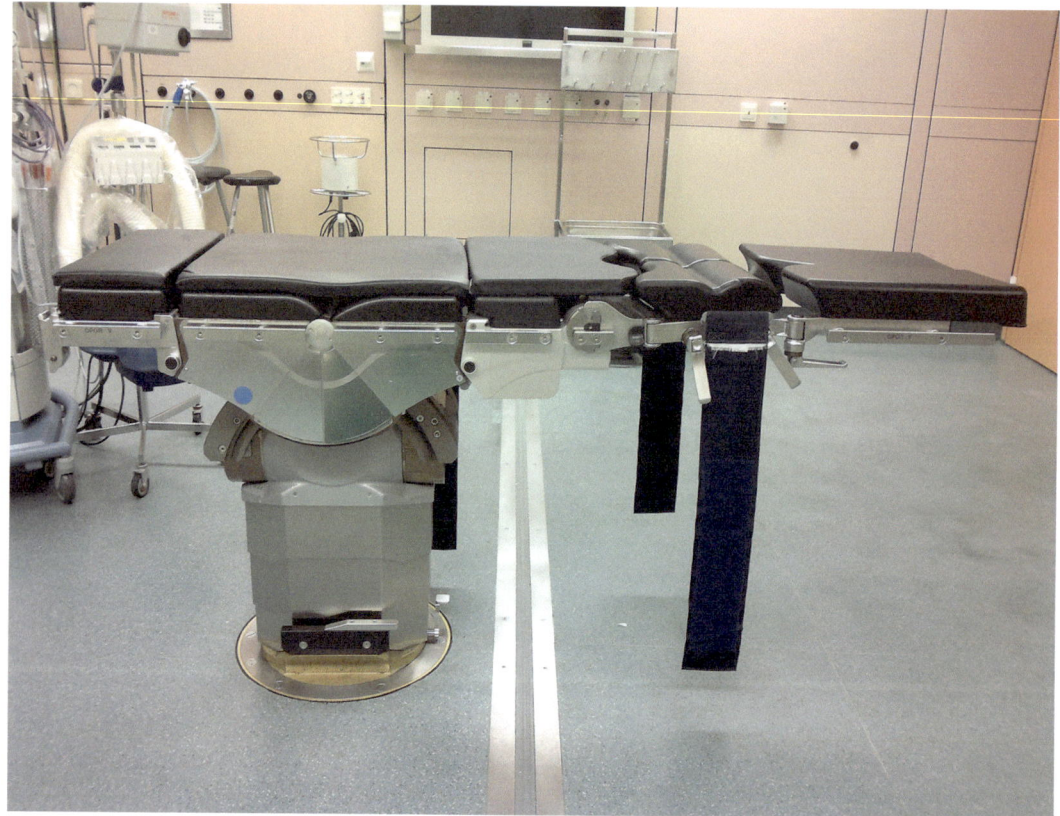 Abb. 8.57 ist der OP-Tisch mit motorischem Gelenkmodulpaar, Sitzplatte und Beinplattenpaar dargestellt. ▫ Abb. 8.58 zeigt den OP-Tisch mit motorischem Gelenkmodulpaar und Beinplattenpaar.

8

▫ **Abb. 8.57**   OP-Tisch (kaudale Position) mit motorischem Gelenkmodulpaar + Sitzplatte + Beinplattenpaar

■■ Zusammenstellung:
Basislagerfläche (▫ Abb. 8.8)
━ kranial
  1. Verlängerungsplatte (▫ Abb. 8.11)
━ kaudal
  1. Motorisches Gelenkmodul + Polsterplatte **mit** Sakralausschnitt (▫ Abb. 8.13)
  2. Beinplattenpaar (▫ Abb. 8.15)

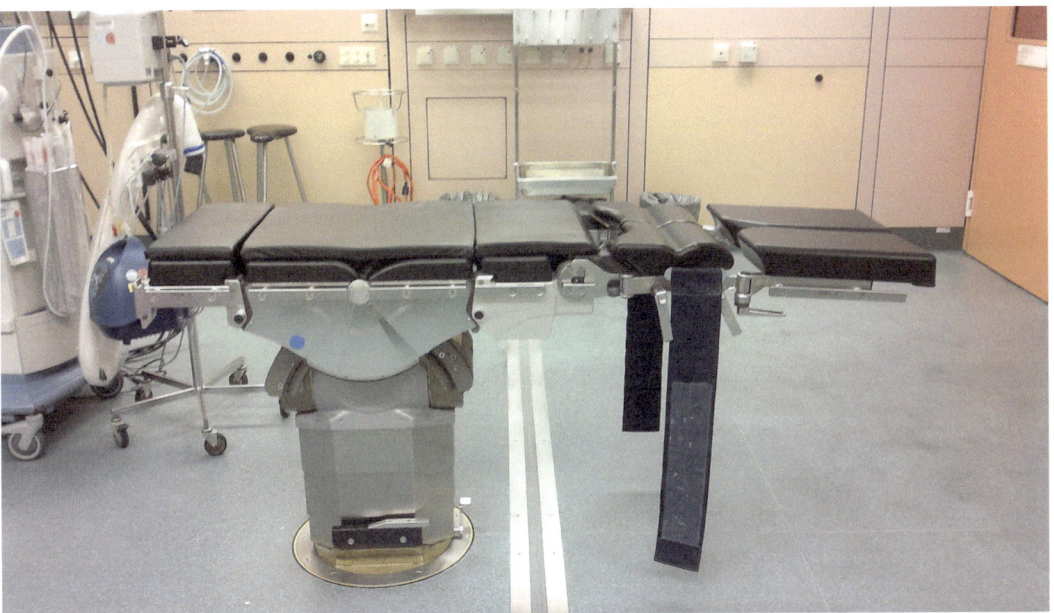

■ ■ **Zusammenstellung:**

Basislagerfläche (■ Abb. 8.8)
- kranial
  1. Verlängerungsplatte (■ Abb. 8.11)
- kaudal
  1. Motorisches Gelenkmodul + Polsterplatte **ohne** Sakralausschnitt (■ Abb. 8.9)
  2. Beinplattenpaar (■ Abb. 8.15)

8.3   OP-Tischauflage (Vakuummatratze)

Abbildungen: ■ Abb. 8.59, ■ Abb. 8.60, ■ Abb. 8.61, ■ Abb. 8.62.

Wegen ihrer guten Wärmespeichereigenschaft und der individuellen und ergonomischen Körperanpassungsfähigkeit werden die Vakuummatratzen in der Abteilung sehr gerne als OP-Tischauflage verwendet. Die Eigenschaften werden durch die in der Matratze befindlichen verbesserten Mikro-Styroporkugeln erreicht. Die Vakuummatratze sollte, außer wenn es für die Lagerung unbedingt anders nötig ist, nur in mittelharte Konsistenz verwendet werden. Nur bei Lagerungen, wie der Seitenlage und Lagerungen für laparoskopische Darmeingriffe, bei denen die Matratze gleichzeitig auch zur Fixierung des Patienten dient, wird sie hart gemacht (▶ Abschn. 5.2.1, ▶ Abschn. 5.4). Die Vakuummatratze wird mithilfe einer Handvakuumpumpe

durch Vakuumzug hart und durch Reindrücken des Kunststoffventils wieder weich gemacht. Auf diese Weise werden auch die Härten reguliert (■ Abb. 8.59). Vakuummatratzen sind latexfrei und röntgenstrahlendurchlässig sowie MRI- und CT-tauglich. In der Allgemein-, Transplantations- und Gefäßchirurgie werden ausschließlich die unten dargestellten Vakuummatratzentypen verwendet (■ Abb. 8.60, ■ Abb. 8.61, ■ Abb. 8.62).

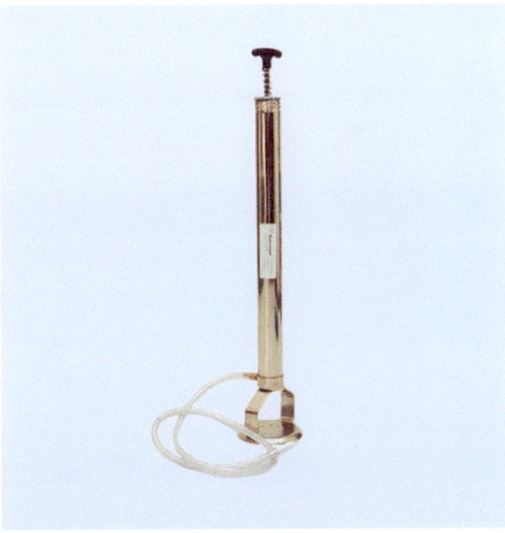

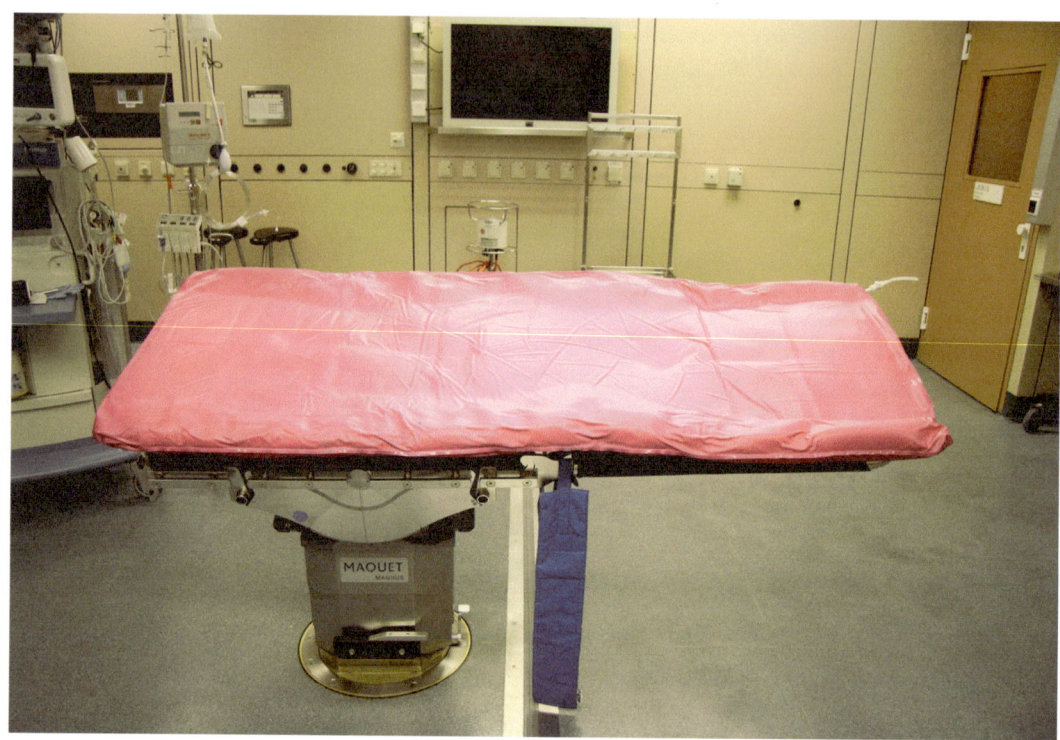

◘ **Abb. 8.60**   Vakuummatratze (lange Ausführung)

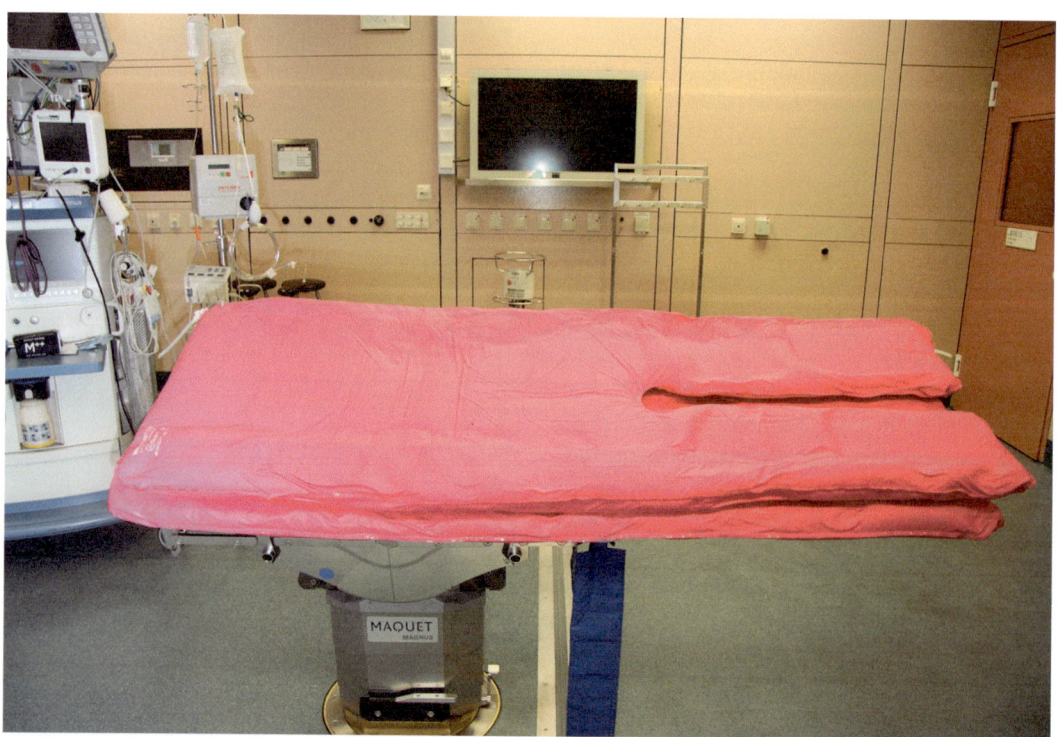

◘ **Abb. 8.61**   Vakuummatratze (mit Beinteilung)

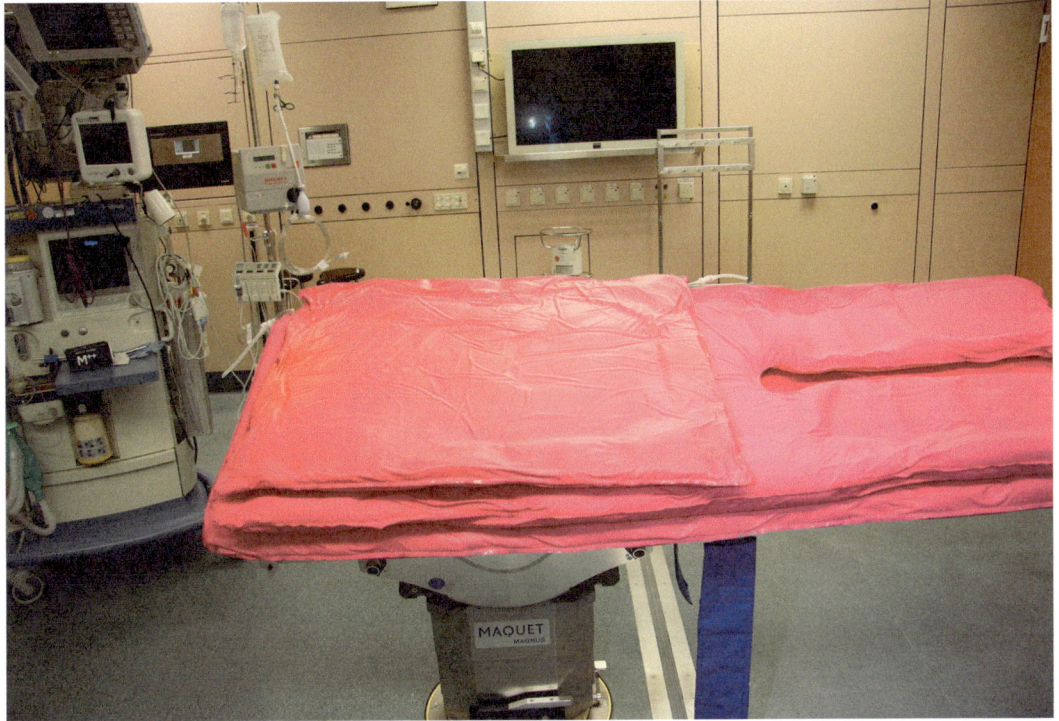

◨ **Abb. 8.62** Vakuummatratze (kurze Ausführung)

Technik im OP-Saal

Sadik Duru

© Springer-Verlag GmbH Deutschland, ein Teil von Springer Nature 2018
S. Duru et al. (Hrsg.), *Standards der Patientenlagerung*
https://doi.org/10.1007/978-3-662-57483-6_9

Zur chirurgischen Technikgrundausstattung des OP-Saals gehören immer ein Diathermiegenerator (HF-Chirurgie) und ein mit zwei auswechselbaren Absaugbehältern ausgestatteter OP-Sauger. Neben diesen beiden ist der Laparoskopie-Turm (Lap-Turm) bei vielen chirurgisch endoskopischen Eingriffen oder Untersuchungen nicht wegzudenken. Auch Bilddarstellungsgeräte wie das Ultraschallgerät oder der C-Bogen und einige andere chirurgischen Geräte wie z. B. das Liga Sure oder Ultracision, die die Arbeit der Chirurgen wesentlich erleichtern und dadurch zur Verkürzung der OP-Zeit beitragen, gehören bei vielen OP-Eingriffen zum festen technischen Bestandteil (▶ Abschn. 9.2.1). Die Oberfläche dieser Geräte sollte tropfwasserdichte und für Wischdesinfektion geeignete Eigenschaft besitzen. Außerdem müssen für Störungsfälle immer voll funktionstüchtige Ersatzgeräte in der Abteilung verfügbar sein.

9.1   HF-Chirurgie (Hochfrequenzchirurgie)

Abbildungen: ◘ Abb. 9.1, ◘ Abb. 9.2, ◘ Abb. 9.3, ◘ Abb. 9.4, ◘ Abb. 9.5, ◘ Abb. 9.6, ◘ Abb. 9.7, ◘ Abb. 9.8.
Die HF-Chirurgie ist eine elektronische Technologie, die in fast allen heutigen chirurgischen Fachdisziplinen in Anwendung kommt und unverzichtbar ist. Sie funktioniert nach zwei verschieden Methoden, die monopolare und die bipolare HF-Chirurgie, und basiert auf dem thermischen Effekt, den der Strom im Inneren des Gewebes bewirkt. Dieser Effekt wird zum Schneiden des Gewebes und zur Koagulation (Blutstillung) benützt. Um durch die monopolaren HF-Chirurgie-Verfahren entstehenden chirurgischen Rauch effektiv zu erfassen und zu entfernen, kann bei Bedarf ein für die HF-Chirurgie speziell entwickeltes Rauchabsaugungssystem bereitgestellt werden (◘ Abb. 9.6). Mit diesem System werden der Qualm über einen integrierbaren Rauchabzugsstift abgesaugt und die darin befindlichen Gerüche, Partikel und andere potenziell gefährliche Nebenprodukte in einem speziellen Filtersystem gefiltert und beseitigt (◘ Abb. 9.7).

9.1.1   Monopolare HF-Chirurgie

Die monopolare HF-Chirurgie funktioniert nach dem Prinzip des geschlossenen Stromkreissystems. Dabei fließt der in dem HF-Chirurgiegenerator (Diathermiegenerator) (◘ Abb. 9.5, ◘ Abb. 9.8) in Hochfrequenzstrom umgewandelter Wechselstrom über den monopolaren Elektrodengriff (Kauter) durch den Patientenkörper und von dort wieder über eine passive Elektrode (Neutralelektrode) zurück zum Generator (◘ Abb. 9.1, ◘ Abb. 9.9). Der elektrische Strom sucht sich dabei den Weg mit dem geringsten Widerstand, dort wo die Aktivelektrode mit dem Gewebe in Kontakt kommt. An dieser Stelle ist die Stromdichte am höchsten, hier ist auch der thermische Effekt am stärksten. Um die Stromdichte im Körper möglichst gering zu halten und um mögliche Verbrennungsschäden zu vermeiden, muss die Neutralelektrode mit möglichst großer Klebefläche gewählt werden (▶ Abschn. 9.1.3). Die Farbenkennzeichnung „Blau" und „Gelb" an den Aktivierungsknöpfen des Kauters und den Pedalen des Fußschalters sind international einheitlich. Die Markierung „Gelb" steht für die Funktion des Schneidens (CUT) und „Blau" fürs Koagulieren (COAG) (◘ Abb. 9.1, ◘ Abb. 9.2, ◘ Abb. 9.4).

> ⓘ **Achtung**
> Die Bedienung der aktiven Elektrode bei der laparoskopischen OP-Technik ist nur mit einem aktivierten Fußschalter möglich (◘ Abb. 9.2, ◘ Abb. 9.4).

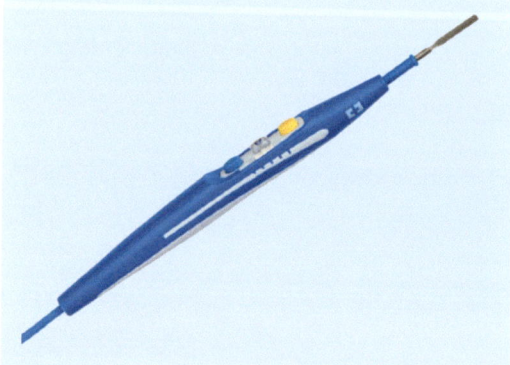

◘ **Abb. 9.1**   Monopolare Elektrodengriff (Kauter) (Quelle: Medtronic Österreich GmbH)

9

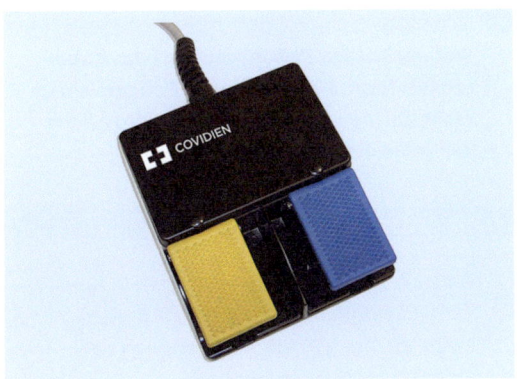

◘ **Abb. 9.2**   Monopolare Zweipedal-Fußschalter für Valleylab (Quelle: Medtronic Österreich GmbH)

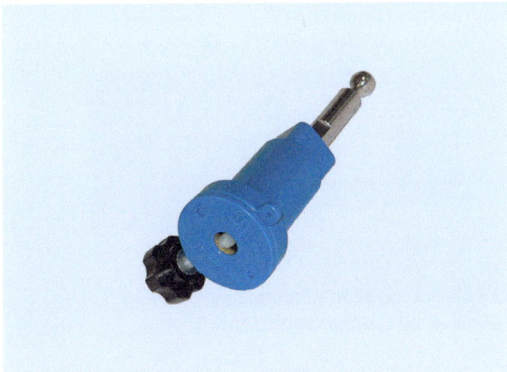

◘ **Abb. 9.3**   Valleylab-Universaladapter (Quelle: Medtronic Österreich GmbH)

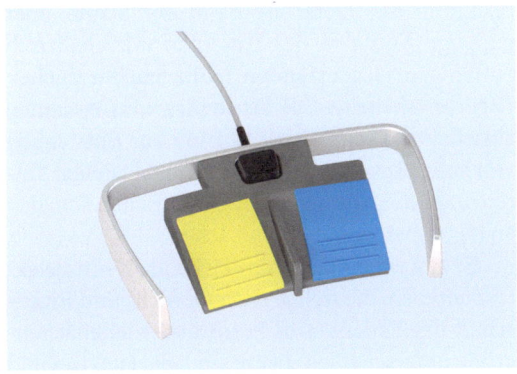

◘ **Abb. 9.4**   Multifunktionsfußschalter für Erbe (Quelle: Erbe Elektromedizin GmbH)

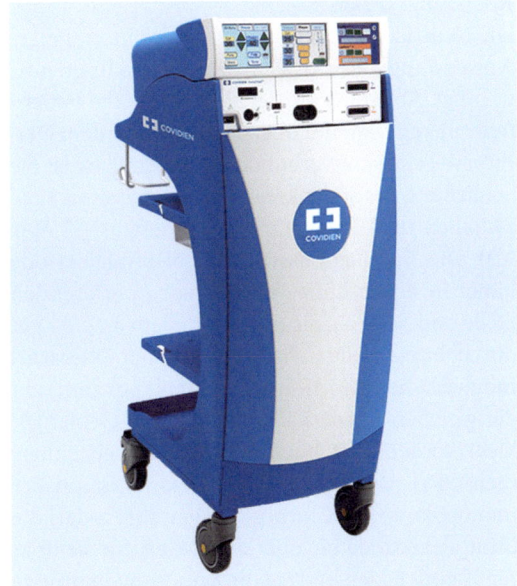

◘ **Abb. 9.5**   Valleylab HF-Chirurgiegenerator mit Liga-Sure-Funktion (Quelle: Medtronic Österreich GmbH)

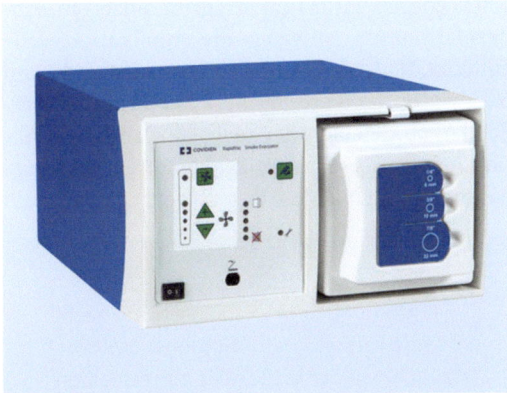

◘ **Abb. 9.6**   Rauchabsaugungssystem für Valleylab monopolare HF-Chirurgietechnik (Quelle: Medtronic Österreich GmbH)

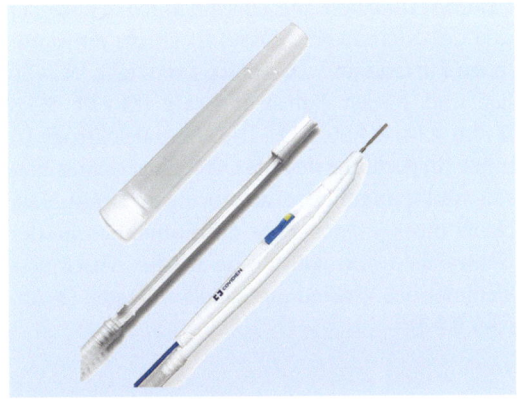

◘ **Abb. 9.7**   Rauchabzugsstift und Anbauteile (Quelle: Medtronic Österreich GmbH)

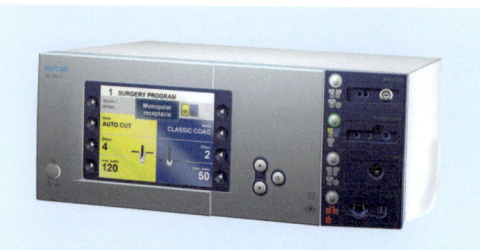

◘ Abb. 9.8   Erbe HF-Chirurgiegenerator
(Quelle: Erbe Elektromedizin GmbH)

9.1.2 Neutralelektrode

Abbildung: ◘ Abb. 9.9.
Die Neutralelektrode ist eine für die monopolare Anwendung der HF-Chirurgie unbedingt notwendige Ableitungsplatte. Sie wird an die Patientenhaut angelegt und über ein Kabel mit dem Diathermiegenerator verbunden. Ihre Aufgabe ist die Schließung des Stromkreises auf der passiven Seite zwischen dem Patienten und Generator (◘ Abb. 9.9). Die Applikationsstelle der Neutralelektrode hängt in erster Linie von der zur operierenden Stelle und Seite ab. Sie muss vor allem an eine gut durchblutete Stelle (Oberschenkel oder Oberarm) möglichst nah am OP-Feld und (falls bekannt) auf der gleichen Körperhälfte wie das OP-Gebiet geklebt werden (z. B. bei Brust, Nieren, Leistenhernien-OPs). Um eine einwandfreie Funktion der monopolaren HF-Chirurgie zu gewähren, darf die Neutralelektrode nie über die Stellen mit sichtbaren Hautdefekten und auf die Knochenvorsprünge und Seiten mit implantierten Gelenksprothesen, Metallstiften oder dergleichen angebracht werden.

Außerdem müssen die angebrachte Neutralelektrode und das Kabel einschließlich der Stecker und des Klemmverschlusses in einem einwandfreien Zustand und die Applikationsstelle frei von Fett und starker Behaarung sein (◘ Abb. 9.12, ◘ Abb. 9.14, ◘ Abb. 9.15). Die Neutralelektrode ist immer in Richtung des OP-Gebietes gerichtet, blasen- und spannungsfrei anzubringen (◘ Abb. 9.9). Dabei muss je nach Type die Kontaktlasche der Neutralelektrode vollständig in die Anschlussklammer des Verbindungskabels einrasten (▶ Abschn. 9.1.3).

❗ **Achtung**
Wegen Druckstellengefahr darf das Kabelteil der Neutralelektrode die Patientenhaut nicht berühren und bei Bedarf wird an dieser Stelle ein Tuch platziert.

> **Praxistipp**
>
> Um eine blasen- und spannungsfreie Applikation garantieren zu können muss die Elektrode beim Ankleben von innen nach außen massiert werden.

Beim Fehlen oder bei einer unsachgemäßen Anbringung der Elektrode kann der Strom über zufällige Kontakte des Patienten mit elektrisch leitfähigen Gegenständen (z. B. feuchte Tücher, Lagerungsbehelfe, OP-Tischteile) vom Patienten abströmen. Dieser Zustand kann zur Entstehung von hoher Stromdichte an den Kontaktstellen führen und infolgedessen einen thermischen Schaden an der Patientenhaut verursachen.

Es gibt voneinander abweichende Neutralelektrodentypen, die sich je nach Gewicht und Eigenschaft des Patienten in Form und Klebeflächengröße unterscheiden. Diese sind alle latexfrei und an der Klebefläche zusätzlich mit einem gut leitenden Spezialgel beschichtet (◘ Abb. 9.10, ◘ Abb. 9.11, ◘ Abb. 9.12, ◘ Abb. 9.13). Um die korrekte Funktion der Einmal-Neutralelektrode gewährleisten zu können, muss immer die zur Patienteneigenschaft passende Elektrode angebracht und diese noch vor Beginn des Eingriffs durchs Anschließen des Kabels am Generator getestet werden. Die Kontrolllampe muss beim angeschlossenen Zustand des Neutralelektrodenkabels am HF-Chirurgiegenerator immer „grün" anzeigen. Andernfalls muss entweder die Applikationsstelle entfettet, Neutralelektrode ausgetauscht und wenn notwendig das Verbindungskabel erneuert werden. Auch defekte oder nicht einwandfrei funktionierende HF-Chirurgiegeneratoren sind ausnahmslos durch andere zu ersetzen.

> **Praxistipp**
>
> Die Entfernung der Neutralelektrode nach OP-Ende wird um Hautirritationen und Verletzungen an der Klebestelle zu vermeiden mit höchster Vorsicht durchgeführt.

❶ Achtung

Wegen der eingeschränkten Blutstillungsmöglichkeit sollte niemals ohne eine korrekt funktionierende Neutralelektrodenableitung mit dem Eingriff begonnen werden. Wenn zur Desinfizierung des OP-Gebiets alkoholische Desinfektionslösung verwendet wird, ist vor der Benützung
der HF-Chirurgie am Patienten unbedingt die Verdampfungszeit der Lösung abzuwarten (Stich-
flamme).

Skizzen-Darstellung der monopolaren HF-Chirurgietechnik

◻ **Abb. 9.9**   Skizzen-Darstellung der monopolaren
HF-Chirurgietechnik

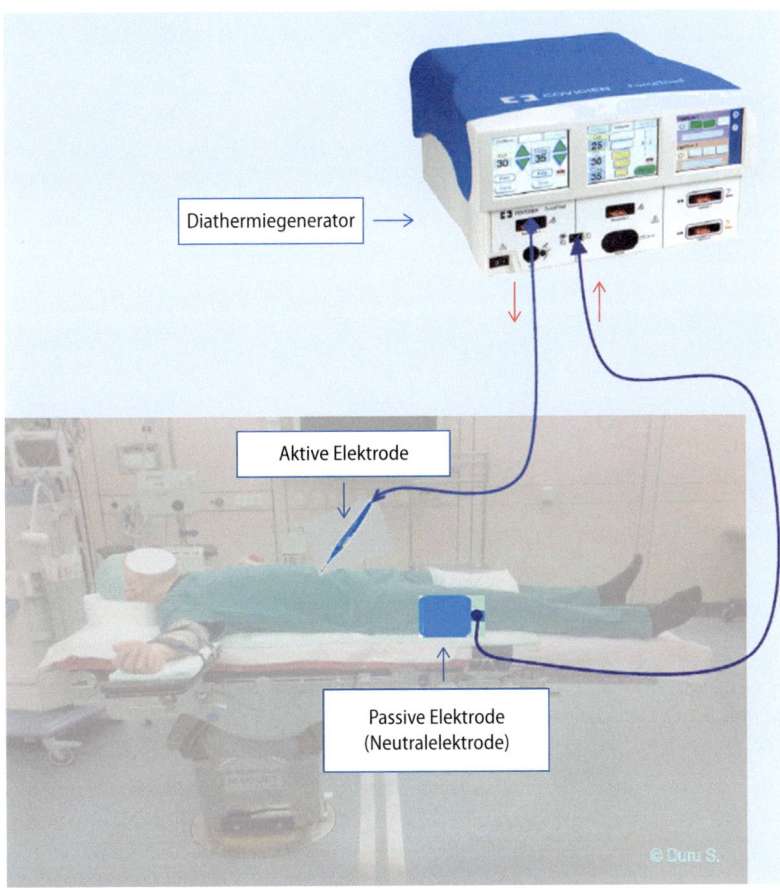

Im Folgenden sind die verschiedenen Einmal-Neutralelektrodentypen entsprechend dem Alter (neo-
natal, Kleinkind und Erwachsener) und dem Gewicht des Patienten aufgelistet.

9.1.3 Einmal-Neutralelektrodentypen nach Körpergewicht

Abbildungen: ▪ Abb. 9.10, ▪ Abb. 9.11, ▪ Abb. 9.12, ▪ Abb. 9.13, ▪ Abb. 9.14, ▪ Abb. 9.15.

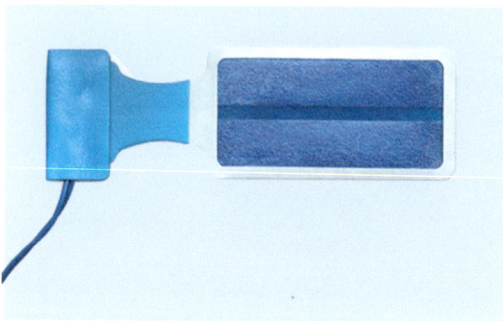

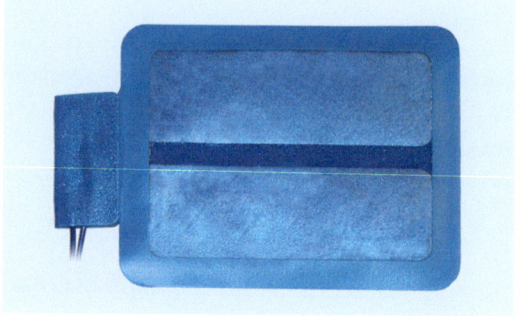

▪ **Abb. 9.10**   Neutralelektrode für 0,5 kg bis 2,7 kg
(Quelle: Medtronic Österreich GmbH)

▪ **Abb. 9.11**   Neutralelektrode für 2,7 kg bis 13,6 kg
(Quelle: Medtronic Österreich GmbH)

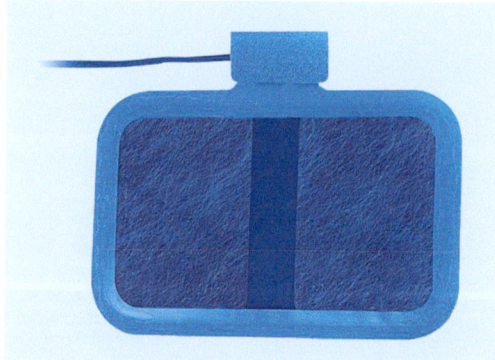

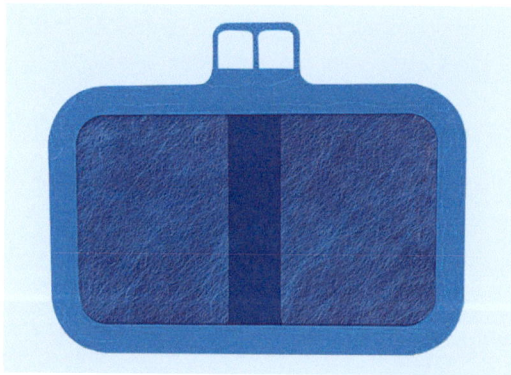

▪ **Abb. 9.12**   Neutralelektrode für über 13,6 kg (mit Kabelausführung) (Quelle: Medtronic Österreich GmbH)

▪ **Abb. 9.13**   Neutralelektrode für über 13,6 kg (ohne
Kabelausführung) (Quelle: Medtronic Österreich GmbH)

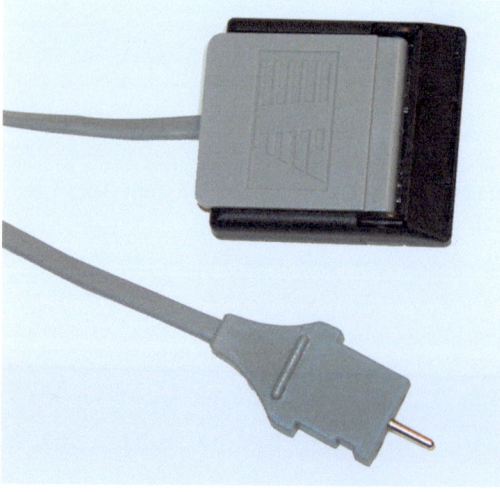

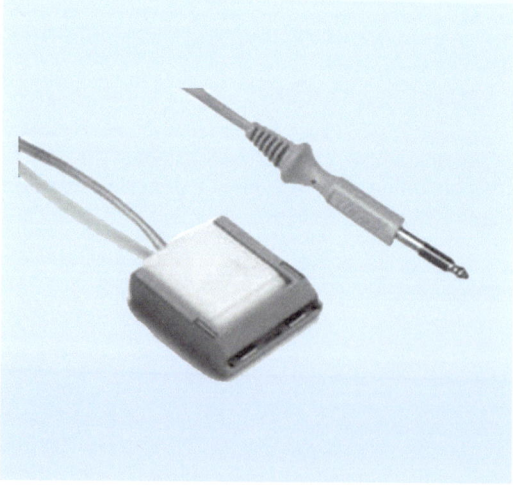

▪ **Abb. 9.14**   Kabel für Valleylab HF-Chirurgie
(Quelle: Medtronic Österreich GmbH)

▪ **Abb. 9.15**   Kabel für Erbe HF-Chirurgie
(Quelle: Medtronic Österreich GmbH)

9.1.4 Bipolare HF-Chirurgie

Abbildungen: ◻ Abb. 9.16, ◻ Abb. 9.17, ◻ Abb. 9.18, ◻ Abb. 9.19.

Bei der bipolare HF-Chirurgietechnik fließt der hochfrequente Strom zwischen den beiden integrierten aktiven Elektrodenspitzen des Instruments (bipolar Pinzette) – also nicht durch den Patientenkörper, sondern nur zwischen den beiden Polen und an der Stelle, an der das Instrument mit den beiden Spitzen das Gewebe berührt (◻ Abb. 9.16, ◻ Abb. 9.19). Bei dieser HF-Chirurgie-Technik besteht die Möglichkeit, zwischen einer Fußschalter- und einer Automatikaktivierungsarbeitsweise zu wählen. In der Abteilung der Allgemein-, Transplantations- und Gefäßchirurgie wird in den meisten Fällen die Fußschalteraktivierung bevorzugt (◻ Abb. 9.17, ◻ Abb. 9.18). Ein ganz wichtiger Aspekt bei der Automatikaktivierung ist, dass bei jedem Kontakt der beiden Elektrodenspitzen mit dem Patienten die Bipolare aktiviert wird. Um eine ungewollte Hautverletzung zu vermeiden, muss das Team auf die aktive Automatikaktivierungsfunktion hingewiesen werden.

Die bipolare HF-Chirurgie-Anwendung kommt in der Abteilung am häufigsten bei Eingriffen in der Leber-, Pankreas-, Endokriner- und Transplantationschirurgie zum Einsatz. Auch bei Patienten mit implantierten Herzschrittmachern und Defibrillatoren wird die bipolare HF-Chirurgie „Bipo" verwendet.

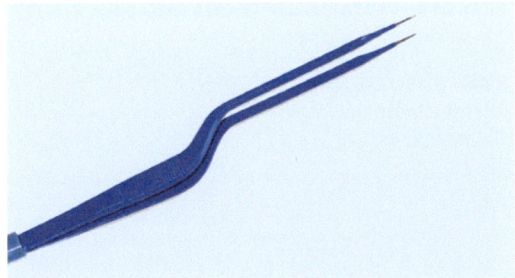

◻ **Abb. 9.16**   Bipolare Pinzette (Quelle: Medtronic Österreich GmbH)

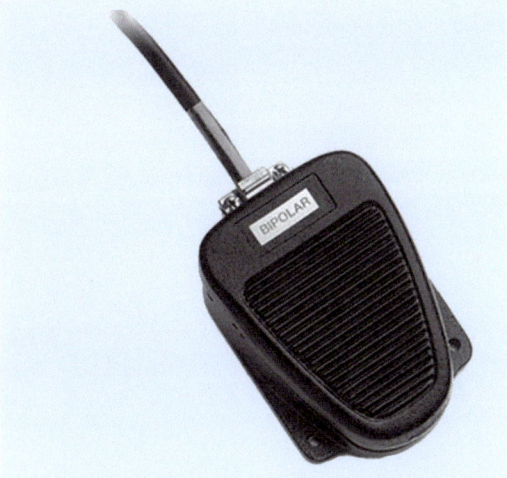

◻ **Abb. 9.17**   Standard-Bipolare-Fußschalter für Valleylab (Quelle: Medtronic Österreich GmbH)

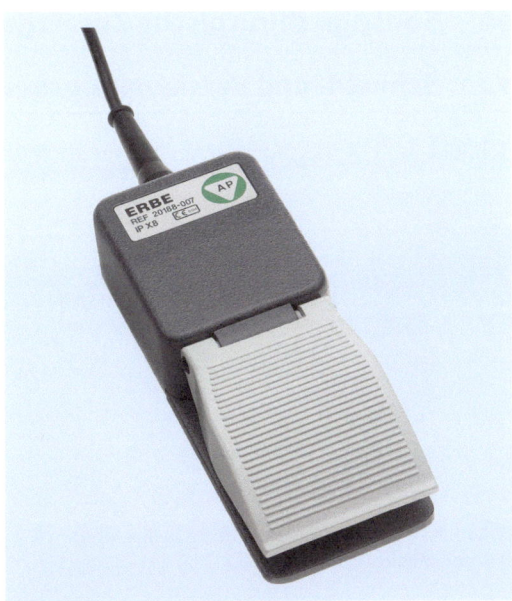

◻ **Abb. 9.18**   Standard-Bipolare-Fußschalter für Erbe (Quelle: Erbe Elektromedizin GmbH)

Skizzen-Darstellung der bipolaren HF-Chirurgietechnik

Abb. 9.19 Skizzen-Darstellung der bipolaren HF-Chirurgietechnik

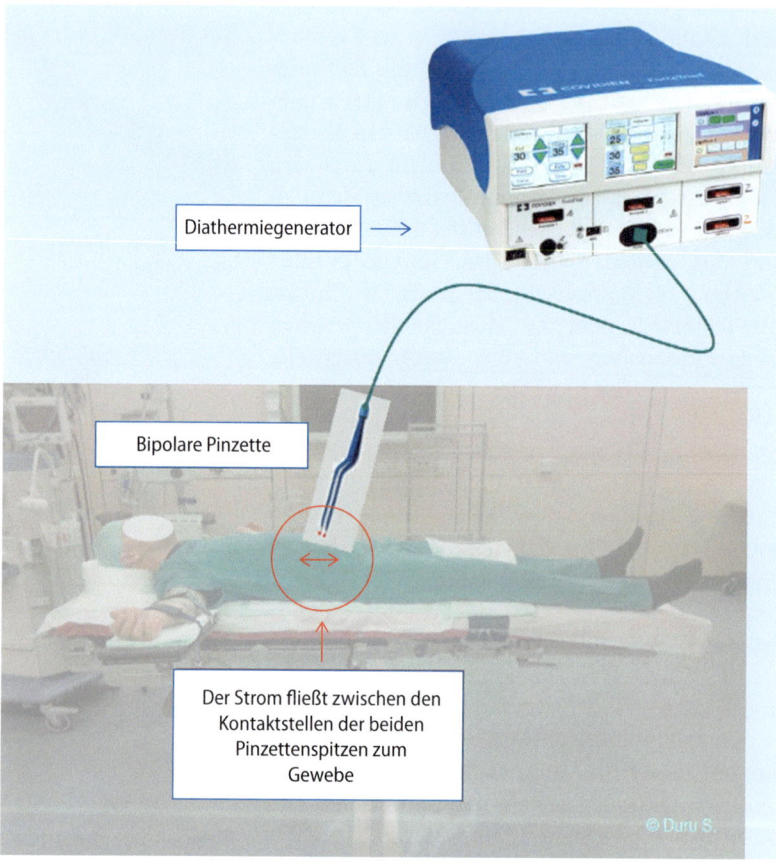

9.2   Sonstige chirurgische Zusatzgeräte

9.2.1 Schneid- und Versiegelungsgeräte

Schneid- und Versiegelungsgeräte zeigen die ◘ Abb. 9.20 und ◘ Abb. 9.21.

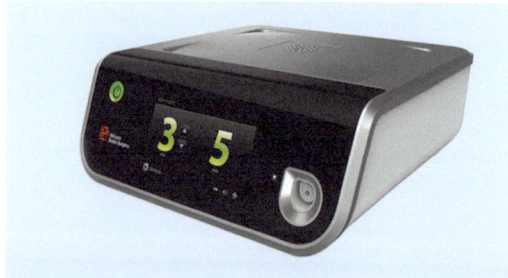

Abb. 9.20 Ultracision Generator (Quelle: Johnson & Johnson Medical GmbH)

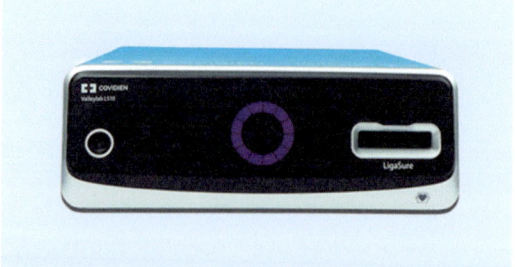

Abb. 9.21 Liga Sure Generator (Quelle: Medtronic Österreich GmbH)

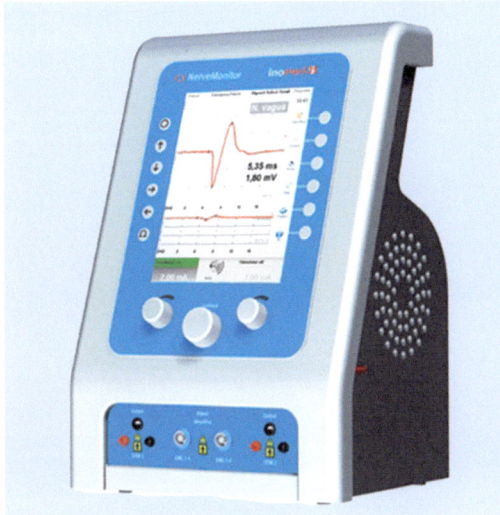

◻ Abb. 9.22 C2 Nervenmonitor (Quelle: inomed Medizintechnik GmbH)

9.2.2 Neuromonitoring

Das Neuromonitoring wird in der Schilddrüsenchirurgie zur intraoperativen Nervendarstellung und zur Aufzeichnung des Funktionsstatus genützt (◻ Abb. 9.22).

9.3 OP-Beleuchtungssysteme

9.3.1 OP-Lampen

Die Beleuchtungssysteme im OP-Saal bestehen meistens aus einer Hauptleuchte und einer Satellitenleuchte (◻ Abb. 9.23). Beide Systeme sind individuell ein- und ausschaltbar. Man kann an diesen Lampen die Leuchtkraft und Fokussierungseinstellung über die an den OP-Leuchten vorhan-

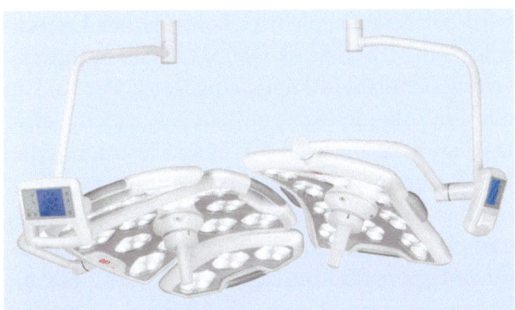

◻ Abb. 9.23 OP-Leuchten (Quelle: KLS Martin GmbH + Co. KG)

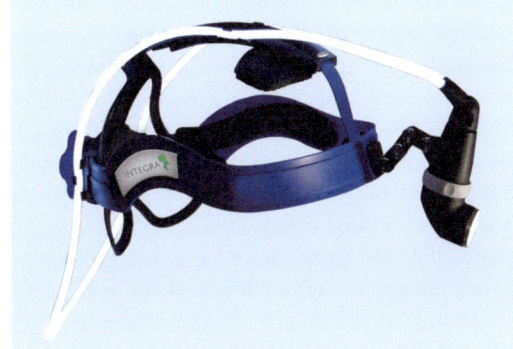

◻ Abb. 9.24 OP-Kopfleuchte (Quelle: Integra Life Sciences Corporation)

denen Touchdisplays getrennt vornehmen, die Einstellung für die Lichtwärme (Kelvinanzahl) ist bei beiden Lampen gleich wirksam. Die intraoperative Lichteinstellung ist neben unsteril auch mit einem bei diesem System vorhandenen sterilen Lichtgriffen möglich.

9.3.2 OP-Kopfleuchte (Stirnlampe)

Die Stirnlampe wird in der Chirurgie als Zusatzleuchte zur standardmäßigen OP-Leuchte verwendet (◻ Abb. 9.24). Aufgrund der für jede Kopfgröße gut anpassbaren Form und exakten Fokussierbarkeit wird dieses Leuchtsystem bei Operationen mit kleinen Zugängen an Stellen, an denen die OP-Gebietsbeleuchtung mit der OP-Lampe schwer oder fast unmöglich ist, gern eingesetzt. Durch sie hat der Chirurg das Licht immer in seinem Blickfeld. Zur Vorbereitung der OP-Kopfleuchte gehört immer eine zum Kabelanschluss passende Xenonlichtquelle.

9.4 OP-Sauger

Der OP-Sauger ist im OP-Saal zum Absaugen von Blut und anderen Körperflüssigkeiten währen des Eingriffs am Patienten ein extrem wichtiger Bestandteil der OP-Ausstattung. Es gibt im OP-Saal die Möglichkeit, mit zwei verschiedenen Saugsystemen zu arbeiten. Während in einem System die Vakuumkraft durch einen elektrisch betriebenen Motor erzeugt wird, funktioniert das andere über ein zentrales Vakuumsystem (◻ Abb. 9.25, ◻ Abb. 9.26). Bei dem zweiten System wird der am OP-Sauger angeschlossene Verbindungsschlauch mit dem speziellen Anschlussstecker (VAC) für medizinische Gase an den dafür vorgesehenen Wandauslass angeschlossen. Beide OP-Sauger-Systeme müssen eine leichte transport- und wischdesinfektionsfähige Eigenschaft besitzen. Für eventuelle Störfälle ist ein gemischtes System von Vorteil. Beide OP-Sauger-Systeme sind mit einem vorgeschriebenen Vakuummeter und einem Drehknopfregler ausgestattet, um die Intensität des Unterdrucks kontrollieren und bei Bedarf verändern zu können.

Damit im Notfall ein schneller Beutelwechsel möglich ist, sind die OP-Sauger immer mit zwei Absaugbehältern für Einmal-Kunststoffbeutelsysteme ausgerüstet (◘ Abb. 9.25, ◘ Abb. 9.26). Diese sind bei Bedarf je nach Systemart mit einem Hebel- oder Drehknopfumschalter abwechselnd aktivierbar.

> **❶ Achtung**
> Damit bei Bedarf ein rascher Saugerbeutelwechsel durchführbar ist, müssen im OP-Saal immer mit dem im Saal befindlichen OP-Saugsystem kompatible Einmal-Ersatzbeutel vorhanden sein.

◘ **Abb. 9.26** OP-Sauger-System für zentrale Vakuumsysteme

9.4.1 Diverse OP-Sauger-Systeme

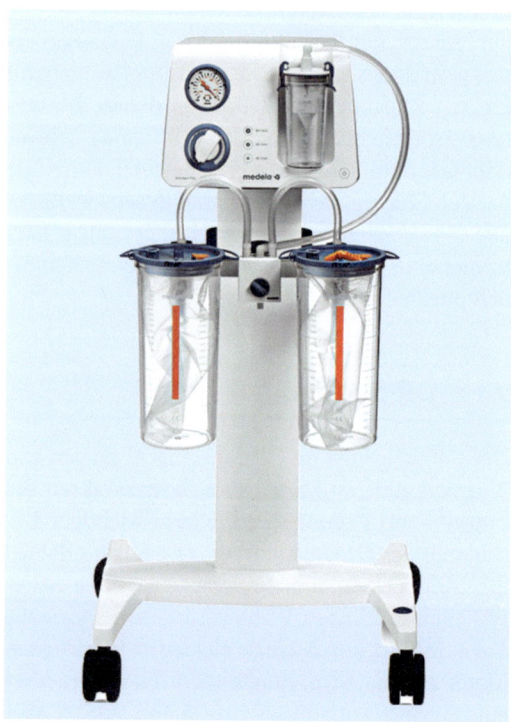

◘ **Abb. 9.25** OP-Sauger-System mit Elektromotor (Quelle: Medela Medizintechnik GmbH & Co. Handels KG)

9.5 Endoskopieturm (Lap-Turm)

Abbildungen: ◘ Abb. 9.27, ◘ Abb. 9.28, ◘ Abb. 9.29, ◘ Abb. 9.30.

Der Endoskopieturm wird in der Allgemein- und Transplantationschirurgie für minimal-invasive Eingriffe in der Bauch- und Brusthöhle eingesetzt. Die minimal-invasive Chirurgie in der Bauchhöhle wird als Laparoskopie und in der Brusthöhle als Thorakoskopie bezeichnet. Die Grundausstattung des Lap-Turms ermöglicht auch die diagnostische Spiegelung des Magen-Darm-Trakts (Gastrointestinaltrakt) (▶ Abschn. 9.5.1). Außerdem wird der Endoskopieturm fallweise zur Lungenspiegelung (Bronchoskopie) und Gallengangspiegelung (Cholangioskopie) eingesetzt. Der Aufbau des Endoskopieturms besteht aus einem leicht fahrbaren Turmgestell mit einem festmontierten Hauptmonitor und schwenkbarem Zweitmonitor. Im Lap-Turm ist neben einem Videoprozessor und einer Kaltlichtquelle auch ein CO2-Insufflator integriert (◘ Abb. 9.27, ◘ Abb. 9.28). Für die Dokumentation des durchgeführten Eingriffes oder der durchgeführten Untersuchung ist in dem Turm auch ein Videodokumentationssystem beinhaltet. Außerdem steht für die Spiegelung des Gastrointestinaltrakts (Gastro- und Koloskopie) ein extra dafür vorgesehener CO2-Insufflator auf dem Endoskopieturm zur Verfügung (■ Abb. 9.29).

Bei den laparoskopischen Eingriffen wird, um Raum zum Operieren zu schaffen, mithilfe eines Insufflators CO2-Gas in die Bauchhöhle hineingepresst (■ Abb. 9.28). Für die Thorakoskopie ist keine CO2-Insufilation notwendig. Die Flussrate (Flow Rate) des hineingeblasenen Gases wird mit l/min (■ Abb. 9.28, weiße Ziffer 18) und der gewünschte Wert des intraabdominellen Drucks mit mmHg angegeben (■ Abb. 9.28, grüne Ziffer 15). Bei fast allen handelsüblichen Insufflationsgeräten liegen die Einstellungsmöglichkeiten für den abdominellen Druck zwischen 3 bis 25 mmHg und Flussrateneinstellungen bei ca. 0,1 bis 45 l/Min. Diese beiden Funktionen sind individuell einstellbar. Um ein Hautemphysem (Luftansammlung innerhalb der Subkutis) zu vermeiden, wird am Beginn der Laparoskopie die Insufflation stets mit niedriger Flussrate (Low-Flow) ca.1 l/min. begonnen und dann auf die hohe Flussrate (High-Flow) mit ca. 35-40 l/min. umgestellt. Der abdominelle Druck wird in den meisten Fällen, vom Patientengewicht und Wunsch des Chirurgen abhängig, fast immer auf 12 bis 14 mmHg eingestellt. Die Gasversorgung des CO2-Insuflators erfolgt auf zwei verschiedene Arten, über eine Gasflasche oder ein zentrales Gasversorgungssystem (■ Abb. 9.30).

Im Folgenden wird der Aufbau des Lap-Turms grafisch und mit der dazugehörigen Beschriftung der Geräte dargestellt.

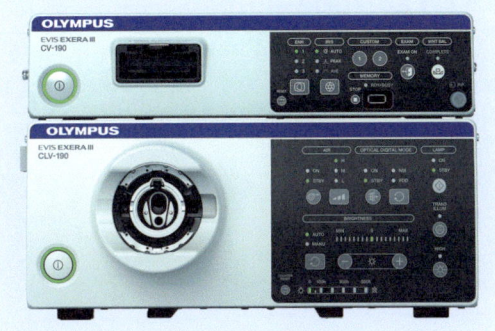

■ **Abb. 9.27**   Videoprozessor mit Xenon-Lichtquelle (Quelle: Olympus Austria GmbH)

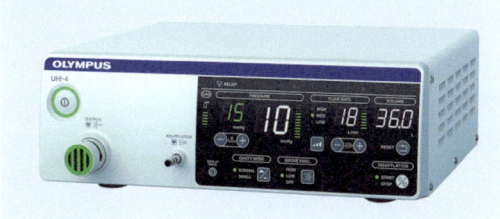

■ **Abb. 9.28**   CO2-Insufflator (Quelle: Olympus Austria GmbH)

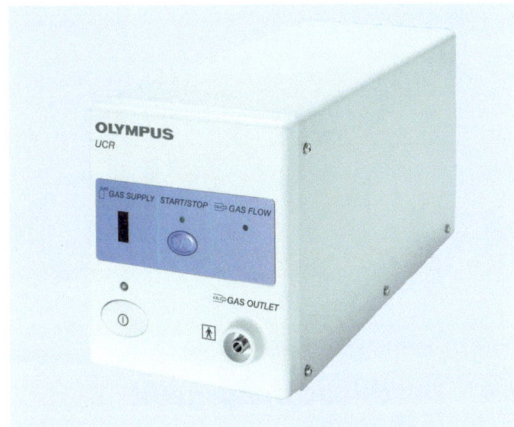

■ **Abb. 9.29**   CO2-Insufflator für Gastro- und Koloskopie (Quelle: Olympus Austria GmbH)

9.5.1 Lap-Turm-Aufbau

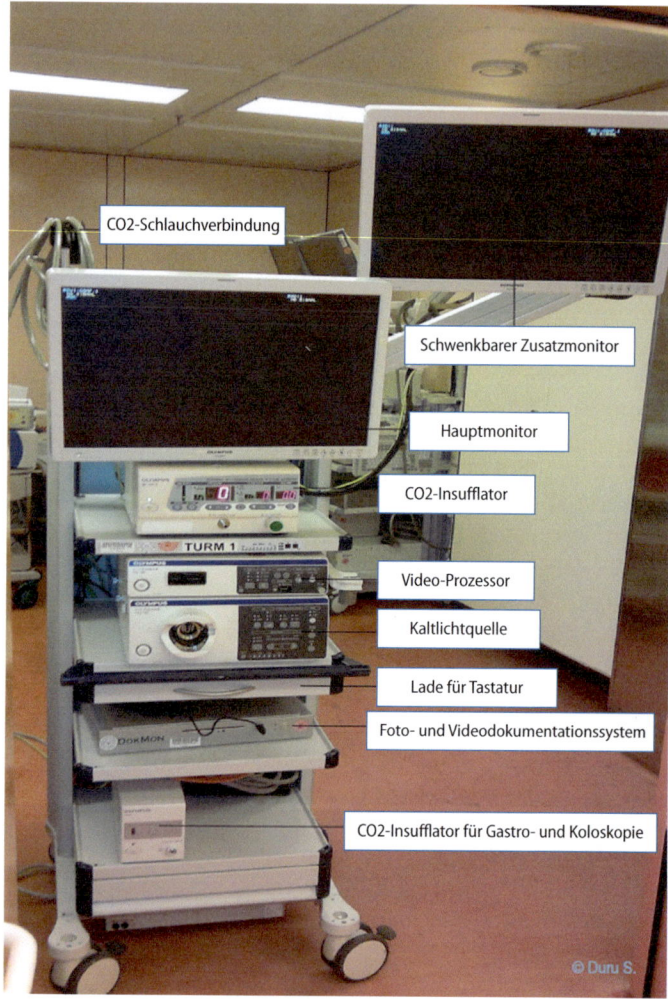

◘ **Abb. 9.30** Lap-Turm-Aufbau (Olympus)

CO2-Schlauchverbindung

Schwenkbarer Zusatzmonitor

Hauptmonitor

CO2-Insufflator

Video-Prozessor

Kaltlichtquelle

Lade für Tastatur

Foto- und Videodokumentationssystem

CO2-Insufflator für Gastro- und Koloskopie

9

9.6 Durchleuchtungsgerät (C-Bogen)

Das mobile C-Bogen-System kommt in der klinischen Abteilung der Allgemein-, Transplantations- und Gefäßchirurgie hauptsächlich für die intraoperative Bildgebung von Gefäßen und Hohlräumen in Anwendung. Zum Legen und zur Lagekontrolle von manchen zentralvenösen Kathetern und zur Ureterschienung (Harnleiter) sowie zum Setzen von Ösophagusstents (Speiseröhre) ist auch eine Durchleuchtung notwendig. Außerdem wird diese bei Bedarf zum Suchen von Fremdkörpern jeglicher Art (z. B. im Bauch, Thorax oder unter der Haut) ebenfalls eingesetzt. Die

Position des C-Bogens muss eine einwandfreie Durchleuchtungsmöglichkeit der zu untersuchenden Organe oder Abschnitte ermöglichen (◘ Abb. 9.31).

Bei der Anwendung des C-Bogens sind einige Sicherheitsvorschriften einzuhalten. Sobald das Netzkabel des Durchleuchtungsgerätes an den dafür vorgesehenen Stecker angeschlossen wird, leuchtet über den Eingangstüren zum OP-Saal ein Warnhinweis „Röntgen kein Zutritt für Unbefugte" automatisch auf. Dadurch wird die versehentliche Bestrahlung des ungeschützten Personals verhindert. Für die im OP-Saal befindlichen Personen ist das Tragen von Röntgenschutzmänteln während des Röntgenbetriebs verpflichtend.

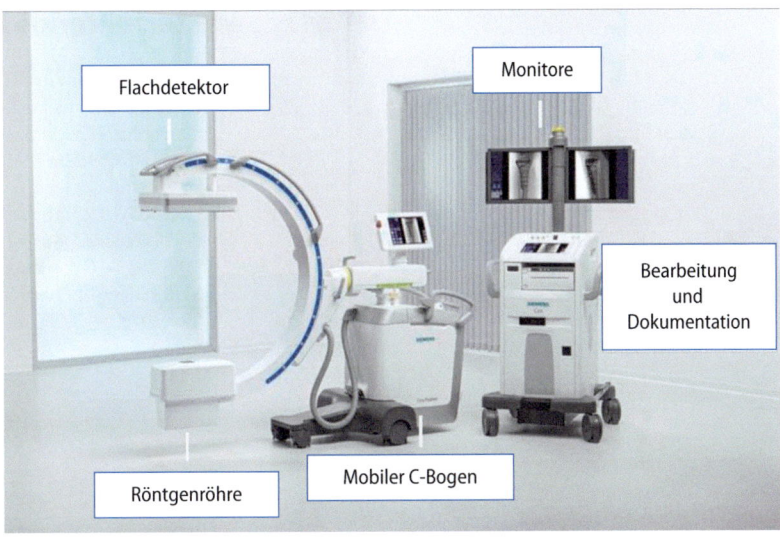

Um die Auswirkung der Streustrahlung der Durchleuchtung zu minimieren, muss die Strahlrichtung der Röntgenröhre, wenn es der Aufnahmewinkel ermöglicht, immer von unterhalb des OP-Tisches ausgehen (■ Abb. 9.31). Nur so kann eine effektivere Absorption der Röntgenstrahlen und dadurch auch ein viel besserer Schutz vor Streustrahlung garantiert werden. Dieses System bietet, neben einer großen integrierten Gesamtspeicherkapazität auch die Möglichkeit, das Ergebnis der Bildgebung entweder über einen Printer sofort auszudrucken oder auf eine CD oder DVD zu brennen. Außerdem können die Daten über eine im System vorhandene USB-Anschlussbuchse auf einem externen Datenträger gesichert werden. Es bietet auch die Möglichkeit, das Ergebnis der Aufnahmen über einen Kabelanschluss in einem zentralen Datenerfassungssystem direkt in der digitalen Krankengeschichte des Patienten zu archivieren.

9.7 Ultraschallgeräte

Die intraoperativen Anwendungsbereiche des Ultraschalls in der Allgemein-, Transplantations- und Gefäßchirurgie sind hauptsächlich die Leber-, Nieren-, Pankreaschirurgie und chirurgische Endokrinologie sowie Duplexsonografie (kurz „Duplex") der Gefäße (Farbdoppler). Zur intraoperativen Verwendung des Ultraschalls werden der Schallkopf und die Bedienfläche einzeln mit sterilen Schutzhüllen überzogen (■ Abb. 9.32). Für den laparoskopischen Schallkopf ist keine sterile Schutzhülle notwendig, dieser wird extra steril verpackt. Die Bedienfläche muss auch bei der laparoskopischen Anwendung steril überzogen werden. Das Ultraschallgerät ist zur Dokumentation der Diagnoseaufnahmen mit einem USB-Anschluss und einem CD-Brenner ausgestattet. Zusätzlich gibt es auch eine Anschlussmöglichkeit für einen externen Drucker.

Für eine mobilere Duplexsonografie der Gefäße gibt es einen mit Batterie betriebenen Gefäßdoppler in Taschenformat (■ Abb. 9.33). Mit seiner Hilfe können die Patienten unabhängig von der räumlichen oder technischen Beschaffenheit überall und schnell untersucht werden. Der Gefäßdoppler in Taschenformat bietet die Anschlussmöglichkeit für Ultraschallstiftsonden mit verschieden Frequenzstärken (MHz) und zur sterilen Anwendung auch für die intraoperative Sonde.

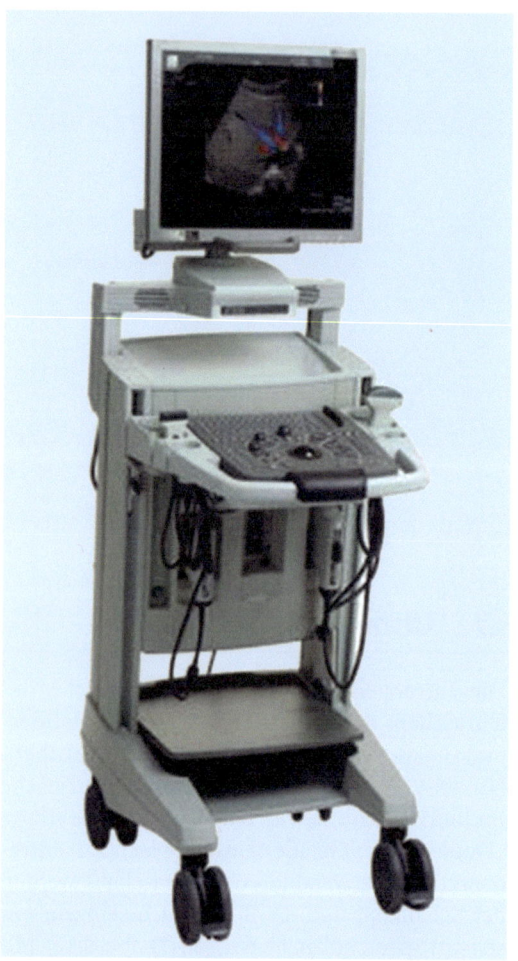

○ Abb. 9.32   Ultraschallgerät (UltraView 800) (Quelle: BK Medical Medizinische Systeme GmbH)

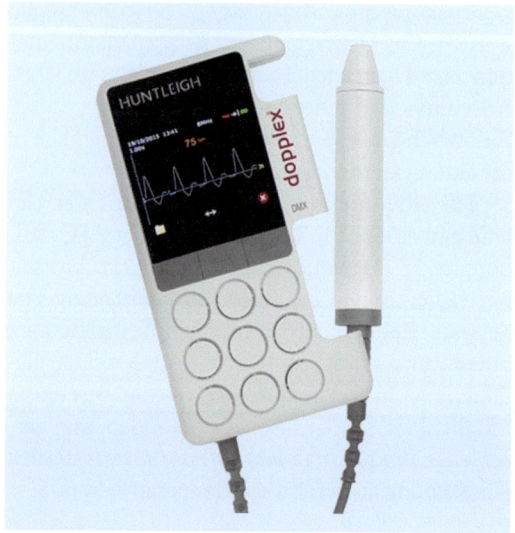

○ Abb. 9.33   Gefäßdoppler (Taschenformat) (Quelle: Huntleigh Healthcare Ltd.)

Weiterführende Literatur

Erbe Elektromedizin GmbH. Elektrochirurgie (2017) Anwendung und praktische Tipps. https://de.erbe med.com/index.php?eID=dumpFile&t=f&f=1395&token=3ad6ae a0a472e76a9c23a37ac1cc73b362d7cf33. Zugegriffen: 25.6.2016.

Hiller J (2005) HF-Chirurgie – Neutralelektrode. Resource document. Fachhochschule für Technik Esslingen/Außenstelle Göppingen. http://www2.hs-esslingen.de/~johiller/hf-chirurgie/neutral.htm. Zugegriffen: 25.6.2016.

Lagerungsschäden

Sadik Duru

© Springer-Verlag GmbH Deutschland, ein Teil von Springer Nature 2018
S. Duru et al. (Hrsg.), *Standards der Patientenlagerung*
https://doi.org/10.1007/978-3-662-57483-6_10

Als Lagerungsschäden werden die Komplikationen nach einer Operation bezeichnet, die entweder durch unsachgemäße Lagerung des Patienten oder Nichtbeachtung der Geräteanwendungsvorschriften auftreten. Die Schädigung wird in erste Linie durch Druck oder auch durch zu lang gehaltene unphysiologische Position der Körperteile verursacht. In der Folge kann das an der betroffenen Stelle neben einer „harmlosen" Druckstelle im Extremfall auch zu Nervenkompression oder Zerrung sowie zu Hautläsion und Gewebeschädigung führen. In seltenen Fällen kann es auch zu einer durch Kompression hervorgerufenen Durchblutungsstörung des Gewebes und dadurch zum Druckanstieg innerhalb der verschlossenen Haut und Muskelschicht kommen. All diese Risikofaktoren können zusammen die Entstehung eines Kompartmentsyndroms begünstigen.

Eine durch Flüssigkeitsansammlung oder flüssigkeitsdurchtränkte OP-Einmaltragelaken und -Tücher verursachte feuchte Patientenlage begünstigt in erste Linie die Entstehung eines Hautdefekts (Dekubitus). Dieser Zustand kann in Kombination mit der gleichzeitigen Anwendung der monopolaren HF-Chirurgie sogar eine Verbrennung hervorrufen. Auch ein Kontakt der Patientenhaut mit den leitfähigen Teilen des OP-Tisches bzw. der Lagerungshilfsmittel während der monopolaren Diathermiebenutzung steigert die Gefahr einer postoperativen Komplikation in Form einer Verbrennung. OP-lagerungsbedingt sind auch die Augen und Ohren hoch gefährdet.

> **Praxistipp**
>
> **Die Augen** sind bei den OP-Eingriffen in Bauchlage besonders gefährdet, hier kann es z. B. durch Druckeinwirkung auf den Augapfel zu Sehstörungen bis hin zur vollständigen Erblindung kommen. Deshalb ist bei der Bauchlage wegen des besonderen Ausschnittes für die Augen ausschließlich das Bauchlagerungskopfpolster zu verwenden, denn nur durch ihn kann eine druckfreie Augenlage gewährleistet werden (▸ Abb. 5.30, ▸ Abb. 8.41).
> **Die Ohren** bzw. Ohrmuscheln sind speziell bei der Seitenlage extrem gefährdet. In dieser Lage muss das untere Ohr weich und druckfrei gelagert werden (▸ Abb. 5.23).

Aufgrund ihrer oberflächlichen Lage sind die peripheren Nerven die von Lagerungsschäden am häufigsten betroffenen Körperteile (▸ Abschn. 10.1). Hier wiederum sind lagerungsbedingt die an den Extremitäten verlaufenden Nerven besonders gefährdet.

10.1 Besonders gefährdete periphere Nerven

Abbildungen: ◼ Abb. 10.1, ◼ Abb. 10.2, ◼ Abb. 10.3, ◼ Abb. 10.4, ◼ Abb. 10.5, ◼ Abb. 10.6.
Durch Abdrücken von einzelnen Nerven oder Nervenbündeln können Lähmungen entstehen. Die am meisten betroffenen Körperteile sind die peripheren Nerven der Arme und Beine. Lagerungsbedingt wird wegen der geringen Weichteilpolsterung am häufigsten der Nervus peroneus in Höhe des Fibulaköpfchens geschädigt (◼ Abb. 10.5).

10.1.1 Peripheres Nervensystem (PNS) der oberen Extremitäten

In der Skizzendarstellung in ◼ Abb. 10.1 ist der Verlauf der peripheren Nerven des Armes dargestellt, die bei falscher Lagerung für Läsionen besonders anfällig sind. Außerdem werden Skizzendarstellungen von manchen durch Lagerungsschäden bedingte Symptome aufgeführt. Im Folgenden werden vereinfacht ihre anatomische Lage, ihre Aufgaben und die möglichen OP-lagerungsbedingten Schädigungen und deren Symptome erklärt sowie auf die prophylaktischen Maßnahmen bei der Lagerung des Patienten hingewiesen.
Diese sind:
- Plexus brachialis (Geflecht des Armes)
- N. ulnaris (Ellennerv)
- N. medianus (Mittelhandnerv)
- N. radialis (Speichennerv)

Plexus brachialis (Geflecht des Armes)

Der Plexus brachialis ist ein Nervengeflecht des peripheren Nervensystems, das aus den vorderen Ästen der Spinalnerven C5–C8 und Th1 gebildet wird. Aus ihm gehen Nerven für den Arm, die Schulter und die Brust hervor (◼ Abb. 10.1).

10

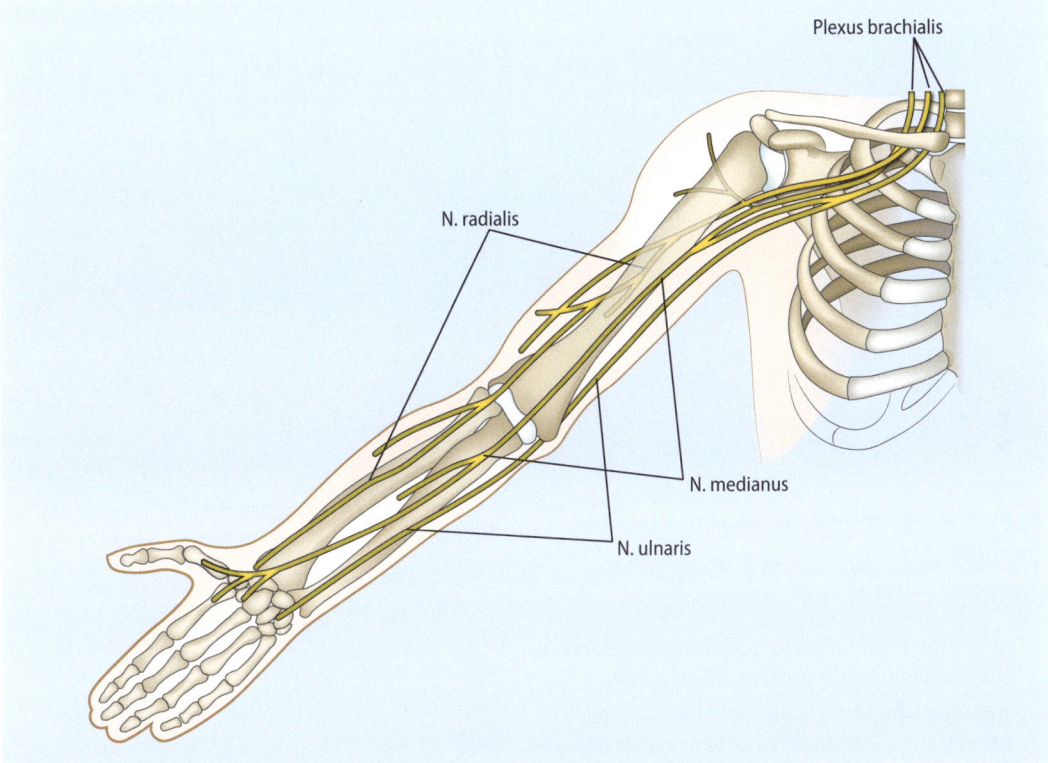

Abb. 10.1 Peripheres Nervensystem (PNS) der oberen Extremität

– **Aufgabe:** Motorische Innervation der Schulter- und Brustmuskulatur sowie für die motorische und sensible Innervation des Arms und der Hand.

– **Lagerungsschaden:** Kann entstehen, wenn der Arm des Patienten zu lang mit einem Winkel von über 90° zur Körperlängsachse abduziert wird. Dabei steigt die Kompression des Oberarmkopfes auf den Plexus brachialis und dadurch auch die Gefahr einer Läsion. Besonders vorsichtig muss man auch beim Anlegen von Schulterstützen vorgehen, falsch angelegt (zu nah am Hals) kann durch Druckschädigung eine Parese hervorgerufen werden. Bei längerer extremer Seitenneigung des Kopfes in entgegengesetzter Richtung zum ausgelagerten Arm steigt auch die Gefahr der Plexus-brachialis-Lähmung. Charakteristisch dafür sind Sensibilitätsverluste und Teilausfälle der Muskulatur des Armes (betrifft vorwiegend die Außenseite des Ober- und Unterarms).

– **Prophylaxe:** Abduktionen der oberen Extremitäten von mehr als 90° vermeiden und den Kopf in seiner Neutralstellung lagern. Die

Schulterstützen auf gar keinen Fall ohne zusätzliche Polsterung und nie in Halsnähe positionieren (▶ Abb. 5.17).

Nervus ulnaris (Ellennerv)

Er ist ein gemischtmotorischer und sensibler Nerv des Armes, der aus dem Fasciculus medialis der Plexus brachialis entspringt. Er verläuft entlang der medialen Seite des Armes zum Unterarm und zur Hand (▶ Abb. 10.1).

– **Aufgabe:** Der N. ulnaris innerviert motorisch Teile der Unterarmmuskulatur, Teile der Muskulatur des Daumenballens sowie die Muskulatur des Kleinfingerballens und den Großteil der kurzen Muskeln der Mittelhand, die unter anderem für das Spreizen und Schließen der Finger verantwortlich sind.

– **Lagerungsschaden:** Druck und Zug auf den verlaufseitig liegenden N. ulnaris kann einen Lagerungsschaden hervorrufen, typisches Erscheinungsbild ist die „Krallenhand" (▶ Abb. 10.2).

– **Prophylaxe:** Den Arm in Supination lagern und auf die gute Polsterung des Ellenbogens und des Handgelenks achten. Wenn der Arm

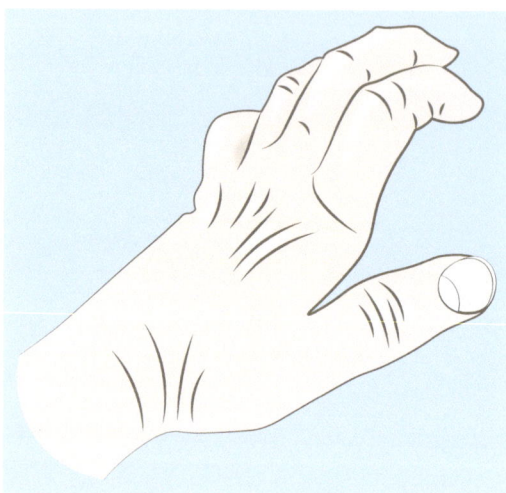

□ Abb. 10.2   Krallenhand – Stellung bei einer Nervus-ulnaris-Lähmung

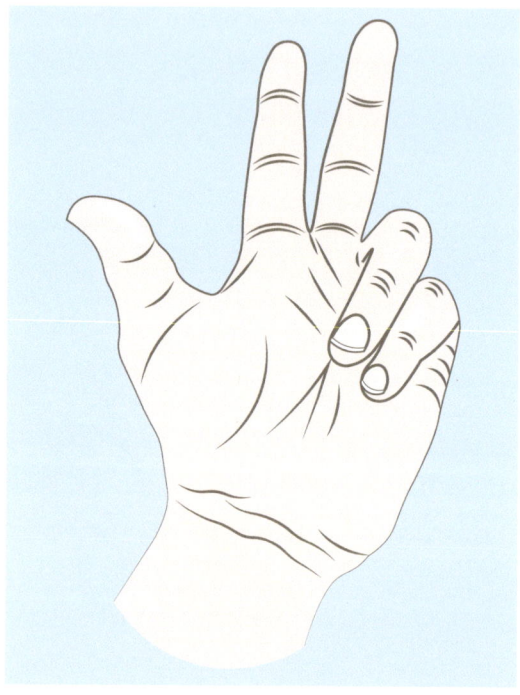

□ Abb. 10.3   Schwurhand – Stellung bei Schädigung des Nervus medianus

10

operations- und lagerungsbedingt über den Kopf hoch gelagert werden muss, ist der Armlagerungsbehelf, auf dem dieser gelagert wurde, z. B. Göpelstütze, unbedingt an die Körperposition angepasst zu positionieren und zusätzlich zu polstern. Außerdem muss am Ellenbogen jede unnötige Zugauswirkung und Überstreckung vermieden werden (▶ Abb. 5.2, ▶ Abb. 5.23, ▶ Abb. 8.29).

Nervus medianus (Mittelhandnerv)

Er ist ein gemischtmotorischer und sensibler Nerv des Arms, der aus dem Plexus brachialis entspringt. Der N. medianus verläuft aus der Achselhöhle über die Innenseite des Oberarms und zieht dann unter dem Musculus pronator teres hindurch auf die Handflächenseite des Unterarms (□ Abb. 10.1).

- **Aufgabe:** Er innerviert motorisch die Mehrheit der Beugemuskeln am Unterarm. Der N. medianus ist für die Beugung des Ellenbogen- und Handgelenks, der Finger und auch für Pronation (Einwärtsdrehung) des Unterarms zuständig.
- **Lagerungsschaden:** In seltenen Fällen kann es durch, sehr straff angelegte Handfixierungsgurte zu einer Schädigung führen, typisches Erscheinungsbild ist die „Schwurhand" (□ Abb. 10.3).
- **Prophylaxe:** Der Arm darf niemals von der Armstütze hinunterhängend gelagert werden. Unnötigen Druck auf den Unterarm ver-

meiden und das Handgelenk sanft fixieren (▶ Abb. 5.2).

Nervus radialis (Speichennerv)

Der N. radialis ist ein gemischtmotorischer und sensibler Nerv des Arms, der aus dem Plexus brachialis entspringt und sich spiralig um den Oberarmknochen windet. Er ist auch am äußeren Unterarm etwa eine Handbreite oberhalb des Handgelenks tastbar (□ Abb. 10.1). Der N. radialis ist an der Innervation der Muskulatur von Ober- und Unterarm beteiligt.

- **Aufgabe:** Er innerviert die Muskulatur vor allem der Dorsalseiten von Ober- und Unterarm, darunter die Extensoren und die langen Handmuskeln.
- **Lagerungsschaden:** Eine Parese des N. radialis kann Sensibilitätsstörungen am seitlichen hinteren Oberarm, Daumen und Handrücken auslösen. Je nach Höhe der Läsion sind auch Ausfälle der Unterarmstrecker und Handfunktionen möglich. Durch die Funktionsausfälle der Hand kann der Betroffene diese im Handgelenk nicht strecken, nicht abduzieren und nur bedingt supinieren, charakteristisches Symptom einer „Fallhand" (□ Abb. 10.4).

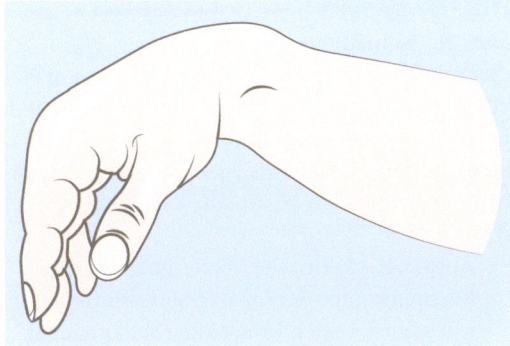

■ **Abb. 10.4**   Fallhand – Symptomatik bei einer Nervus-radialis-Parese

— **Prophylaxe:** Der Arm darf niemals von der Armstütze hinunterhängend gelagert und die Fixierung von Arm und Handgelenk muss druckfrei durchgeführt werden. Kontakte vom Oberarm zur OP-Tischkante unbedingt vermeiden. Aufgrund der besonderen Druckgefährdung des Nervs in seinem Verlauf am Oberarm dürfen die an der kranialen Seite des ausgelagerten Arms anmontierten Narkosebogen, Fixierungsstangen von manchen Retraktoren und dergleichen nicht zu nahe am Oberarm platziert sein, um versehentliche Berührung mit diesem zu vermeiden (▸ Abb. 5.2). So verhindert man die eventuell mögliche Gefahr einer Kompression des N. radialis am Oberarm.

10.1.2 Peripheres Nervensystem (PNS) der unteren Extremität

Die Skizzendarstellung in ■ Abb. 10.5 zeigt den Verlauf der lagerungsbedingt durch Paresen am meisten gefährdeten peripheren Nerven des Beins. Im Folgenden werden vereinfacht ihre anatomische Lage, ihre Aufgaben und die möglichen OP-lagerungsbedingten Schädigungen sowie deren Symptome erklärt und auf die prophylaktischen Maßnahmen bei der Lagerung des Patienten hingewiesen.
   Diese sind:
— Plexus sacralis (Kreuznervengeflecht)
— N. femoralis (Oberschenkelnerv)
— N. ischiadicus (Sitzbeinnerv)
— N. peroneus communis = N. fibularis communis (Wadenbeinnerv)
— N. tibialis (Schienbeinnerv)

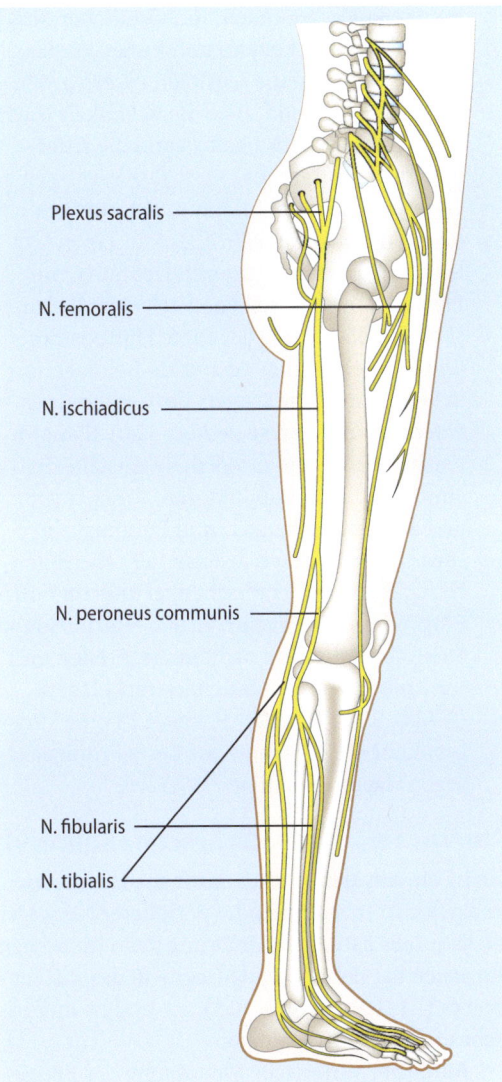

■ **Abb. 10.5**   Peripheres Nervensystem der unteren Extremität

Plexus sacralis (Kreuznervengeflecht)

Der Plexus sacralis ist das stärkste Nervengeflecht des menschlichen Organismus. Er wird von den anterioren Ästen (Rami) der Nervenwurzeln der Rückenmarksegmente L5–S3 gebildet und enthält des Weiteren Anteile von L4 und S4. Gemeinsam mit dem Plexus lumbalis bildet der Plexus sacralis die Nerven des Beckens und der Beine. Häufig werden die beiden als Plexus lumbosacralis zusammengefasst (■ Abb. 10.5).

— **Aufgabe:** Unter anderem die motorische Versorgung der gluteal und ischiocruralen Muskeln (Gesäßmuskel und Flexoren des Oberschenkels) sowie der Muskulatur des

10

hinteren Oberschenkels und sämtlicher Muskeln des Unterschenkels und Fußes. Außerdem versorgen seine sensiblen Fasern große Teile des Fußes und des Unterschenkels sowie des hinteren Oberschenkels und die Afterhaut mit Sensibilität.

- **Lagerungsschaden:** Kann unter anderem beim Einbringen der Prothese für einen totalen Hüftgelenksersatz durch Dehnung von Plexusanteilen entstehen. Auch eine für längere Zeit übermäßig gebeugte Hüftposition und die gleichzeitige gestreckte Beinlagerung in Steinschnittlage steigert die Gefahr einer Überdehnungsparese (▶ Abb. 5.20). Symptomatisch dafür sind motorische Ausfälle der Hüftstrecker, Hüftabduktoren, Kniebeuger und alle Unterschenkel- und Fußmuskeln sowie Sensibilitätsverluste an der Oberschenkelrückseite, am Unterschenkel und am Fuß.
- **Prophylaxe:** Die maximale 90°-Hüftflexion in Steinschnittposition nicht überschreiten und die Knie dabei nicht durchgestreckt lagern (▶ Abb. 5.20). In dieser Position ist eine kurz gehaltene OP-Zeitdauer die beste Prophylaxe gegen lagerungsbedingte Schäden.

Nervus femoralis (Oberschenkelnerv)

Er ist ein aus dem Plexus lumbalis (Lendennervengeflecht) entstammender peripherer Nerv. Der N. femoralis hat seinen Ursprung beim Menschen im ersten bis vierten Lendensegment des Rückenmarks (L1–L4) (◘ Abb. 10.5). Er besitzt motorische und sensible Qualitäten.

- **Aufgabe:** Motorische Versorgung der Beugemuskeln des Hüftgelenks und die Streckmuskulatur des Kniegelenks. Sensible Versorgung der Hautareale des Ober- und Unterschenkels sowie des Fußrückens.
- **Lagerungsschaden:** Ausfall der aktiven Beugung des Hüftgelenks. Infolge kann es zu schwerwiegenden Bewegungsstörungen kommen, beispielsweise ist dann keine Aufrichtung von der Liegeposition möglich.
- **Prophylaxe:** Gute Polsterung des Beckenbereichs in Bauchlage und Vermeidung von starkem Druck auf den N. femoralis. Keine übermäßige Abduktion des gestreckten Beines und keine starke Außenrotation der unteren Extremitäten (▶ Abb. 5.31, ▶ Abb. 6.17, ▶ Abb. 6.21).

Nervus ischiadicus (Sitzbeinnerv)

Der N. ischiadicus ist der stärkste Nerv des menschlichen Körpers. Er entspringt aus dem Plexus sacralis und enthält Fasern aus den Segmenten L4–S3. In Kniegelenkshöhe teilt sich der N. ischiadicus in den N. fibularis (gemeinsamer Wadenbeinnerv) und den N. tibialis (Schienbeinnerv) (◘ Abb. 10.5).

- **Aufgabe:** Motorische Versorgung der Knieflexorengruppe der Oberschenkelmuskulatur. Mit seinen beiden Hauptästen versorgt er ab der Kniekehle motorisch und sensibel Unterschenkel und Fuß. Außerdem innerviert der N. ischiadicus die von der Hüfte ausgehenden Streckmuskeln (Extensoren) des Oberschenkels. Wegen seiner Eigenschaften ist er für Bewegungen des Beines unerlässlich.
- **Lagerungsschaden:** Unangenehme Missempfindung oder Schmerzen im Fuß und Lähmungserscheinungen, die das gesamte Bein betreffen können.
- **Prophylaxe:** Vermeidung von Außenrotation und Flexion der Hüfte von mehr als 90°. Bei Hüftbeugungen, die 90° überschreiten, darf das Knie nicht zu lange durchgestreckt gelagert werden (▶ Abb. 5.20).

Nervus peroneus communis = Nervus fibularis communis (Wadenbeinnerv)

Der N. peroneus communis ist ein gemischter Endast des N. ischiadicus. Er versorgt die Strecker des Fußes und die Peronealmuskeln. Seine Fasern stammen aus den Segmenten L4–S2 des Rückenmarks, er zieht sich seitlich des Fibulaköpfchens vorbei, wo er sich dann in zwei Äste, den N. peroneus profundus und N. peroneus superficialis aufteilt (◘ Abb. 10.5). Wegen seiner exponierte Lage an dieser Stelle ist dieser Nerv für lagerungsbedingte Schäden besonders anfällig.

- **Aufgabe:** Motorische Versorgung der Zehengelenksstrecker und der Muskeln, die den Fuß in Richtung des Schienbeins anheben. Seine Endäste versorgen die Haut der äußeren Wade, des zentralen und äußeren Fußrückens sowie des ersten Zehenzwischenraums mit Sensibilität.
- **Lagerungsschaden:** Sensibilitätsstörungen an der Außenseite des Unterschenkels und des Fußrückens. Im schlimmsten Fall kann es zu einer Fuß- und Zehenheberschwäche kommen, die dem Patienten den Gang auf den Fersen erschweren oder unmöglich

machen könnte. In so einem Fall wäre der Betroffene gezwungen, wegen mangelnder Kontrolle über die Fußhebemuskulatur beim Gehen die Zehen am Boden zu schleifen. Um das ungewollte Schleifen zu vermeiden, muss der Patient zum Fortbewegen das Knie übernatürlich anheben. Das typische Erscheinungsbild dieser Bewegungsart ist ein sogenannter „Steppergang", der unbehandelt zu einer dauerhaften „Spitzfußkontraktur" führen kann (◘ Abb. 10.6).

– **Prophylaxe:** Beim Lagern der Beine auf langanhaltende übermäßige Supination der Füße verzichten. Sollten die Beine übereinandergeschlagen sein, müssen diese wieder aufgehoben und in Neutralstellung gebracht werden.

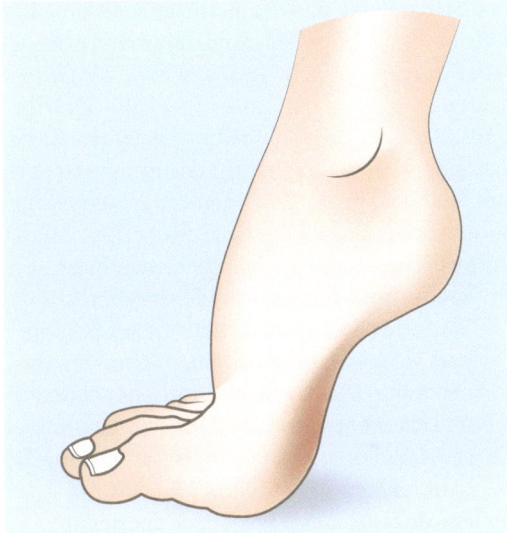

◘ **Abb. 10.6** Spitzfußkontraktur bei einer Nervus-peroneus-Parese

Praxistipp

Da die besonders gefährdete Kompressionsstelle des N. peroneus sich hinter dem Fibulaköpfchen beim Eintauchen in die Unterschenkelmuskulatur befindet, muss man an dieser Stelle besonders sorgsam vorgehen (◘ Abb. 10.6). Kontakte von Lagerungsbehelfen zum Knie vermeiden, gegebenenfalls gut polstern (▶ Abb. 5.10, ▶ Abb. 5.20). Bei Seitenlagerung des Patienten muss beim unteren Bein in Höhe des Fibulaköpfchens eine Mulde in die Vakuummatratze geformt oder an der Stelle besonders gut gepolstert werden (▶ Abb. 5.23). Die Knierolle darf nicht zu proximal platziert werden und beim Anlegen eines Gipsverbands darauf achten, dass dieser an der Stelle nicht zu eng anliegt.

Nervus tibialis (Schienbeinnerv)

Der N. tibialis ist als Teil des N. ischiadicus der längste periphere Nerv im menschlichen Organismus. Seine Fasern stammen aus den Rückenmarkssegmenten L4–S3. Er entspringt auf der dorsalen, distalen Seite des Oberschenkels vom N. ischiadicus. In der Fossa poplitea (dorsale Seite des Knies) liegt er relativ oberflächlich (◘ Abb. 10.5).

– **Aufgabe:** Der N. tibialis hat motorische und sensorische Aufgaben. Er innerviert Teile der Beugemuskulatur an Oberschenkel, Unterschenkel und Fuß, darüber hinaus auch die Hautareale an der Wade, Ferse und Fußsohle. Außerdem ist er hauptverantwortlich für die Plantar-Flexion (die Beugung des Fußes im oberen Sprunggelenk) sowie alleinverantwortlich für das Abspreizen und Abduzieren der Zehen. Sensibel versorgen seine Hautäste die Haut der zentralen Unterschenkelrückseite sowie die Haut der Ferse und der Fußsohle inklusive der Zehenunterseiten.

– **Lagerungsschaden:** Der Betroffene kann sich nicht mehr auf die Zehen stellen. Die Folge ist ein „Krallen- und Hackenfuß". Verlust des Achillessehnenreflexes und Sensibilitätsschwächen in Unterschenkelrückseite, Ferse und Fußsohle.

– **Prophylaxe:** Zu starke Druckbildung an der Wade und in der Kniekehle vermeiden. Beim Lagern der Beine darf keine Kantenstellung des Lagerungsbehelfs zur Wade des Patienten entstehen. Die Fersen und Fußrücken müssen weich gelagert sein (▶ Abb. 5.10, ▶ Abb. 5.20, ▶ Abb. 5.31, ▶ Abb. 6.17, ▶ Abb. 6.21).

10.2 Akutes Kompartmentsyndrom

Diese selten vorkommende Form des Lagerungsschadens wird in den meisten Fällen durch eine durch erhöhten Druck (Kompression) in den Muskellogen hervorgerufene Durchblutungsstörung des Gewebes verursacht. Deshalb wird es auch als Logensyndrom bezeichnet. Die Kombination von lagerungsbedingt hoch gelagerten unteren Extremitäten und die gleichzeitig übermäßige Flexion und Abduktion der Hüften und Kniegelenke mit einer langen OP-Dauer kann die Durchblutung vor allem der Unterschenkel negativ beeinflussen. OP-lagerungsbedingt steigt das Risiko besonders bei der Steinschnittlagerung und auch bei LLD-Lagerung für einen laparoskopischen Eingriff mit langer OP-Dauer, wobei fast immer eine extreme Kopftiefneigung notwendig ist.

- **Lagerungsschaden:** Starke Schwellung, Spannungsgefühl in der betroffenen Region und Muskulatur mit extremer Schmerzwahrnehmung. Dies ist ein chirurgischer Notfall und kann unbehandelt zu Sensibilitätsstörungen, Lähmungserscheinungen bis hin zum Extremitätenverlust führen.
- **Prophylaxe:** Lange OP-Zeiten speziell in Steinschnittlage vermeiden. Wenn es für den Eingriff nicht mehr unbedingt notwendig ist, sollte man zur Entlastung der Beine die Flexion und die Abduktion der Hüften und der Knie entschärfen. Extreme Kopftieflagen müssen, sobald es von der chirurgischen Seite möglich ist, in bestimmten Zeitabständen entweder komplett aufgehoben oder minimiert werden (▶ Abschn. 5.3, ▶ Abschn. 5.2.1).

Weiterführende Literatur

Banicek J, McGarvey D (2010) The effect of patient positioning during lengthy surgery on postoperative health. Nurs Times. Jan 26-Feb 1; 106(3):15. www.nursing-times.net/5010764.article?search. 11.4.2018

Gezginci E, Ozkaptan O, Yalcin S, Akin Y, Rassweiler J, Gozen AS (2015) Postoperative pain and neuromuscular complications associated with patient positioningafter robotic assisted laparoscopic radical prostatectomy: a retrospective non-placebo and non-randomized study. In: A. Covic, A. Diokno (Hrsg) International Urology and Nephrology. Springer, Netherlands, S 1635-41

www.lexikon-orthopaedie.com/pdx.pl?dv=0&id=00540. Zugegriffen: 11.4.2018

www.med-library.com/nervus-tibialis-anatomie-aufbau-funktion/. Zugegriffen: 11.4.2018

www.uk-halle.de/fileadmin/Bereichsordner/Institute/AnatomieUndZellbiologie/TestPlexus.pdf. Zugegriffen: 11.4.2018.

Koehler SM, Meier KM, Lovy A, Fitzpatrick D, Kim J, Hausman MR (2016) Brachialis syndrome: a rare consequence of patient positioning causing postoperative median neuropathy. J Shoulder Elbow Surg. doi.org/10.1016/j.jse.2015.12.023

Sullivan D (1985) Complications from Intraoperative Positioning. Orthopaedic Nursing. http://journals.lww.com/orthopaedicnursing/Abstract/1985/07000/Complications_from_Intraoperative_Positioning.11.aspx. Zugegriffen: 11.4.2018

Winfree CJ, Kline DG (2005) Intraoperative positioning nerve injuries. Surg Neurol. discussion 18. doi.org/10.1016/j.surneu.2004.03.024

10

Spezieller Teil

Inhaltsverzeichnis

Fachspezifische Lagerungen und Lagerungstechniken – Abkürzungen

Sadik Duru

© Springer-Verlag GmbH Deutschland, ein Teil von Springer Nature 2018
S. Duru et al. (Hrsg.), *Standards der Patientenlagerung*
https://doi.org/10.1007/978-3-662-57483-6_11

Die Chirurgie im AKH Wien wird durch Univ.-Prof. Dr. med. univ. Michael Gnant als Vorstand geleitet. Unter seine Führung stehen auch die chirurgischen Schwerpunkte Allgemein-, Transplantations- und Gefäßchirurgie. In diesem Kapitel werden alle in den drei chirurgischen Abteilungen angewendeten OP-Lagerungstechniken je nach Organ und Körperregionen beschrieben. In den folgenden Kapiteln werden alle zum Eingriff gehörigen OP-Lagerungen grafisch dargestellt und die dafür notwendigen Geräte und Lagerungshilfsmittel aufgelistet. Außerdem ist auch eine detaillierte Auflistung der gesamten Diagnose- und OP-Lagerungsabkürzungen sowie einige Abkürzungen der Gerätenamen beinhaltet.

In der Abteilung werden neben zehn allgemeinchirurgischen auch transplantationschirurgischen Eingriffen auch gefäßchirurgische akut Eingriffe durchgeführt. Im Weiteren gehören einige selten durchgeführte OP-Eingriffe sowie ambulant durchführbare kleine OPs zu ihrem Zuständigkeitsbereich. Die fachspezifischen chirurgischen Schwerpunkte sind:

- Allgemeinchirurgie:
  1. Leber- und Gallenblasenchirurgie
  2. Bauchspeicheldrüsenchirurgie (Pankreas)
  3. Magen- und Speiseröhrenchirurgie
  4. Endokrine Chirurgie
  5. Darmchirurgie
  6. Anal- und Gesäßeingriffe
  7. Milzchirurgie
  8. Nierenchirurgie
  9. Brustchirurgie
  10. Hernienchirurgie
- Transplantationschirurgie
- Gefäßchirurgie
- Sonstige OP-Eingiffe

> Damit eine lückenlose Vorbereitung der für die Lagerung des Patienten nötigen OP-Tische und Lagerungsbehelfe sowie medizinischer Geräte und dergleichen möglich ist, sollte man die Bedeutung der auf dem OP-Programm stehenden Abkürzungen kennen. Nur das Kennen und Verstehen dieser Abkürzungen macht eine korrekte OP-Tischzusammenstellung und entsprechende Vorbereitung der Lagerungshilfsmittel und der Geräte möglich. Dadurch ist auch eine reibungslose Patientenlagerung durchführbar. Aufgrund dessen enthält das nächste Kapitel als Erstes das Abkürzungsverzeichnisses.

11.1 Abkürzungen im OP

Im Folgenden werden alle in der Abteilung üblichen und angewendeten Abkürzungen zu den jeweils zugehörigen Sparten oder Organen aufgelistet:

OP-Lagerungen und Geräte ◘ Tab. 11.1; Infektionskrankheiten und Keime ◘ Tab. 11.2; Leber- und Gallenblasenchirurgie ◘ Tab. 11.3; Bauchspeicheldrüsenchirurgie ◘ Tab. 11.4; Magen- und Speiseröhrenchirurgie ◘ Tab. 11.5; Adipositaschirurgie ◘ Tab. 11.6; Endokrine Chirurgie ◘ Tab. 11.7; Darmchirurgie ◘ Tab. 11.8; Analchirurgie ◘ Tab. 11.9; Milzchirurgie ◘ Tab. 11.10; Nierenchirurgie ◘ Tab. 11.11; Brustchirurgie ◘ Tab. 11.12; Hernienchirurgie ◘ Tab. 11.13; Transplantationschirurgie ◘ Tab. 11.14; Gefäßchirurgie ◘ Tab. 11.15; Sonstige Abkürzungen ◘ Tab. 11.16.

◘ **Tab. 11.1** OP-Lagerungen und Geräte

RL	Rückenlage
LLD	Lloyd-Davis-Lagerung
LLDS	Lloyd-Davis-sitzend-Lagerung
SSL	Steinschnittlagerung
BL	Bauchlage
SL	Seitenlage (links)
SR	Seitenlage (rechts)
OB	Oberbauchlagerung
OP	Operation
HF-Chirurgie	Hochfrequenzchirurgie
CUSA	Cavitron Ultrasonic Surgical Aspiration
lap.	laparoskopisch
Lap-Turm	Laparoskopie-Turm
CO2	Kohlendioxid
mmHg	Millimeter-Quecksilbersäule
MRI	Magnetic Resonance Imaging
CT	Computertomografie
l/min.	Liter pro Minute
VAC	Vakuum
C-Bogen	Röntgen-Durchleuchtungsgerät

◨ Tab. 11.2   Infektionskrankheiten und Keime

AIDS	Acquired immunodeficiency syndrome „erworbenes Immundefektsyndrom"
HIV	Humane-Immundefizienz-Virus
Hep A	Hepatitis A
Hep B	Hepatitis B
Hep C	Hepatitis C
MRGN	multiresistente gramnegative Erreger
MRSA	Methicillin-resistenter Staphylococcus aureus
ESBL	Extended-Spectrum-Betalaktamasen
EHEC	Enterohämorrhagische Escherichia coli
E coli	Escherichia coli
VRE	Vancomycin-resistente Enterokokken

◨ Tab. 11.3   Leber- und Gallenblasenchirurgie

PHCC	Post Hepatitis C Cirrhosis oder primäres hepatocelluläres Karzinom
CA	Karzinome
CRCLM	Colorectales Carzinom mit Lebermetastasen
CCC	Cholangiocelluläres Carzinom
HCC	Hepatocelluläres Carzinom
CHE	offene Cholecystektomie
lap CHE	laparoskopische Cholecystektomie
ERCP	endoskopische retrograde Cholangio-Pancreaticographie
PEC	Perivascular Epitheloid Cells
PVS	Peritoneovenöser Shunt
ALCI	Alkoholische Leberzirrhose
GvHD	Graft-versus-Host-Disease
PBC	primär biliäre Zirrhose
SBC	sekundär biliäre Zirrhose
PSC	primär sklerosierende Cholangitis
SSC	sekundär sklerosierende Cholangitis
NASH	nicht-alkoholische Steatohepatitis

◨ Tab. 11.4   Bauchspeicheldrüsenchirurgie (Pankreas)

PPPD	Pyloruserhaltende partielle Pankreatiko-Duodenektomie
IPMN	Intraduktal Papillär Muzinöse Neoplasien

◨ Tab. 11.5   Magen- und Speiseröhrenchirurgie

AEG	Adenokarzinom des ösophagogastralen Übergangs
B2	Billroth 2
GE	Gastro-entero-Anastomose
GERD	Gastroesophageal reflux Disease
GIST	Gastrointestinaler Stromatumor
PEC	Plattenepithelkarzinom
PEG	Perkutane endoskopische Gastrostomie
POEM	Perorale-endoskopisch Myotomie

◨ Tab. 11.6   Adipositaschirurgie

BMI	Body-Mass-Index
BPD	Bilio-pankreatische Diversion
SADI-S	Single anastomosis duodeno-ileal bypass with sleeve gastrectomy

◨ Tab. 11.7   Endokrine Chirurgie

pHpT	primärer Hyperparathyreoidismus
sHpT	secundärer Hyperparathyreoidismus
rHpT	regulativer Hyperparathyreoidismus
PTC	Papillary thyroid carcinoma
FTC	Follicular thyroid carcinoma
MEN	Multiple endokrine Neoplasie
NET	Neuro-endokriner Tumor
NEN	Neuro-endokrine Neoplasie
NNTU	Nebennieren-Tumor

11

■ **Tab. 11.8** Darmchirurgie

DÜDA	Dünndarm
N	Neoplasie
TVR	Tiefe vordere Resektion
HCL	Hemicolektomie links
HCR	Hemicolektomie rechts
HIPEC	Hypertherme intraoperative Peritoneal-perfusion
ICR	Ileocoecalresektion
VMR	ventralen Mesh Rektopexie

■ **Tab. 11.9** Analchirurgie

AIN	Anale intraepitheliale Neoplasie
TEM	Transanale endoskopische Micro-chirurgie
HAL – RAR	Hämorrhoidenarterienligatur – Rekto-Anal-Repair
RVF	Recto-vaginale Fistel

■ **Tab. 11.10** Milzchirurgie

ITP	Idiopathische thrombozytopenische Purpura

■ **Tab. 11.11** Nierenchirurgie

PCN	perkutane Nephrostomie
PKD	polycystic kidney disease

■ **Tab. 11.12** Brustchirurgie

QUAD	Quadrantenresektion
QUAX	Quadrantenresektion mit axillärer Lymphknotenresektion
MRM	Modifiziert radikale Mastektomie
PE	Probeexcision

■ **Tab. 11.13** Hernienchirurgie

HID	Hernia Inguinalis dextra
HIS	Hernia Inguinalis sinistra
IPOM	Intraperitoneal only mesh
TAPP	Transabdominelle Peritoneal-plastik

■ **Tab. 11.14** Transplantationschirurgie

MOE	Multiorganentnahme
LTX	Lebertransplantation
NTX	Nierentransplantation
PNTX	kombinierte Pankreas-Nieren-Trans-plantation
PTX	Pankreastransplantation
CAPD	chronisch ambulante Peritonealdialyse
CNI	Chronische Niereninsuffizienz
CNV	Chronisches Nierenversagen
PBC	Primär biliäre Cholangitis oder Primär biliäre Zirrhose
PHCC	Post Hepatitis C Cirrhosis oder primäres hepatocelluläres Karzinom
ALCI	Alkoholische Leberzirrhose
CYCI	Cryptogenic cirrhosis
GvHD	Graft-versus-Host-Disease
PBC	primär biliäre Zirrhose
SBC	sekundär biliäre Zirrhose
PSC	primär sklerosierende Cholangitis
SSC	sekundär sklerosierende Cholangitis
NASH	nicht-alkoholische Steatohepatitis

■ **Tab. 11.15** Gefäßchirurgie

BIF-Prothese	Bifurkationsprothese
FEMPOP-Bypass	femoro-poplitealer Bypass
pAVK	periphere arterielle Verschluss-krankheit
AMS	Arteria mesenterica superior
TC	Truncus coeliacus
TEA	Thrombendarteriektomie

☐ Tab. 11.16	Sonstige Abkürzungen
PAC	Porth-a-Cath
ETS	endoskopische transthorakale Sympathektomie

11.2 OP-Saalskizze

Die Lage der im nächsten Kapitel beschriebenen Geräte und OP-Tischpositionen sind nach der unten gezeichneten OP-Saalskizze beschrieben. Auch die standardmäßige Positionen des Patien-

ten und des OP-Teams während des Eingriffs am Patienten sind in dieser Zeichnung mit ● dargestellt. Der HF-Chirurgiegenerator, Sauger und die chirurgischen Zusatzgeräte werden fast immer standardmäßig rechts vom Patienten an der OP-Ampel angeschlossen (☐ Abb. 11.1). Die Position der Geräte kann abhängig von der Art und Technik des Eingriffes, aber auch aufgrund von räumlichem Mangel vom Standard abweichen.

In den folgenden Kapiteln werden die spezifischen OP-Eingriffe und die dafür notwendigen Lagerungen und Lagerungszubehöre sowie medizinischen Geräte nach chirurgischen Schwerpunkten thematisiert.

☐ **Abb. 11.1**   OP-Saalskizze

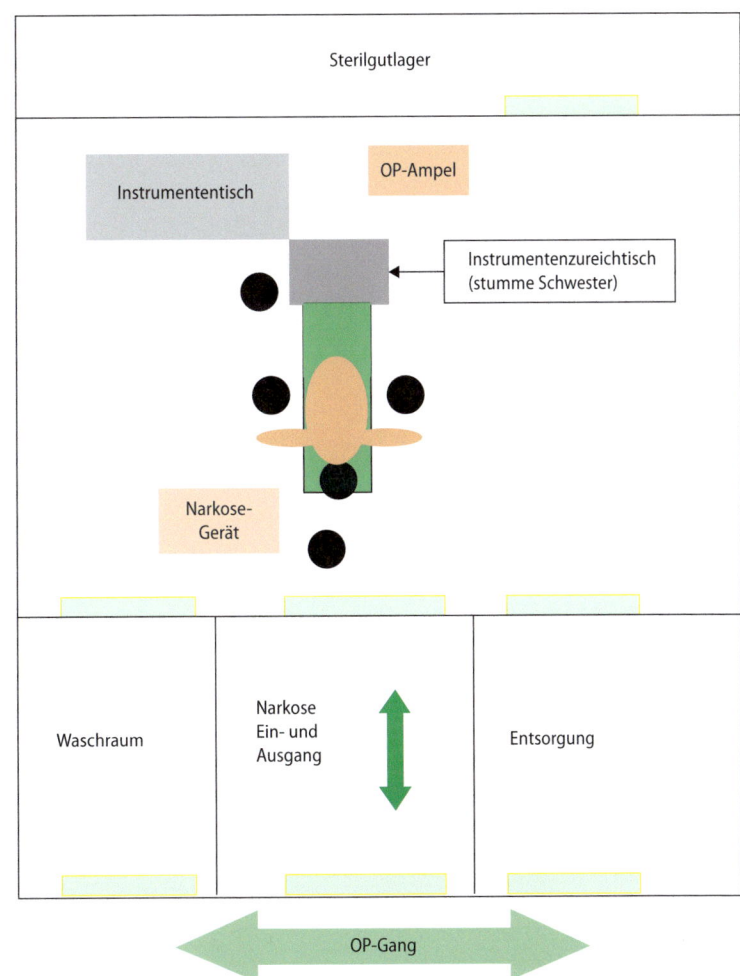

Leber- und Gallenblasenchirurgie

Sadik Duru

© Springer-Verlag GmbH Deutschland, ein Teil von Springer Nature 2018
S. Duru et al. (Hrsg.), *Standards der Patientenlagerung*
https://doi.org/10.1007/978-3-662-57483-6_12

12.1   Konventionelle Lebereingriffe

- **Diagnose/Indikation – Operation:** PHCC, PEC, CRCLM, CCC, HCC, Leberruptur, Echinokokkus Zyste – *offene Leberresektion, offene CHE*
- **OP-Tischaufbau:** Karbon- oder Universaltisch (kraniale Position) (▶ Abb. 8.53, ▶ Abb. 8.52) + Vakuummmatratze (lang) *mittelhart* (▶ Abb. 8.60)
- **Narkoseeinleitung:** Rückenlage
- **Lagerungsart:** *Rückenlage (RL) mit Oberbauchlagerung (OB)* und beide Arme ausgelagert (▶ Abschn. 6.3)
- **Foto:** ▶ Abb. 6.8, ▶ Abb. 6.9
- **Geräte:** HF-Chirurgie, OP-Sauger, Bipolare (mit Fußschalter, eigenes Gerät), Sonoca od. CUSA, Ultraschallgerät, eventuell Rauchabsaugungssystem (▶ Kap. 9)
- **Lagerungszubehör:** 2 Armstützen, 1 Körpergurt, 1 Lagerungsballon, Druckschlauch, 2 Kloben (nur für Ulmer Seilzugretraktor), Narkosebogen + 1 Kloben (links montiert) (▶ Abschn. 8.1.2)
- **Verband:** Medipore oder Fixomull

> ❯ Der Lagerungsballon wird unter der OP-Tischauflage am Rippenbogen orientiert positioniert und aufgeblasen. Weil in den meisten Fällen aus Platzmangel der zweite Assistent des Operateurs über dem rechten Arm stehen muss, ist der Narkosebogen unbedingt links zu montieren. Für die Karbontischplatte ist keine zusätzliche OP-Tischauflage notwendig.

12.2   Laparoskopische Lebereingriffe

- **Diagnose/Indikation – Operation:** Leber-CA, Leberzysten, Lebermetastasen – *lap. Leberresektion, lap. Fenestrierung*
- **OP-Tischaufbau:** Universalplatte (kaudale Position) mit Universalmodul und Beinplattenpaar (▶ Abb. 8.56) + Vakuummmatratze (mit Beinteilung) *mittelhart* (▶ Abb. 8.61)
- **Narkoseeinleitung:** Rückenlage
- **Lagerungsart:** *Lloyd-Davis-sitzend (LLDS) mit Oberbauchlagerung (OB)* und beide Arme auf eine Armstütze ausgelagert (▶ Abschn. 6.1). Der Patient wird nach dem Aufsetzen,

mit dem ganzen OP-Tisch ca. 60° fußtief und je nach Bedarf 30 – 45° nach links gekippt gelagert.

- **Foto:** ▶ Abb. 6.2, ▶ Abb. 6.3
- **Geräte:** Lap-Turm (rechts vom Patienten), HF-Chirurgie (mit Fußschalter), lap Bipolare (mit Fußschalter), OP-Sauger + Druckbeutel mit 1 l Kochsalzlösung, Ultraschallgerät, Sonoca oder CUSA, *Liga Sure oder Ultracision* (optional) (▶ Kap. 9)
- **Lagerungszubehör:** 2 Armstützen, 2 Körpergurte, 1 Lagerungsballon, Druckschlauch, 2 kleine Rollen (für die Kniekehlen), Narkosebogen + 1 Kloben (links montiert) (▶ Abschn. 8.1.2)
- **Verband:** Cosmopore

> ❯ Der Lagerungsballon wird unter der OP-Tischauflage am Rippenbogen orientiert positioniert und aufgeblasen. Die Beugung der Hüften darf nicht mehr als 45° betragen. Intraoperative horizontale Lagerungsveränderungen dürfen nur mit dem ganzen OP-Tisch durchgeführt werden (▶ Abb. 8.4). Wegen der integrierten Umschaltmöglichkeit, zwischen der laparoskopischen bipolaren und monopolaren Anwendung am Multifunktionsfußschalter wird auf dem ERBE (HF-Chirurgie) das voreingestellte Programm „Lap Leber" ausgewählt (▶ Abb. 9.8, ▶ Abb. 9.4).

12.3   Laparoskopische Gallenblasenentfernung

- **Diagnose/Indikation – Operation:** Cholecystitis, Gallenblasensteine (Cholezystolithiasis) – *lap. CHE (lap. Cholecystektomie)*
- **OP-Tischaufbau:** Universaltisch (kraniale Position) (▶ Abb. 8.52) + Vakuummmatratze (lang) *mittelhart* (▶ Abb. 8.60) *oder* Universalplatte (kaudale Position) mit Universalmodul und Beinplattenpaar (▶ Abb. 8.56) + Vakuummmatratze (mit Beinteilung) *mittelhart* (▶ Abb. 8.61)
- **Narkoseeinleitung:** Rückenlage
- **Lagerungsart:** *Rückenlage (RL) mit Oberbauchlagerung (OB)* und beide Arme ausgelagert (▶ Abschn. 6.3) **oder** *Lloyd-Davis-sitzend (LLDS) mit Oberbauchlagerung (OB)* und beide Arme auf eine Armstütze ausge-

12

lagert (▶ Abschn. 6.1). Der Patient wird nach dem Aufsetzen mit dem ganzen OP-Tisch ca. 60° fußtief und 30 – 45° nach links gekippt gelagert.

- **Foto:** ▶ Abb. 6.8, ▶ Abb. 6.9 *oder* ▶ Abb. 6.2, ▶ Abb. 6.3
- **Geräte:** Lap-Turm (rechts vom Patienten), HF-Chirurgie (mit Fußschalter), OP-Sauger + Druckbeutel mit 1 l Kochsalzlösung (▶ Kap. 9)
- **Lagerungszubehör:** 2 Armstützen, 1 Lagerungsballon, Druckschlauch, 2 kleine Rollen (für die Kniekehlen, nur bei LLDS-Lagerung), 2 Körpergurte, Narkosebogen + 1 Kloben (links montiert) (▶ Abschn. 8.1.2)
- **Verband:** Cosmopore

❯ Der Lagerungsballon wird unter der OP-Tischauflage am Rippenbogen orientiert positioniert und aufgeblasen. Die Hüftbeugung darf nicht mehr als 45° betragen. Intraoperative horizontale Lageveränderung ist nur mit dem ganzen OP-Tisch durchzuführen (▶ Abb. 8.4).

❯ Der Lagerungsballon wird unter der OP-Tischauflage im Bereich des Rippenbogens positioniert und aufgeblasen. Bei diesem Eingriff wird der Patient bis zum Hals steril gewaschen. Für die Karbontischplatte ist keine zusätzliche OP-Tischauflage notwendig.

12.4 Peritoneovenöser Shunt

- **Diagnose/Indikation – Operation:** Leberzirrhose, Ableitung des Aszites von der Peritonealhöhle in den zentralen Blutkreislauf – *Peritoneovenöser Shunt (PVS), Denver Shunt Im – Explantation, Le Veen Shunt Im – Explantation*
- **OP-Tischaufbau:** Karbon- oder Universaltisch (kraniale Position) (▶ Abb. 8.53, ▶ Abb. 8.52) + Vakuummatratze (lang) *mittelhart* (▶ Abb. 8.60)
- **Narkoseeinleitung:** Rückenlage
- **Lagerungsart:** *Rückenlage (RL) mit Oberbauchlagerung (OB)* und beide Arme ausgelagert (▶ Abschn. 6.3)
- **Foto:** ▶ Abb. 6.8, ▶ Abb. 6.9
- **Geräte:** HF-Chirurgie, OP-Sauger, Bipolare (mit Fußschalter, eigenes Gerät) → (optional) (▶ Kap. 9)
- **Lagerungszubehör:** 2 Armstützen, 1 Körpergurt, 1 Lagerungsballon, Druckschlauch, 2 Kloben (nur für Ulmer Seilzugretraktor), Narkosebogen + 1 Kloben (links montiert) (▶ Abschn. 8.1.2)
- **Verband:** Medipore oder Fixomull

Bauchspeicheldrüsen-chirurgie (Pankreas)

Sadik Duru

© Springer-Verlag GmbH Deutschland, ein Teil von Springer Nature 2018
S. Duru et al. (Hrsg.), *Standards der Patientenlagerung*
https://doi.org/10.1007/978-3-662-57483-6_13

13.1 Konventionelle Pankreaseingriffe

- **Diagnose/Indikation – Operation:** Pankreatitis, IPMN, Pankreas-CA, NET – Pankreas, Insulinom, PPPD – *Whipple-OP, offene Pankreasresektion*
- **OP-Tischaufbau:** Karbon- oder Universaltisch (kraniale Position) (▶ Abb. 8.53, ▶ Abb. 8.52) + Vakuummatratze (lang) *mittelhart* (▶ Abb. 8.60)
- **Narkoseeinleitung:** Rückenlage
- **Lagerungsart:** *Rückenlage (RL) mit Oberbauchlagerung (OB)*, beide Arme ausgelagert (▶ Abschn. 6.3) oder rechts angelegt → (Chirurgen abhängig) (▶ Abschn. 6.3.1)
- **Foto:** ▶ Abb. 6.8, ▶ Abb. 6.9; *wenn der rechte Arm angelagert wird* ▶ Abb. 6.12, ▶ Abb. 6.13
- **Geräte:** HF-Chirurgie, OP-Sauger, Bipolare (mit Fußschalter, eigenes Gerät), Ultraschallgerät, *Liga Sure od. Ultracision* (optional) (▶ Kap. 9)
- **Lagerungszubehör:** 2 Armstützen, 1 Körpergurt, 1 Lagerungsballon, Druckschlauch, 2 Kloben (nur für Ulmer Seilzugretraktor), Narkosebogen + 1 Kloben (links montiert) (▶ Abschn. 8.1.2)
- **Verband:** Medipore oder Fixomull

❯ Der Lagerungsballon wird unter der OP-Tischauflage am Rippenbogen orientiert positioniert und aufgeblasen. Weil in den meisten Fällen aus Platzmangel der zweite Assistent des Operateurs über dem rechten Arm stehen muss, ist der Narkosebogen unbedingt links zu montieren. Für die Karbontischplatte ist keine zusätzliche OP-Tischauflage notwendig.

13.2 Laparoskopische Pankreaseingriffe

- **Diagnose/Indikation – Operation:** Pankreatitis, IPMN, Pankreas-CA – *lap. Pankreasresektion*
- **OP-Tischaufbau:** Universalplatte (kaudale Position) mit Universalmodul und Beinplattenpaar (▶ Abb. 8.56) + Vakuummatratze (mit Beinteilung) *mittelhart* (▶ Abb. 8.61)
- **Narkoseeinleitung:** Rückenlage

- **Lagerungsart:** *Lloyd-Davis-sitzend (LLDS) mit Oberbauchlagerung (OB)* und beide Arme auf eine Armstütze ausgelagert (▶ Abschn. 6.1). Der Patient wird nach dem Aufsetzen mit dem ganzen OP-Tisch ca. 60° fußtief gelagert.
- **Foto:** ▶ Abb. 6.2, ▶ Abb. 6.3
- **Geräte:** Lap-Turm (links vom Patienten), HF-Chirurgie (mit Fußschalter), lap Bipolare (mit Fußschalter), OP-Sauger + Druckbeutel mit 1 l Kochsalzlösung, Ultraschallgerät, *Liga Sure od. Ultracision* (optional) (▶ Kap. 9)
- **Lagerungszubehör:** 2 Armstützen, 2 Körpergurte, 1 Lagerungsballon, Druckschlauch, 2 kleine Rollen (für die Kniekehlen), Narkosebogen + 1 Kloben (links montiert) (▶ Abschn. 8.1.2)
- **Verband:** Cosmopore

❯ Der Lagerungsballon wird unter der OP-Tischauflage am Rippenbogen orientiert positioniert und aufgeblasen. Die Beugung der Hüften darf nicht mehr als 45° betragen. Intraoperative horizontale Lagerungsveränderungen dürfen nur mit dem ganzen OP-Tisch durchgeführt werden (▶ Abb. 8.4). Wegen der integrierten Umschaltmöglichkeit zwischen der laparoskopischen bipolaren und monopolaren Anwendung am Multifunktionsfußschalter wird auf dem ERBE (HF-Chirurgie) das voreingestellte Programm „Lap Leber" ausgewählt (▶ Abb. 9.8, ▶ Abb. 9.4).

13

Magen- und Speiseröhrenchirurgie

Sadik Duru

© Springer-Verlag GmbH Deutschland, ein Teil von Springer Nature 2018
S. Duru et al. (Hrsg.), *Standards der Patientenlagerung*
https://doi.org/10.1007/978-3-662-57483-6_14

14.1 Konventionelle Mageneingriffe

— **Diagnose/Indikation – Operation:** Magen-CA, B2, Magenperforation, GERD, GE, GIST, N. ventriculi – *(von der Höhe der Resektion abhängig) Ösophagusresektionen, offene Hiatoplastik, offene Myotomie, Gastrektomie, atypische Magenresektion*

— **OP-Tischaufbau:** Karbon oder Universaltisch (kraniale Position) (▶ Abb. 8.53, ▶ Abb. 8.52) + Vakuummatratze (lang) *mittelhart* (▶ Abb. 8.60)

— **Narkoseeinleitung:** Rückenlage

— **Lagerungsart:** *Rückenlage (RL) mit Oberbauchlagerung (OB),* beide Arme ausgelagert (▶ Abschn. 6.3) oder rechts angelegt → *(Chirurgen abhängig)* (▶ Abschn. 6.3.1)

— **Foto:** ▶ Abb. 6.8, ▶ Abb. 6.9; *wenn der rechte Arm angelagert wird →* (▶ Abb. 6.12, ▶ Abb. 6.13)

— **Geräte:** HF-Chirurgie, OP-Sauger, *Liga Sure oder Ultracision* (optional) (▶ Kap. 9)

— **Lagerungszubehör:** 2 Armstützen, 1 Körpergurt, 1 Lagerungsballon, Druckschlauch, 2 Kloben (nur für Ulmer Seilzugretraktor), Narkosebogen + 1 Kloben (links montiert) (▶ Abschn. 8.1.2)

— **Verband:** Medipore oder Fixomull

> ❯ Bei Magenhochzug oder wenn ein Arm angelagert wird, muss ausschließlich der Universaltisch (kraniale Position) verwenden werden. Für die OB-Lagerung wird der Lagerungsballon unter der OP-Tischauflage am Rippenbogen orientiert positioniert und aufgeblasen. Weil in meisten Fällen der zweite Assistent des Operateurs über den rechten Arm stehen muss, ist der Narkosebogen unbedingt links zu montieren. Für die Karbontischplatte ist keine zusätzliche OP-Tischauflage notwendig.

14.2 Laparoskopische Mageneingriffe

— **Diagnose/Indikation – Operation:** Magen-CA, GERD, Hiatushernie, Achalasie, GIST – *lap. Fundoplikatio, lap. Magenresektion, lap. Gastrektomie, lap. Myotomie, lap. Hiatoplastik, LINX-Implantation (Magnetischer Ring)*

— **OP-Tischaufbau:** Universalplatte (kaudale Position) mit Universalmodul und Beinplattenpaar (▶ Abb. 8.56) + Vakuummatratze (mit Beinteilung) *mittelhart* (▶ Abb. 8.61)

— **Narkoseeinleitung:** Rückenlage

— **Lagerungsart:** *Lloyd-Davis-sitzend (LLDS) mit Oberbauchlagerung (OB)* und beide Arme auf eine Armstütze ausgelagert (▶ Abschn. 6.1). Der Patient wird nach dem Aufsetzen, mit dem ganzen OP-Tisch ca. 60° fußtief gelagert.

— **Foto:** ▶ Abb. 6.2, ▶ Abb. 6.3

— **Geräte:** Lap-Turm (links oder rechts vom Patienten), HF-Chirurgie (mit Fußschalter), OP-Sauger + Druckbeutel mit 1 l Kochsalzlösung, *Liga Sure oder Ultracision* (optional) (▶ Kap. 9)

— **Lagerungszubehör:** 2 Armstützen, 2 Körpergurte, 1 Lagerungsballon, Druckschlauch, 2 kleine Rollen (für die Kniekehlen), Narkosebogen + 1 Kloben (▶ Abschn. 8.1.2)

— **Verband:** Cosmopore

> ❯ Der Lagerungsballon wird unter der OP-Tischauflage am Rippenbogen orientiert positioniert und aufgeblasen. Die Beugung der Hüften darf nicht mehr als 45° betragen. Intraoperative horizontale Lagerungsveränderungen dürfen nur mit dem ganzen OP-Tisch durchgeführt werden (▶ Abb. 8.4). Manche Chirurgen möchten den Lap-Turm immer recht vom Patienten positioniert haben (▶ Abb. 9.30).

14.3 Ernährungssonden-Setzung

— **Diagnose/Indikation – Operation:** PEG-Sonde, Witzel-Fistel, Kader-Fistel – *Ernährungssonden Setzung*

— **OP-Tischaufbau:** Universaltisch (kraniale Position) (▶ Abb. 8.52) + Vakuummatratze (lang) *mittelhart* (▶ Abb. 8.60)

— **Narkoseeinleitung:** Rückenlage

— **Lagerungsart:** *Rückenlagerung (RL), rechter Arm angelegt und links ausgelagert* (▶ Abschn. 5.1)

— **Foto:** ▶ Abb. 5.4

— **Geräte:** *PEG-Sonde:* Lap-Turm (Gastroskop, rechts vom Patienten), OP-Sauger; *Witzel-Fistel:* HF-Chirurgie, OP-Sauger (optional) (▶ Kap. 9)

14

- **Lagerungszubehör:** 1 Armstütze, 1 Hand-fessel, 1 Körpergurt (▶ Abschn. 8.1.2)
- **Verband:** Cosmopore

14.4 Perorale-endoskopische Myotomie (POEM)

- **Diagnose/Indikation – Operation:** Achalasie – *Perorale-endoskopische Myotomie POEM*
- **OP-Tischaufbau:** Universaltisch (kraniale Position) (▶ Abb. 8.52) + Vakuummatratze (lang) *mittelhart* (▶ Abb. 8.60)
- **Narkoseeinleitung:** Rückenlage
- **Lagerungsart:** *Rückenlagerung (RL), linker Arm angelegt rechts ausgelagert* oder *beide angelegt* und der *Kopf in leicht nach links gedrehter Position* (▶ Abschn. 5.1)
- **Foto:** ▶ Abb. 5.4
- **Geräte:** Lap-Turm (Gastroskop, rechts vom Patienten), HF-Chirurgie (mit Fußschalter), Zwischenstück mit Kabeladapter, OP-Sauger (▶ Kap. 9)
- **Lagerungszubehör:** 1 Armstütze, 1 Hand-fessel, 1 Körpergurt (▶ Abschn. 8.1.2)
- **Verband:** x

❯ Manche Chirurgen bevorzugen bei Verwendung eines Erbe-Generators (HF-Chirurgie) die Einstellung (SPRAY Effekt 2 40 Watt und DRY CUT Effekt 2 80 Watt) oder bei Valleylab die Einstellung (Cut 45 Blend und Coag 40 Spray) (▶ Abb. 9.5, ▶ Abb. 9.8). Wegen der besseren Stehmöglichkeit für den Chirurgen soll der OP-Tisch komplett nach kaudal verschoben und leicht schräg nach links gedreht sein.

14.5 Transorale endoskopische Schwellenspaltung (Zenker-Divertikel)

- **Diagnose/Indikation – Operation:** Zenker-Divertikel – Transorale Schwellenspaltung HF-chirurgische Methode
- **OP-Tischaufbau:** Universaltisch (kraniale Position) (▶ Abb. 8.52) + Vakuummatratze (lang) *mittelhart* (▶ Abb. 8.60)
- **Narkoseeinleitung:** Rückenlage
- **Lagerungsart:** *Rückenlagerung (RL), rechter Arm angelegt* links ausgelagert und der Kopf in Neutralstellung (▶ Abschn. 5.1)

- **Foto:** ▶ Abb. 5.4
- **Geräte:** Lap-Turm (Gastroskop, rechts vom Patienten), HF-Chirurgie (mit Fußschalter), Zwischenstück mit Kabeladapter, OP-Sauger (▶ Kap. 9)
- **Lagerungszubehör:** 1 Armstütze, 1 Hand-fessel, 1 Körpergurt (▶ Abschn. 8.1.2)
- **Verband:** x

❯ Manche Chirurgen bevorzugen bei Verwendung eines Erbe-Generators (HF-Chirurgie) die Einstellung (SPRAY Effekt 2 40 Watt und DRY CUT Effekt 2 80 Watt) oder bei Valleylab die Einstellung (Cut 45 Blend und Coag 40 Spray) (▶ Abb. 9.5, ▶ Abb. 9.8). Wegen der besseren Stehmöglichkeit für den Chirurgen soll der OP-Tisch komplett nach kaudal verschoben und leicht schräg nach links gedreht sein.

14.6 Transorale endoskopische Chirurgie des Zenker-Divertikels mit GIA

- **Diagnose/Indikation – Operation:** Zenker-Divertikel. – *chirurgische Zenker-Divertikel Spaltung mit Staplermethode (Endo GIA)*
- **OP-Tischaufbau:** Universaltisch (kraniale Position) mit Doppelgelenkkopfplatte (▶ Abb. 8.12, ▶ Abb. 8.52) + Vakuummatratze (lang) *mittelhart* (▶ Abb. 8.60)
- **Narkoseeinleitung:** Rückenlage
- **Lagerungsart:** *Rückenlagerung (RL), rechter Arm angelegt links ausgelagert* und der *Kopf mit Kopfplatte in leicht überstreckter Position* (▶ Abschn. 5.1)
- **Foto:** ▶ Abb. 6.24
- **Geräte:** Lap-Turm (Gastroskop, links vom Patienten), Kaltlichtquelle, OP-Sauger, Brust-support mit Metallplatte (KARL STORZ 8585 S) für Spreiz-Divertikuloskop (rechts vom Patienten montiert) (▶ Kap. 9)
- **Lagerungszubehör:** 1 Doppelgelenkkopf-platte, 1 Armstütze, 1 Handfessel, 1 Körpergurt (▶ Abschn. 8.1.2)
- **Verband:** x

❯ Wegen der besseren Stehmöglichkeit für den Chirurgen soll der OP-Tisch komplett nach kaudal verschoben und leicht schräg nach rechts gedreht sein.

14.7 Gastroskopie und Ösophagus-Stentimplantation

- **Diagnose/Indikation – Operation:** diagnostische Gastroskopie, Speiseröhrenverengung, Anastomosendehiszenz (Nahtstellenlockerheit) – *Gastroskopie, Ösophagus-Stentimplantation oder Bergung, Ösophagusdilatation, Fremdkörperbergung*
- **OP-Tischaufbau:** Universaltisch (kraniale Position, ▶ Abb. 8.52) + Vakuummatratze (lang) *mittelhart* (▶ Abb. 8.60)
- **Narkoseeinleitung:** Rückenlage
- **Lagerungsart:** *Rückenlagerung (RL), rechter Arm angelegt* links ausgelagert und der Kopf in Neutralstellung (▶ Abschn. 5.1)
- **Foto:** ▶ Abb. 5.4
- **Geräte:** Lap-Turm (Gastroskop, rechts vom Patienten), C-Bogen (nur für Stentimplantation), OP-Sauger (▶ Kap. 9)
- **Lagerungszubehör:** 1 Armstütze, 1 Handfessel, 1 Körpergurt (▶ Abschn. 8.1.2)
- **Verband:** x

> ❯ Wegen der besseren Stehmöglichkeit für den Chirurgen soll der OP-Tisch komplett nach kaudal verschoben und leicht schräg nach rechts gedreht sein. Wenn die diagnostische Gastroskopie (Magenspiegelung) im Tiefschlaf oder im wachen Zustand durchgeführt wird, ist der Patient in stabiler links Seitenlage zu lagern.

14.8 Konventionelle transthorakale Ösophagektomie (Ivor Lewis)

- **Diagnose/Indikation – Operation:** Speiseröhrenkarzinom, Ösophagus-CA – *transthorakale Ösophagektomie (Ivor Lewis) offen*
- **OP-Tischaufbau:** Universaltisch (kraniale Position) (▶ Abb. 8.52) + Vakuummatratze (lang) *mittelhart*, bei der Seitenlage *hart* (▶ Abb. 8.60)
- **Narkoseeinleitung:** Rückenlage
- **Lagerungsart:**
  - 1. Teil: *Rückenlage (RL) mit Oberbauchlagerung (OB)*, beide Arme ausgelagert (▶ Abschn. 6.3) oder rechts angelegt → (Chirurgen abhängig) (▶ Abschn. 6.3.1)
  - 2. Teil: *Seitenlage links (SL)*, der Patient wird so nah wie möglich an die rechte OP-

Tischkante in 90° Seitenlage positioniert. Der untere Arm liegt gut gepolstert auf eine Armstütze und der Obere in einer Göpelstütze. Für die Überstreckung wird der Ballon unter dem Thorax (nicht zu axillär) positionieren und aufgeblasen (▶ Abschn. 5.4.2).

- **Foto:**
  - 1. Teil: ▶ Abb. 6.8, ▶ Abb. 6.9; **wenn der rechte Arm angelagert wird** ▶ Abb. 6.12, ▶ Abb. 6.13
  - 2. Teil: ▶ Abb. 5.26, ▶ Abb. 5.27, ▶ Abb. 5.28
- **Geräte:**
  - 1. Teil: HF-Chirurgie, OP-Sauger, *Liga Sure oder Ultracision* (optional)
  - 2. Teil: HF-Chirurgie, OP-Sauger, *Liga Sure oder Ultracision* (optional), OP-Stirnlampe (▶ Kap. 9)
- **Lagerungszubehör:**
  - 1. Teil: 2 Armstützen, 1 Körpergurt, 1 Lagerungsballon, Druckschlauch, 2 Kloben (nur für Ulmer Seilzugretraktor), Narkosebogen + 1 Kloben (links montiert)
  - 2. Teil: 1 Armstütze, 1 Göpelstütze + 1 Kloben, 2 Seitenhalter, 1 Pubisstütze + 1 Kloben, 1 Lagerungsballon, 2 Körpergurte, Lagerungspolster (für die Beine), 4-5 Kopfringe, 1 Doppelgelenkkopfplatte, Watte (▶ Abschn. 8.1.2)
- **Verband:** Medipore oder Fixomull

> ❯ Die Seitenhalter dürfen bei der Seitenlage für die Thorakotomie nicht höher als die Wirbelsäule angesetzt werden. Außerdem darf man wegen der Nähe zum OP-Gebiet am Sternum keine Stütze platzieren. Bei Bedarf kann der Patient am Schambein gestützt werden.

14.9 Laparoskopische transthorakale Ösophagektomie (Ivor Lewis)

- **Diagnose/Indikation – Operation:** Speiseröhrenkarzinom, Ösophagus-CA – *transthorakale Ösophagektomie (Ivor Lewis) laparoskopisch*
- **OP-Tischaufbau:** Universalplatte (kaudale Position) mit Universalmodul und Beinplattenpaar (▶ Abb. 8.56) + Vakuummatratze (mit Beinteilung) *mittelhart*, bei der Seitenlage *hart* (▶ Abb. 8.61)

14

– **Narkoseeinleitung:** Rückenlage
– **Lagerungsart:**
  – 1. Teil: *Lloyd-Davis-sitzend (LLDS) mit Oberbauchlagerung (OB)* und beide Arme auf eine Armstütze ausgelagert (▶ Abschn. 6.1). Der Patient wird nach dem Aufsetzen, mit dem ganzen OP-Tisch ca. 60° fußtief gelagert.
  – 2. Teil: *Seitenlage links (SL)*, der Patient wird so nah wie möglich an die rechte OP-Tischkante in 90° Seitenlage positioniert. Der untere Arm liegt gut gepolstert auf eine Armstütze und der Obere in einer Göpelstütze. Für die Überstreckung wird der Ballon unter dem Thorax (nicht zu axillär) positionieren und aufgeblasen (▶ Abschn. 5.4.2).
– **Foto:**
  – 1. Teil: ▶ Abb. 6.2, ▶ Abb. 6.3
  – 2. Teil: ▶ Abb. 5.26, ▶ Abb. 5.27, ▶ Abb. 5.28
– **Geräte:**
  – 1. Teil: Lap-Turm mit linken Auslegerarm (kopfwärts, rechts vom Patienten positioniert), HF-Chirurgie (mit Fußschalter), OP-Sauger + Druckbeutel mit 1 l Kochsalzlösung, *Liga Sure oder Ultracision* (optional)
  – 2. Teil: HF-Chirurgie, OP-Sauger, *Liga Sure oder Ultracision* (optional), OP-Stirnlampe (▶ Kap. 9)
– **Lagerungszubehör:**
  – 1. Teil: 2 Armstützen, 2 Körpergurte, 1 Lagerungsballon, Druckschlauch, 2 kleine Rollen (für die Kniekehlen), Narkosebogen + 1 Kloben (links montiert)
  – 2. Teil: 1 Armstütze, 1 Göpelstütze + 1 Kloben, 2 Seitenhalter, 1 Pubisstütze + 1 Kloben, 1 Lagerungsballon, 2 Körpergurte, Lagerungspolster (für die Beine), 4-5 Kopfringe, 1 Doppelgelenkkopfplatte, Watte (▶ Abschn. 8.1.2)
– **Verband:** Cosmopore + Medipore oder Fixomull

❯ **1. Teil: Die Beugung der Hüften darf nicht mehr als 45° betragen. Intraoperative horizontale Lagerungsveränderungen dürfen nur mit dem ganzen OP-Tisch durchgeführt werden (▶ Abb. 8.4). Manche Chirurgen möchten den Lap-Turm immer rechts vom Patienten positioniert haben.**
2. Teil: Die Seitenhalter dürfen bei der Seitenlage für die Thorakotomie nicht höher

als die Wirbelsäule angesetzt werden. Außerdem darf man wegen der Nähe zum OP-Gebiet am Sternum keine Stütze platzieren. Bei Bedarf kann der Patient am Schambein gestützt werden.

14.10 Thorako-abdomino-zervikale Ösophagusresektion (Akiyama)

– **Diagnose/Indikation – Operation:** Ösophagus-CA – *thorako-abdomino-zervikale Ösophagusresektion*
– **OP-Tischaufbau:** Universaltisch (kraniale Position) (▶ Abb. 8.52) + Vakuummatratze (lang) *mittelhart* (▶ Abb. 8.60)
– **Narkoseeinleitung:** Rückenlage
– **Lagerungsart:** *Akiyama Lagerung,* linker Arm wird auf eine Armschiene ausgelagert, der Rechte muss über dem Kopf an einem zusätzlich gepolsterten Narkosebogen hoch gelagert bzw. fixiert werden. Der Rumpf ist in leicht nach links aufgedrehter Form. Der Kopf wird für den zervikalen Zugang leicht nach hinten überstreckt und etwas nach rechts gedreht gelagert. Das rechte Bein muss wegen, der nach links aufgedrehter Lage zusätzlich untergepolstert werden (▶ Abschn. 7.1)
– **Foto:** ▶ Abb. 7.2, ▶ Abb. 7.3, ▶ Abb. 7.4
– **Geräte:** HF-Chirurgie, Bipolare (mit Fußschalter, eigenes Gerät), OP-Sauger, *Liga Sure oder Ultracision* (optional) (▶ Kap. 9)
– **Lagerungszubehör:** 1 Armstütze, 2 Körpergurte, 1 Lagerungsballon, 1 Seitenstütze + 1 Kloben, 2 Seitenhalter, Bein-Lagerungspolster (als Ausgleich für das rechte Bein), Druckschlauch, 2 Kloben (nur für Martin Retraktoren), 4-5 Kopfringe, Watte, Pehahaft, Narkosebogen + 1 Kloben (gepolstert und rechts montiert) (▶ Abschn. 8.1.2)
– **Verband:** Medipore oder Fixomull

❯ **Achtung: Beim Wickeln des rechten Arms mit der Peha-haft Fixierbinde keinen Zug ausüben (N. ulnaris, N. radialis!) und die Finger freihalten. Bei Bedarf den Patienten vom Hals bis zum Schambein und die rechte Achsel rasieren. Immer eine Kippprobe durchführen und zum Zurücklagern zuerst mit dem oberen Arm anfangen!**

Adipositaschirurgie

Sadik Duru

© Springer-Verlag GmbH Deutschland, ein Teil von Springer Nature 2018
S. Duru et al. (Hrsg.), *Standards der Patientenlagerung*
https://doi.org/10.1007/978-3-662-57483-6_15

15.1 Laparoskopische Adipositaschirurgie

- **Diagnose/Indikation – Operation:** Adipositas permagna oder morbide Adipositas – *Magen-Schrittmacher (Tantalus), Magen-Bypass, Omega Loop Bypass, Magenband-Im-/Explantation, Sleeve-Resektion, Bilio-pankreatische Diversion (BPD), SADI-S*
- **OP-Tischaufbau:** Universalplatte (kaudale Position) mit Universalmodul und Beinplattenpaar (▶ Abb. 8.56) + Vakuummatratze (mit Beinteilung) *mittelhart* (▶ Abb. 8.61)
- **Narkoseeinleitung:** Rückenlage
- **Lagerungsart:** *Lloyd-Davis-sitzend (LLDS) mit Oberbauchlagerung (OB)* und beide Arme auf eine Armstütze ausgelagert (▶ Abschn. 6.1). Der Patient wird nach dem Aufsetzen mit dem ganzen OP-Tisch ca. 60° fußtief gelagert.
- **Foto:** ▶ Abb. 6.2, ▶ Abb. 6.3
- **Geräte:** Lap-Turm (links oder rechts vom Patienten), HF-Chirurgie (mit Fußschalter), OP-Sauger + 2 Druckbeutel mit je 1 l Kochsalzlösung, *Liga Sure oder Ultracision* (optional) (▶ Kap. 9)
- **Lagerungszubehör:** 2 Armstützen, 2 Körpergurte, 1–2 Lagerungsballone, Druckschlauch, 2 kleine Rollen (für die Kniekehlen), Narkosebogen + 1 Kloben (▶ Abschn. 8.1.2)
- **Verband:** Cosmopore

❯ Der Lagerungsballon wird unter der OP-Tischauflage am Rippenbogen orientiert positioniert und aufgeblasen. Die Beugung der Hüften darf nicht mehr als 45° betragen. Intraoperative horizontale Lagerungsveränderungen dürfen nur mit dem ganzen OP-Tisch durchgeführt werden (▶ Abb. 8.4). Bei stark adipösen Patienten müssen unbedingt OP-Tisch-Verbreiterungen montiert werden (▶ Abb. 8.20). Außerdem wird zur leichteren Intubationsmöglichkeit unter der OP-Tischauflage in Höhe des Schulterblattes immer ein zweiter Ballon platziert und bei Bedarf aufgeblasen. Dieser muss nach der Beendigung der Intubation wieder abgelassen werden. Manche Chirurgen möchten die Intensität des CO2-Insufflators auf Minimum 15 mmHg eingestellt haben (▶ Abb. 9.28).

15.2 Konventionelle Adipositaschirurgie

- **Diagnose/Indikation – Operation:** Adipositas permagna od. morbide Adipositas – *Magen-Schrittmacher (Tantalus), Magen-Bypass, Omega Loop Bypass, Magenband-Im-/Explantation, Sleeve-Resektion, Bilio-pankreatische Diversion (BPD), SADI-S*
- **OP-Tischaufbau:** Universalplatte (kaudale Position) mit Universalmodul und Beinplattenpaar (▶ Abb. 8.56) + Vakuummatratze (mit Beinteilung) *mittelhart* (▶ Abb. 8.61)
- **Narkoseeinleitung:** Rückenlage
- **Lagerungsart:** *Lloyd-Davis-sitzend (LLDS) mit Oberbauchlagerung (OB)* und beide Arme auf eine Armstütze ausgelagert (▶ Abschn. 6.1). Der Patient wird für den konventionellen Eingriff nur leicht aufgesetzt gelagert.
- **Foto:** ▶ Abb. 6.2, ▶ Abb. 6.3
- **Geräte:** HF-Chirurgie, OP-Sauger, *Liga Sure oder Ultracision* (optional) (▶ Kap. 9)
- **Lagerungszubehör:** 2 Armstützen, 2 Körpergurte, 1-2 Lagerungsballone, Druckschlauch, 2 kleine Rollen (für die Kniekehlen), 2 Kloben (nur für Ulmer Seilzugretraktor), Narkosebogen + 1 Kloben (links montiert) (▶ Abschn. 8.1.2)
- **Verband:** Medipore oder Fixomull

❯ Bei offener Adipositaschirurgie ist die LLDS-Lagerung nur bei Patienten mit hohem BMI-Wert unbedingt erforderlich. Der Lagerungsballon für die Oberbauchlagerung wird unter der OP-Tischauflage im Bereich des Rippenbogens positioniert und aufgeblasen. Die Beugung der Hüften darf nicht mehr als 45° betragen. Intraoperative horizontale Lagerungsveränderungen dürfen nur mit dem ganzen OP-Tisch durchgeführt werden. Bei stark adipösen Patienten müssen unbedingt OP-Tisch-Verbreiterungen montiert werden (▶ Abb. 8.20). Außerdem wird zur leichteren Intubationsmöglichkeit unter der OP-Tischauflage in Höhe des Schulterblattes immer ein zweiter Ballon platziert und bei Bedarf aufgeblasen. Dieser muss nach der Beendigung der Intubation wieder abgelassen werden.

15

Endokrine Chirurgie

Sadik Duru

© Springer-Verlag GmbH Deutschland, ein Teil von Springer Nature 2018
S. Duru et al. (Hrsg.), *Standards der Patientenlagerung*
https://doi.org/10.1007/978-3-662-57483-6_16

16.1   Schilddrüseneingriffe

- **Diagnose/Indikation – Operation:** Struma nodosa, SNR, SNL, pHpT, sHpT, PTC, FTC, M. Basedow – *Zervikale-PE, Thyreoidektomie, Hemithyreoidektomie, Schilddrüsen-OP*
- **OP-Tischaufbau:** Universaltisch (kraniale Position) mit Kopfkalotte (▶ Abb. 8.33, ▶ Abb. 8.52) + Vakuummatratze (lang) *mittelhart* (▶ Abb. 8.60)
- **Narkoseeinleitung:** Rückenlage
- **Lagerungsart:** *Strumalagerung,* mit ca. 45° aufgesetzter Oberkörper und überstrecktem Kopf, *rechter Arm ist unbedingt anzulagern,* links wird ausgelagert (▶ Abschn. 6.2)
- **Foto:** ▶ Abb. 6.5, ▶ Abb. 6.6, ▶ Abb. 6.7
- **Geräte:** HF-Chirurgie, Bipolare (mit Fußschalter), *OP-Sauger, Liga Sure, Bi-Clamp (nur mit ERBE-Generator) oder Ultracision* (optional), eventuell Neuromonitoring (▶ Kap. 9)
- **Lagerungszubehör:** 1 Armstütze, 1 Handfessel, Verbindungsbügel, Kopfkalotte, Körpergurt, Gelkopfpolster (▶ Abschn. 8.1.2)
- **Verband:** Cosmopore

> ❯ Das Gelkopfpolster dient zur besseren Stabilität des Kopfes und als Nackenstütze. Der Kopf muss wegen dem fallweise starken Kippen des Patienten immer mit dem an der Kopfkalotte integrierten Fixiergurt fixiert werden.

16.2   Laparoskopische Nebenniereneingriffe

- **Diagnose/Indikation – Operation:** Nebennieren-TU, M. Cushing-Syndrom, Phäochromozytom – *lap Adrenalektomie*
- **OP-Tischaufbau:** Universaltisch (kraniale Position) (▶ Abb. 8.52) + Vakuummatratze (lang) *hart* (▶ Abb. 8.60)
- **Narkoseeinleitung:** Rückenlage
- **Lagerungsart:** *Seitenlagerung rechts (SR) oder links (SL),* der Rumpf wird in Nabelhöhe geknickt und in ca. 60°-Seitenlage positioniert (▶ Abschn. 5.4.1).
- **Foto:** ▶ Abb. 5.23, ▶ Abb. 5.24

- **Geräte:** Lap-Turm (patientenrückenseitig positioniert), HF-Chirurgie (mit Fußschalter), *OP-Sauger + Druckbeutel mit 1 l Kochsalzlösung, Liga Sure oder Ultracision* (optional) (▶ Kap. 9)
- **Lagerungszubehör:** 1 Armstütze, 4 Kloben, 2 Seitenstützen, 1 Sternumstütze, 1 Göpelstütze, 2 Körpergurte, Lagerungspolster (für die Beine), 4–5 Kopfringe, Doppelgelenkkopfplatte, Watte (▶ Abschn. 8.1.2)
- **Verband:** Cosmopore

> ❯ Manche Chirurgen möchten den Patienten immer an der rechten OP-Tischkante positioniert haben. Außerdem wird auch auf Wunsch des Chirurgen die Intensität des CO_2-Insufflators auf Minimum 15 mmHg eingestellt (▶ Abb. 9.28). Für die Stabilitätskontrolle der Lagerung immer eine Kippprobe durchführen.

16.3   Laparoskopische Insulinom-Entfernung

- **Diagnose/Indikation – Operation:** NET – Pankreas, Insulinom (endokriner Pankreastumor) – *lap. Insulinom-Entfernung (endokriner Pankreastumor)*
- **OP-Tischaufbau:** Universaltisch (kraniale Position) (▶ Abb. 8.52) + Vakuummatratze (lang) *hart* (▶ Abb. 8.60)
- **Narkoseeinleitung:** Rückenlage
- **Lagerungsart:** *Seitenlagerung rechts (SR),* der Rumpf wird in Nabelhöhe geknickt und in ca. 60°-Seitenlage positioniert (▶ Abschn. 5.4.1).
- **Foto:** ▶ Abb. 5.23, ▶ Abb. 5.24
- **Geräte:** Lap-Turm (links vom Patienten), HF-Chirurgie (mit Fußschalter), *OP-Sauger + Druckbeutel mit 1 l Kochsalzlösung, Ultraschall, Liga Sure oder Ultracision* (optional) (▶ Kap. 9)
- **Lagerungszubehör:** 1 Armstütze, 4 Kloben, 2 Seitenstützen, 1 Sternumstütze, 1 Göpelstütze, 2 Körpergurte, Lagerungspolster (für die Beine), 4–5 Kopfringe, Doppelgelenkkopfplatte, Watte (▶ Abschn. 8.1.2)
- **Verband:** Cosmopore

16

> Manche Chirurgen möchten den Patienten immer an der rechten OP-Tischkante positioniert haben. Außerdem wird auch auf Wunsch des Chirurgen die Intensität des CO_2-Insufflators auf Minimum 15 mmHg eingestellt (▶ Abb. 9.28). Für die Stabilitätskontrolle der Lagerung immer eine Kippprobe durchführen.

16.4 Thorakoskopische Thymektomie bei Myasthenia gravis

- **Diagnose/Indikation – Operation:** Erb-Goldflam-Krankheit, Erb-Oppenheim-Goldflam-Syndrom, Myasthenia gravis pseudoparalytica – *Entfernung des Thymus, thorakoskopische Thymektomie*
- **OP-Tischaufbau:** Universaltisch (kraniale Position) (▶ Abb. 8.52) + Vakuummatratze (lang) *mittelhart* (▶ Abb. 8.60)
- **Narkoseeinleitung:** Rückenlage
- **Lagerungsart:** *Myasthenia-gravis-Lagerung,* die Arme werden auf *Armstützen, die parallel zum Körper und ganz nah an den beiden OP-Tischkanten positioniert,* sind angelagert. Der Kopf muss mit der oberen OP-Tischkante abschließend und nach hinten überstreckt gelagert werden (▶ Abschn. 7.2).
- **Foto:** ▶ Abb. 7.6, ▶ Abb. 7.7, ▶ Abb. 7.8, ▶ Abb. 7.9
- **Geräte:** Lap-Turm (kopfwärts, links oder rechts vom Patienten positioniert*), eventuell 2. Lap-Turm,* HF-Chirurgie (mit Fußschalter), Bipolare (mit Fußschalter*), OP-Sauger + Druckbeutel mit 1 l Kochsalzlösung, Liga Sure oder Ultracision* (optional) (▶ Kap. 9)
- **Lagerungszubehör:** 2 Armstützen, 1 Lagerungsballon, *Verbindungsbügel, speziell angefertigte Hackenmontageschiene mit 2 Kloben (ist nur abteilungsintern verfügbar),* Druckschlauch, Körpergurt, Watte (▶ Abschn. 8.1.2)
- **Verband:** Cosmopore

> Achtung: Auf die korrekte Lagerung und Polsterung vom Ellenbogen und Oberarm achten (N. ulnaris, N. radialis). Bei dieser OP wird keine CO_2-Insufflation verwendet.

16.5 Retroperitoneoskopische Adrenalektomie

- **Diagnose/Indikation – Operation:** Nebennieren-TU, M. Cushing-Syndrom, Phäochromozytom – *retroperitoneoskopische Adrenalektomie*
- **OP-Tischaufbau:** Universaltisch (kaudale Position) mit motorischem Gelenkmodulpaar mit Sitzplatte + Beinplattenpaar (▶ Abb. 8.58) + 2 Vakuummatratzen (kurz) *mittelhart* (▶ Abb. 8.62)
- **Narkoseeinleitung:** Rückenlage
- **Lagerungsart:** *Knie-Ellenbogen-Lagerung* in Bauchlage und beide Arme seitlich nach oben auf eine Armstütze ausgelagert. (▶ Abschn. 6.5).
- **Foto:** ▶ Abb. 6.19, ▶ Abb. 6.20, ▶ Abb. 6.21
- **Geräte:** Lap-Turm (kopfwärts, auf die Gegenüber der OP-Seite positioniert), HF-Chirurgie (mit Fußschalter), OP-Sauger + Druckbeutel mit 1 l Kochsalzlösung, *Liga Sure oder Ultracision* (optional) (▶ Kap. 9)
- **Lagerungszubehör:** 2 Armstützen, Bauchlagerungskopfpolster, Körpergurt, 4–6 Kopfringe, 2 Lagerungsballone (oder H-Polster), Druckschlauch (▶ Abschn. 8.1.2)
- **Verband:** Cosmopore

> Aus Platzmangel für die laparoskopischen Instrumente muss der Patient ganz auf der zu operierenden Seite liegen. Außerdem darf der Lagerungsballon auf dieser Seite unterhalb des Patienten nicht herausragen. Auf die korrekte Lagerung und Polsterung vom Ellenbogen und Oberarm achten und bei Bedarf unter den Fußrücken zusätzlich mit Schaumstoffringen polstern (N. ulnaris, N. radialis, N. tibialis). Manche Chirurgen möchten die Intensität des CO_2-Insufflators auf Minimum 20–30 mmHg eingestellt haben (▶ Abb. 9.28).

Darmchirurgie

Sadik Duru

© Springer-Verlag GmbH Deutschland, ein Teil von Springer Nature 2018
S. Duru et al. (Hrsg.), *Standards der Patientenlagerung*
https://doi.org/10.1007/978-3-662-57483-6_17

17.1 Konventionelle Eingriffe an der linken Flexur und am Rektum

- **Diagnose/Indikation – Operation:** N. Sigmae, N. Recti, Kolonkarzinom, kolorektales Karzinom, Colitis ulcerosa, Morbus Crohn, Polyposis coli, toxisches Megakolon, multiple Tumore des Dickdarms, Peritonealkarzinose – *HIPEC, TVR, Kolektomie, Hartmann-OP, HCL, subtotale Kolektomie, Rectopexie, Rektumexstirpation, Proktokolektomie, intestinale Rekonstruktion, Sigmaresektion, Rektumresektion, Colostomie, eventuell auch HCR und ICR (Chirurgen abhängig)*
- **OP-Tischaufbau:** Universalplatte (kaudale Position) mit Universalmodul und Transferboard (▶ Abb. 8.55) + 2 Vakuummatratzen (kurz) *mittelhart* (▶ Abb. 8.62)
- **Narkoseeinleitung:** Rückenlage
- **Lagerungsart:** *Lloyd-Davis-Lagerung (LLD), beide Arme ausgelagert oder einer angelegt* (▶ Abschn. 5.2)
- **Foto:** ▶ Abb. 5.10, ▶ Abb. 5.11
- **Geräte:** HF-Chirurgie, OP-Sauger, *Liga Sure oder Ultracision* (optional) (▶ Kap. 9)
- **Lagerungszubehör:** 2 Armstützen, Körpergurt, 2 Beinhalter + 2 Kloben, Narkosebogen + 1 Kloben (▶ Abschn. 8.1.2)
- **Verband:** Medipore oder Fixomull und eventuell Netzhose

❯ Das Gesäß des Patienten muss 5 cm über die untere OP-Tischkante hinausragen, bei der Rektumexstirpation ca. 7 cm. Außerdem wird der Patient aufgrund der Notwendigkeit einer intraoperativen Steinschnittlagerung und der gleichzeitigen Kopftiefneigung bei Rektumexstirpation oder koloanaler Anastomose am Kopfende gestützt.

17.2 Laparoskopische Eingriffe an der linken Flexur und am Rektum

- **Diagnose/Indikation – Operation:** N. Sigmae, N. Recti, Kolonkarzinom, kolorektales Karzinom, Colitis ulcerosa, Morbus Crohn, Polyposis coli, multiple Tumore des Dickdarms – *lap. TVR, Kolektomie, HCL, subtotale Kolektomie li., Rektumexstirpation, Sigma-*

resektion, Rektumresektion, Hartmann-OP, Rectopexie, VMR, Proktokolektomie, eventuell auch HCR und ICR (Chirurgen abhängig)*
- **OP-Tischaufbau:** Universalplatte (kaudale Position) mit Universalmodul und Transferboard (▶ Abb. 8.55) + 2 Vakuummatratzen (kurz) *hart* (▶ Abb. 8.62)
- **Narkoseeinleitung:** Rückenlage
- **Lagerungsart:** *Lloyd-Davis-Lagerung (LLD), rechter Arm angelegt,* links ausgelagert**. Der Patient muss rechts entlang des rechten Armes mit zwei Seitenhaltern und in Höhe der rechten Schulter und beim Kopf an der Vakuummatratze mit Seitenstützen gestützt werden (▶ Abschn. 5.2.1).
- **Foto:** ▶ Abb. 5.13, ▶ Abb. 5.14, ▶ Abb. 5.15
- **Geräte:** Lap-Turm (links vom Patienten), HF-Chirurgie (mit Fußschalter), OP-Sauger + Druckbeutel mit 1 l Kochsalzlösung, *Liga Sure oder Ultracision* (optional) (▶ Kap. 9)
- **Lagerungszubehör:** 1 Armstütze, Gelkopfpolster, 1 Körpergurt, 2 Seitenhalter, 2 Seitenstützen + 1 Kloben, Verbindungsbügel, 2 Beinhalter + 2 Kloben, Narkosebogen + 1 Kloben (links montiert) (▶ Abschn. 8.1.2)
- **Verband:** Cosmopore

❯ Um die Stabilität und die Möglichkeit der erwünschten Kipp- und Neigungsmöglichkeit zu überprüfen, muss immer in Anwesenheit vom Chirurgen eine Kippprobe durchgeführt werden. Das Gesäß des Patienten muss 5 cm über die untere OP-Tischkante hinausragen, bei der Rektumexstirpation und koloanalen Anastomose um ca. 7 cm.

❗ **Achtung**
Bei der Proktokolektomie und VMR werden beide Arme angelegt und der Patient wird rechts und links gestützt. Für diesen Eingriff wird eventuell auch ein zweiter Lap-Turm notwendig.

17.3 Konventionelle Eingriffe an der rechten Flexur

- **Diagnose/Indikation – Operation:** Appendizitis, Coecum-, Zäkum- oder Zökum-CA, Colon ascendens, Hemikolektomie rechts, NET-Dünndarm, NEN-Dünndarm – *offene*

17

subtotale Kolektomie rechts, HCR, ICR, DÜDA-Segmentresektion, Appendektomie

- **OP-Tischaufbau:** Universaltisch (kraniale Position) (▶ Abb. 8.52) + Vakuummatratze (lang) *mittelhart* (▶ Abb. 8.60)
- **Narkoseeinleitung:** Rückenlage
- **Lagerungsart:** *Rückenlagerung (RL),* beide Arme ausgelagert oder Chirurgen abhängig rechts angelegt (▶ Abschn. 5.1).
- **Foto:** ▶ Abb. 5.2, ▶ Abb. 5.3; *wenn der rechte Arm angelagert wird* ▶ Abb. 5.4
- **Geräte:** HF-Chirurgie, OP-Sauger, *Liga Sure oder Ultracision* (optional (▶ Kap. 9))
- **Lagerungszubehör:** 2 Armstützen, 1 Körpergurt, Narkosebogen + 1 Kloben (▶ Abschn. 8.1.2)
- **Verband:** Medipore oder Fixomull

❯ Manche Chirurgen möchten den rechten Arm speziell bei der NET-OP immer angelegt haben.

17.4 Laparoskopische Eingriffe an der rechten Flexur

- **Diagnose/Indikation – Operation:** Appendizitis, Coecum od. Zökum-CA, Colon ascendens, Hemikolektomie rechts, NET und NEN Dünndarm – *subtotale Kolektomie rechts, HCR, ICR, DÜDA- Segmentresektion, lap. Appendektomie*
- **OP-Tischaufbau:** Universaltisch (kraniale Position) (▶ Abb. 8.52) + Vakuummatratze (lang) *hart* (▶ Abb. 8.60) *oder* Universalplatte (kaudale Position) mit Universalmodul und Transferboard (▶ Abb. 8.55) + 2 Vakuummatratzen (kurz) *hart* (▶ Abb. 8.62)
- **Narkoseeinleitung:** Rückenlage
- **Lagerungsart:** *Rückenlage (RL), linker Arm angelegt,* rechts ausgelagert (▶ Abschn. 5.1) *oder Lloyd-Davis-Lagerung (LLD), linker Arm angelegt,* rechts ausgelagert (▶ Abschn. 5.2.1). Der Patient muss rechts entlang des linken Armes mit zwei Seitenhaltern und in Höhe der linken Schulter und beim Kopf an der Vakuummatratze mit Seitenstützen gestützt werden.
- **Foto:** ▶ Abb. 5.4, ▶ Abb. 5.17, ▶ Abb. 5.18
- **Geräte:** Lap-Turm (rechts vom Patienten), HF-Chirurgie (mit Fußschalter), OP-Sauger + Druckbeutel mit 1 l Kochsalzlösung,

Liga Sure oder Ultracision (optional) (▶ Kap. 9)
- **Lagerungszubehör:** 1 Armstütze, Gelkopfpolster, 1 Körpergurt, 2 Seitenhalter, 2 Seitenstützen + 1 Kloben, Verbindungsbügel, 2 Beinhalter + 2 Kloben, Narkosebogen + 1 Kloben (rechts montiert) (▶ Abschn. 8.1.2)
- **Verband:** Cosmopore

❯ Um die Stabilität und die Möglichkeit der erwünschten Kipp- und Neigungsmöglichkeit zu überprüfen, muss immer in Anwesenheit des Chirurgen eine Kippprobe durchgeführt werden. Wenn dieser Eingriff in Rückenlage ausgeführt wird, ist wieder die gleiche Stützmethode anzuwenden und zusätzlich sind zwei Körpergurte zu verwenden.

17.5 Transanale endoskopische Mikrochirurgie (TEM)

- **Diagnose/Indikation – Operation:** Rektum-CA, Mastdarmpolypen, gutartige Mastdarmtumore – *Transanale endoskopische Tumorabtragung, Polypektomie*
- **OP-Tischaufbau:** Universalplatte (kaudale Position) mit Universalmodul und Transferboard (▶ Abb. 8.55) + 2 Vakuummatratzen (kurz) *mittelhart* (▶ Abb. 8.62)
- **Narkoseeinleitung:** Rückenlage
- **Lagerungsart:** *Steinschnittlagerung (SSL)* in ca. 30–40°-Kopftieflage, beide Arme ausgelagert und am Kopfende mit Stützen gesichert (▶ Abschn. 5.3).
- **Foto:** ▶ Abb. 5.20, ▶ Abb. 5.21
- **Geräte:** Lap-Turm (rechts vom Patienten), CO_2-Insufflationsgerät Wolf 2144, HF-Chirurgie (mit Fußschalter), OP-Sauger, Rektoskopie → Kaltlichtquelle (▶ Kap. 9)
- **Lagerungszubehör:** 2 Armstützen, Gelkopfpolster, 1 Körpergurt, 1–2 Seitenstützen + 1–2 Kloben, Verbindungsbügel, 2 Beinhalter + 2 Kloben, TEM Hacken (nur Steril) + Gleitschiene (links an Gesäßhöhe orientiert montieren) (▶ Abschn. 8.1.2)
- **Verband:** Medipore oder Fixomull und Netzhose

❯ Das Gesäß des Patienten muss ca. 7 cm über die untere OP-Tischkante hinausragen.

Anal- und Gesäßeingriffe

Sadik Duru

© Springer-Verlag GmbH Deutschland, ein Teil von Springer Nature 2018
S. Duru et al. (Hrsg.), *Standards der Patientenlagerung*
https://doi.org/10.1007/978-3-662-57483-6_18

18.1 Anale und vaginale Eingriffe und Untersuchungen

– **Diagnose/Indikation – Operation:** AIN, Hämorrhoiden, Perianalabszess, Hufeisenabszesses, Marisken, Rektovaginalfistel, Kondylome, periproktitischer Abszess, Analprolaps – *jeglicher Art von analen und gynäkologischen Eingriffen, HAL-RAR, Hämorrhoidenabtragung, Analfistel, Analabszess, Mariskenentfernung, Rektumprolaps, Rektoskopie, Analabtragung, Kondylomabtragung*

– **OP-Tischaufbau:** Universalplatte (kaudale Position) mit Universalmodul und Transferboard (▶ Abb. 8.55) + 2 Vakuummatratzen (kurz) *mittelhart* (▶ Abb. 8.62)

– **Narkoseeinleitung:** Rückenlage

– **Lagerungsart:** *Steinschnittlagerung (SSL),* beide Arme ausgelagert oder einer angelagert (▶ Abschn. 5.3).

– **Foto:** ▶ Abb. 5.20, ▶ Abb. 5.21

– **Geräte:** HF-Chirurgie, OP-Sauger, Rektoskopie → Kaltlichtquelle, Rauchabsaugungssystem (bei Kondylomabtragung, optional) (▶ Kap. 9)

– **Lagerungszubehör:** 2 Armstützen, Gelkopfpolster, 2 Beinhalter + 2 Kloben, 1 Körpergurt (▶ Abschn. 8.1.2)

– **Verband:** Medipore oder Fixomull und Netzhose

❯ Das Gesäß des Patienten muss ca. 7 cm über die untere OP-Tischkante hinausragen.

18.2 Steißbeinfistel-OP (Sakraldermoid)

– **Diagnose/Indikation – Operation:** Sakraldermoid, Pilonidalzyste, Sinus pilonidalis – Steißbeinteratom (Zwilling), Steißbeinfistel – *Sakraldermoid*

– **OP-Tischaufbau:** Universaltisch (kraniale Position) (▶ Abb. 8.52) + Vakuummatratze (lang) *mittelhart* (▶ Abb. 8.60)

– **Narkoseeinleitung:** Rückenlage

– **Lagerungsart:** *Bauchlage (BL),* beide Arme seitlich nach oben auf eine Armstütze ausgelagert (▶ Abschn. 5.5).

– **Foto:** ▶ Abb. 5.30, ▶ Abb. 5.31

– **Geräte:** HF-Chirurgie, OP-Sauger (▶ Kap. 9)

– **Lagerungszubehör:** 2 Armstützen, Bauchlagerungskopfpolster, 2 Lagerungsballone oder 2 Halbrollen, Druckschlauch, 1–3 Halbrollen, 1 Körpergurt, breites Leukoplast-Pflaster (▶ Abschn. 8.1.2)

– **Verband:** Medipore oder Fixomull und Netzhose

❯ Am Ende des Lagerungsvorganges werden die beiden Pohälften für einen besseren Zugang zum OP-Gebiet mit einem breiten Leukoplasten zur OP-Tischkante auseinandergespannt. Bei Bedarf ist das OP-Gebiet um das Steißbein großflächig zu enthaaren. Zum Zunähen wird die Spannung der Pohälften wieder gelöst.

❗ **Achtung**
Auf die korrekte Lagerung und Polsterung von Ellenbogen, Oberarmen und Fußrücken achten (N. ulnaris, N. radialis, N. tibialis):

18.3 V-Y-Plastik im Bereich der Gesäßfalte

– **Diagnose/Indikation – Operation:** Wunddehiszenz nach Rektumexstirpation, Sinus pilonidalis (optional) – *V-Y-Lappen-Plastik, Defektdeckung in der Gesäßfalte*

– **OP-Tischaufbau:** Universaltisch (kaudale Position) mit motorischem Gelenkmodulpaar mit Sakralausschnitt + Beinplattenpaar (▶ Abb. 8.57) + Vakuummatratze (mit Beinteilung) *mittelhart* (▶ Abb. 8.61)

– **Narkoseeinleitung:** Rückenlage

– **Lagerungsart:** *Jackknife-Lagerung* in Bauchlage und beide Arme seitlich nach oben auf eine Armstütze ausgelagert (▶ Abschn. 6.4).

– **Foto:** ▶ Abb. 6.15, ▶ Abb. 6.16, ▶ Abb. 6.17

– **Geräte:** HF-Chirurgie, OP-Sauger, *Liga Sure oder Ultracision* (optional) (▶ Kap. 9)

– **Lagerungszubehör:** 2 Armstützen, Bauchlagerungskopfpolster, 2 Lagerungsballone, Druckschlauch, 2 Körpergurte, Peha-haft Fixierbinde, 6–8 Kopfringe, Watte (▶ Abschn. 8.1.2)

– **Verband:** Medipore oder Fixomull und Netzhose

18

> ❯ Auf die korrekte Lagerung und Polsterung von Ellenbogen, Oberarmen und Fußrücken achten (N. ulnaris, N. radialis, N. tibialis)

18.4 Sakrale Nervenstimulation (SNS)

- **Diagnose/Indikation – Operation:** Stuhlinkontinenz, Harninkontinenz – *Beckenbodenschrittmacher-Implantation*
- **OP-Tischaufbau:** Universaltisch (kaudale Position) mit motorischem Gelenkmodulpaar mit Sakralausschnitt + Beinplattenpaar (▶ Abb. 8.57) + Vakuummatratze (mit Beinteilung) *mittelhart* (▶ Abb. 8.61)
- **Narkoseeinleitung:** Rückenlage
- **Lagerungsart:** *Jackknife-Lagerung* in Bauchlage und beide Arme seitlich nach oben auf eine Armstütze ausgelagert (▶ Abschn. 6.4).
- **Foto:** ▶ Abb. 6.15, ▶ Abb. 6.16, ▶ Abb. 6.17
- **Geräte:** HF-Chirurgie, OP-Sauger, C-Bogen (▶ Kap. 9)
- **Lagerungszubehör:** 2 Armstützen, Bauchlagerungskopfpolster, 2 Lagerungsballone, Druckschlauch, 2 Körpergurte, Peha-haft Fixierbinde, 6–8 Kopfringe, Watte (▶ Abschn. 8.1.2)
- **Verband:** Medipore oder Fixomull und Netzhose

> ❯ Auf die korrekte Lagerung und Polsterung von Ellenbogen, Oberarmen und Fußrücken achten (N. ulnaris, N. radialis, N. tibialis).

Milzchirurgie

Sadik Duru

© Springer-Verlag GmbH Deutschland, ein Teil von Springer Nature 2018
S. Duru et al. (Hrsg.), *Standards der Patientenlagerung*
https://doi.org/10.1007/978-3-662-57483-6_19

19.1 Konventionelle Milzeingriffe

- **Diagnose/Indikation – Operation:** Milz-ruptur, Splenomegalie, Milztumor, ITP – *offene Splenektomie*
- **OP-Tischaufbau:** Universaltisch (kraniale Position) (▶ Abb. 8.52) + Vakuummatratze (lang) *mittelhart* (▶ Abb. 8.60)
- **Narkoseeinleitung:** Rückenlage
- **Lagerungsart:** *Rückenlage (RL) mit Ober-bauchlagerung (OB),* beide Arme ausgelagert (▶ Abschn. 6.3)
- **Foto:** ▶ Abb. 6.8, ▶ Abb. 6.9
- **Geräte:** HF-Chirurgie, OP-Sauger, *Liga Sure od. Ultracision* (optional) (▶ Kap. 9)
- **Lagerungszubehör:** 2 Armstützen, 1 Körper-gurt, 1 Lagerungsballon, Druckschlauch, 2 Kloben (nur für Ulmer Seilzugretraktor oder Martin Retraktoren), Narkosebogen + 1 Kloben (links montiert) (▶ Abschn. 8.1.2)
- **Verband:** Medipore oder Fixomull

> Der Lagerungsballon wird unter der OP-Tischauflage am Rippenbogen orientiert positioniert und aufgeblasen.

19.2 Laparoskopische Milzeingriffe

- **Diagnose/Indikation – Operation:** Milz-ruptur, Splenomegalie, Milztumor, ITP – *laparoskopische Splenektomie*
- **OP-Tischaufbau:** Universalplatte (kaudale Position) mit Universalmodul und Beinplat-tenpaar (▶ Abb. 8.56) + Vakuummatratze (mit Beinteilung) *mittelhart* (▶ Abb. 8.61) **oder** Universaltisch (kraniale Position) (▶ Abb. 8.52) + Vakuummatratze (lang) *hart* (▶ Abb. 8.60)
- **Narkoseeinleitung:** Rückenlage
- **Lagerungsart:** *Lloyd-Davis-sitzend (LLDS) mit Oberbauchlagerung (OB)* und beide Arme auf eine Armstütze ausgelagert (▶ Abschn. 6.1). Der Patient wird nach dem Aufsetzen mit dem ganzen OP-Tisch ca. 60° fußtief und 30-45° nach rechts gekippt gelagert *oder Seitenlagerung rechts (SR),* der Rumpf wird in Nabelhöhe geknickt und in ca. 40–60° Seiten-lage positioniert (▶ Abschn. 5.4.1).
- **Foto:** ▶ Abb. 6.2, ▶ Abb. 6.3 *oder* ▶ Abb. 5.23, Abb. 5.24

- **Geräte:** Lap-Turm (links vom Patienten), HF-Chirurgie (mit Fußschalter), OP-Sauger + Druckbeutel mit 1 l Kochsalzlösung, *Liga Sure oder Ultracision* (optional) (▶ Kap. 9)
- **Lagerungszubehör:**
  - **LLDS:** 2 Armstützen, 1 Lagerungsballon, 2 kleine Rollen, 2 Körpergurte, Druck-schlauch, Narkosebogen + 1 Kloben (links montiert)
  - **oder SR:** 1 Armstütze, 4 Kloben, 2 Seiten-stützen, 1 Sternumstütze, 1 Göpelstütze, 2 Körpergurte, Lagerungspolster (für die Beine), 4–5 Kopfringe, Doppelgelenkkopf-platte, Watte (▶ Abschn. 8.1.2)
- **Verband:** Cosmopore

> Bei der LLDS-Lagerung wird der Lagerungs-ballon unter der OP-Tischauflage am Rip-penbogen orientiert positioniert und auf-geblasen. Die Hüftbeugung darf nicht mehr als 45° betragen. Intraoperative horizontale Lageveränderung ist nur mit dem ganzen OP-Tisch durchzuführen (▶ Abb. 8.4).

19

Nierenchirurgie

Sadik Duru

© Springer-Verlag GmbH Deutschland, ein Teil von Springer Nature 2018
S. Duru et al. (Hrsg.), *Standards der Patientenlagerung*
https://doi.org/10.1007/978-3-662-57483-6_20

20.1 Nephrektomie der Zystennieren

- **Diagnose/Indikation – Operation:** Zysten-nieren, PKD – *Nephrektomie der Zystenniere*
- **OP-Tischaufbau:** Universaltisch (kraniale Position) (▶ Abb. 8.52) + Vakuummatratze (lang) *mittelhart* (▶ Abb. 8.60)
- **Narkoseeinleitung:** Rückenlage
- **Lagerungsart:** *Rückenlagerung (RL),* beide Arme ausgelagert (▶ Abschn. 5.1).
- **Foto:** ▶ Abb. 5.2, ▶ Abb. 5.3
- **Geräte:** HF-Chirurgie, OP-Sauger (▶ Kap. 9)
- **Lagerungszubehör:** 2 Armstützen, 1 Körper-gurt, Narkosebogen + 1 Kloben (▶ Abschn. 8.1.2)
- **Verband:** Medipore oder Fixomull

20.2 Konventionelle Niereneingriffe

- **Diagnose/Indikation – Operation:** Nieren-CA, infizierte Harnstauungsniere – *Nieren-teilresektion, PCN, offene Nierenentnahme*
- **OP-Tischaufbau:** Universaltisch (kraniale Position) (▶ Abb. 8.52) + Vakuummatratze (lang) *hart* (▶ Abb. 8.60)
- **Narkoseeinleitung:** Rückenlage
- **Lagerungsart:** *Seitenlage rechts (SR) oder links (SL),* der Rumpf wird in Nabelhöhe geknickt, der Oberkörper in ca. 90°- und das Becken in 60°-Seitenlage positioniert (▶ Abschn. 5.4.1).
- **Foto:** ▶ Abb. 5.23, ▶ Abb. 5.24
- **Geräte:** HF-Chirurgie, OP-Sauger, Ultra-cision, Ultraschall (nur für PCN) (▶ Kap. 9)
- **Lagerungszubehör:** 1 Armstütze, 4 Kloben, 2 Seitenstützen, 1 Sternumstütze, 1 Göpel-stütze, 2 Körpergurte, Lagerungspolster (für die Beine), 4–5 Kopfringe, Doppelgelenk-kopfplatte, Watte (▶ Abschn. 8.1.2)
- **Verband:** Medipore oder Fixomull

> ❯ Der Patient liegt am OP-Tisch direkt an der Vorderkante. Für die Stabilitätskontrolle der Lagerung wird immer in Anwesenheit des Chirurgen eine Kippprobe durchgeführt.

20.3 Laparoskopische Niereneingriffe

- **Diagnose/Indikation – Operation:** Nieren-CA, infizierte Harnstauungsniere – *lap. Nierenentnahme*
- **OP-Tischaufbau:** Universaltisch (kraniale Position) (▶ Abb. 8.52) + Vakuummatratze (lang) *hart* (▶ Abb. 8.60)
- **Narkoseeinleitung:** Rückenlage
- **Lagerungsart:** *Seitenlage rechts (SR) oder links (SL),* der Rumpf wird in Nabelhöhe geknickt, der Oberkörper in ca. 90°- und das Becken in 60°-Seitenlage positioniert (▶ Abschn. 5.4.1).
- **Foto:** ▶ Abb. 5.23, ▶ Abb. 5.24
- **Geräte:** Lap-Turm (patientenrückenseitig positioniert), HF-Chirurgie (mit Fußschal-ter), OP-Sauger + Druckbeutel mit 1 l Koch-salzlösung, *Liga Sure oder Ultracision* (optio-nal), eventuell Ultraschall (▶ Kap. 9)
- **Lagerungszubehör:** 1 Armstütze, 4 Kloben, 2 Seitenstützen, 1 Sternumstütze, 1 Göpel-stütze, 2 Körpergurte, Lagerungspolster (für die Beine), 4–5 Kopfringe, Doppelgelenk-kopfplatte, Watte (▶ Abschn. 8.1.2)
- **Verband:** Cosmopore

> ❯ Der Patient liegt am OP-Tisch direkt an der Vorderkante. Für die Stabilitätskontrolle der Lagerung wird immer in Anwesenheit des Chirurgen eine Kippprobe durchgeführt.

20

Brustchirurgie

Sadik Duru

© Springer-Verlag GmbH Deutschland, ein Teil von Springer Nature 2018
S. Duru et al. (Hrsg.), *Standards der Patientenlagerung*
https://doi.org/10.1007/978-3-662-57483-6_21

21.1 Diverse Eingriffe an der Mamma

- **Diagnose/Indikation – Operation:** Mamma-CA, N. mammae, QUAD, QUAX, MRM – *Sentinel, Mastektomie, Ablatio, Gynäkomastie, Mammaplastik, Onkoplastik*
- **OP-Tischaufbau:** Universaltisch (kraniale Position) (▶ Abb. 8.52) + Vakuummatratze (lang) *mittelhart* (▶ Abb. 8.60)
- **Narkoseeinleitung:** Rückenlage
- **Lagerungsart:** *Rückenlagerung (RL),* beide Arme ausgelagert und in ca. 30–40° fußtief geneigter Position (▶ Abschn. 5.1).
- **Foto:** ▶ Abb. 5.2, ▶ Abb. 5.3
- **Geräte:** HF-Chirurgie, OP-Sauger, *Bipolare (mit Fußschalter), Rauchabsaugungssystem, Liga Sure* (Chirurgen abhängig) (▶ Kap. 9)
- **Lagerungszubehör:** 2 Armstützen, 1 Körpergurt, Narkosebogen + 1 Kloben (auf der nicht zu operierende Seite montiert) (▶ Abschn. 8.1.2)
- **Verband:** Peha-haft oder 3M Microfoam + Watte

> ❯ Der Patient liegt am OP-Tisch direkt an der Vorderkante zur operierenden Seite und der Arm auf dieser Seite für besseren Zugang max. 90° abduziert. Für den Eingriff an der Axillar wird der Patient ca. 30° auf die gegenüber der zur operierenden Seite gekippt und die Achsel bei Bedarf rasiert. Auf dieser Seite müssen zum Desinfizieren des OP-Gebiets gut saugende Tücher aufgelegt und diese nach der Desinfektion wieder entfernt werden.

21

Hernienchirurgie

Sadik Duru

© Springer-Verlag GmbH Deutschland, ein Teil von Springer Nature 2018
S. Duru et al. (Hrsg.), *Standards der Patientenlagerung*
https://doi.org/10.1007/978-3-662-57483-6_22

22.1 Konventionelle Hernienoperationen

- **Diagnose/Indikation – Operation:** HIS, HID, Hernia inguinalis beidseitig (Leistenbruch), Hernia umbilicalis (Nabelbruch), Hernia cicatricea (Narbenbruch), Trokarhernie – *offene Hernienverschluss-OP, IPOM*
- **OP-Tischaufbau:** Universaltisch (kraniale Position) (▶ Abb. 8.52) + Vakuummatratze (lang) *mittelhart* (▶ Abb. 8.60)
- **Narkoseeinleitung:** Rückenlage
- **Lagerungsart:** *Rückenlagerung (RL),* beide Arme ausgelagert oder einer angelegt (▶ Abschn. 5.1).
- **Foto:** ▶ Abb. 5.2, ▶ Abb. 5.3
- **Geräte:** 2 Armstützen, 1 Körpergurt, Narkosebogen + 1 Kloben (▶ Kap. 9)
- **Lagerungszubehör:** HF-Chirurgie, OP-Sauger (▶ Abschn. 8.1.2)
- **Verband:** Medipore

22.2 Laparoskopische TAPP

- **Diagnose/Indikation – Operation:** HIS, HID, Hernia inguinalis beidseitig – *laparoskopischerLeistenhernienverschluss-OP, TAPP*
- **OP-Tischaufbau:** Universaltisch (kraniale Position) (▶ Abb. 8.52) + Vakuummatratze (lang) *hart* (▶ Abb. 8.60)
- **Narkoseeinleitung:** Rückenlage
- **Lagerungsart:** *Rückenlagerung (RL), beide Arme angelegt* (▶ Abschn. 5.1).
- **Foto:** ▶ Abb. 5.4, *beide Arme angelegt*
- **Geräte:** Lap-Turm (beim Fußende des Patienten), HF-Chirurgie (mit Fußschalter), OP-Sauger + Druckbeutel mit 1 l Kochsalzlösung (optional) (▶ Kap. 9)
- **Lagerungszubehör:** 2 Handfesseln, Gelkopfpolster, 1 Seitenstütze, Verbindungsbügel, 1 Körpergurt, Narkosebogen (gepolstert) + 1 Kloben (rechts montiert) (▶ Abschn. 8.1.2)
- **Verband:** Cosmopore

> ❯ Der OP-Tisch wird zur besseren Stehmöglichkeit und wegen der räumlichen Beschaffenheit in Linksrichtung des Patienten quer zum OP-Saal gedreht und der Lap-Turm beim Fußende positioniert (▶ Abb. 11.1). Aufgrund der fallweise erforderlichen starken Kopftiefneigung des Patienten ist der Patient am Kopfende mit einer Stütze-Vakuummatratze umfassend zusätzlich zusichert. Manche Chirurgen möchten ohne Narkosebogen operieren.

22.3 Laparoskopische IPOM

- **Diagnose/Indikation – Operation:** Hernia umbilicalis (Nabelbruch), Hernia cicatricea (Narbenbruch) – *laparoskopische Hernienverschluss-OP, IPOM*
- **OP-Tischaufbau:** Universaltisch (kraniale Position) (▶ Abb. 8.52) + Vakuummatratze (lang) *mittelhart* (▶ Abb. 8.60)
- **Narkoseeinleitung:** Rückenlage
- **Lagerungsart:** *Rückenlagerung (RL), beide Arme angelegt* (▶ Abschn. 5.1).
- **Foto:** ▶ Abb. 5.4, *beide Arme angelegt*
- **Geräte:** Lap-Turm (rechts oder links vom Patienten positioniert), HF-Chirurgie (mit Fußschalter), OP-Sauger + Druckbeutel mit 1 l Kochsalzlösung (optional) (▶ Kap. 9)
- **Lagerungszubehör:** 2 Handfesseln, Gelkopfpolster, 1 Körpergurt, Narkosebogen + 1 Kloben (auf der Lap-Turmseite montiert) (▶ Abschn. 8.1.2)
- **Verband:** Cosmopore, Medipore

> ❯ Bei der lap. IPOM wird der schwenkbare Zusatzmonitor des Lap-Turms zum Fußende geschwenkt. Außerdem müssen die Arme des Patienten wegen der laparoskopischen Instrumente und dem Netzfixationsgerät so tief wie möglich unter der Horizontalebene des Bauches gehalten gelagert werden.

Praxistipp

Um die optimale Armlagerung zu erreichen, wird in die Vakuummatratze für die Arme eine etwas tiefere Mulde gedrückt. Sollte das nicht ausreichen, kann man mit einem zuvor unter der Vakuummatratze am Schulterblatt orientierten und unter der Wirbelsäule längs in der OP-Tischmitte positionierten Lagerungsballon den Rumpf durch leichtes Aufblasen horizontal überstrecken.

22

Transplantationschirurgie

Sadik Duru

© Springer-Verlag GmbH Deutschland, ein Teil von Springer Nature 2018
S. Duru et al. (Hrsg.), *Standards der Patientenlagerung*
https://doi.org/10.1007/978-3-662-57483-6_23

23

Die österreichischen Transplantationsabteilungen sind mit der Stiftung Eurotransplant eng vernetzt. Um den Ablauf von Organangeboten oder Organentnahmen vor Ort zu organisieren, ist ein Transplantationskoordinator 24 Stunden am Tag im Einsatz.[1]

Die klinische Abteilung für Transplantation führt die Verpflanzung von abdominellen Organen (Leber, Niere, Pankreas und Dünndarm) durch.

Die große Erfahrung aus der Lebertransplantation ergibt auch eine hohe Kompetenz für hepatobilliäre Chirurgie und komplexe retroperitoneale Operationen. Ebenso gehören komplizierte Dialysezugänge zu ihrem Aufgabenbereich. Außerdem werden in der Abteilung auch Organentnahmen durchgeführt.

Der Begriff **Transplantation** (lat. transplantare = verpflanzen, versetzen) bezeichnet die Übertragung von gesunden Organen, Organteilen, Geweben oder Zellen von einem Organismus auf einen anderen. Ihr Ziel ist es, ein in seiner Funktion geschädigtes Organ zu ersetzen.

Im 17. Jahrhundert gab es die ersten Versuche, kranke Menschen durch Gewebeersatz zu heilen. Doch die erste erfolgreiche Organtransplantation gelang erst im Jahr 1954. Damals transplantierte ein Ärzteteam aus Boston einem Patienten die Niere seines eineiigen Zwillingsbruders. Die eingepflanzte Niere funktionierte ausgezeichnet. Weil das Organ vom Zwillingsbruder des Empfängers stammte und dadurch eine größtmögliche Ähnlichkeit der Organe gegeben war, konnte das bekannte Abstoßungsproblem umgangen werden.

Abstoßung ist die Abwehrreaktion des menschlichen Immunsystems auf das körperfremde Gewebe, es reagiert dabei in gleicher Weise, wie es auf Krankheitserreger reagieren würde. Erst die Entwicklung von Medikamenten, die die Abstoßungsreaktion unterdrücken konnten, verhalf der Transplantationsmedizin zum entscheidenden Durchbruch.

Aus der heutigen Medizin ist die Transplantation nicht mehr wegzudenken, denn sie ist oft die letzte bleibende Überlebenschance für Schwerkranke.

23.1 Zuteilungen der Organe

Die **Stiftung Eurotransplant** ist als Service-Organisation für die Zuteilung von Spenderorganen in acht europäischen Ländern verantwortlich. Dies sind neben Österreich Belgien, Deutschland, Kroatien, Luxemburg, *die Niederlande, Ungarn und Slowenien*. Das Einzugsgebiet umfasst ca. 135 Millionen Menschen. Die Vorteile der internationalen Zusammenarbeit ergeben sich zum einen aus einem gemeinsamen Spender-Meldesystem und einer zentralen Warteliste. Auf der zentralen Warteliste stehen gegenwärtig ungefähr 16.000 Patienten. Diese große Anzahl von Patienten macht es möglich, fast jedes Spenderorgan einem geeigneten Empfänger zuzuordnen. Aufgrund des Patientenpools ist häufig das **Perfect Match** möglich.

Mit der **Kreuzprobe (cross-match)** können Ärzte feststellen, ob sich das Gewebe des Spenderorgans mit dem des Empfängers verträgt. Der Test wird vor einer **Nierentransplantation** durchgeführt und das richtige (negative) Ergebnis stellt die unbedingte Voraussetzung für die Transplantation dar.

Das Blutserum des Empfängers und das Blut, die Lymphknoten oder Milzzellen des Spenders werden vermischt und der Test ermittelt, ob sich im Blutserum des Patienten Antikörper gegen das gespendete Gewebe befinden oder nicht. Fällt das Ergebnis negativ ist, ist der Beweis erbracht, dass sich im Serum des Empfängers keine präformierten Antikörper befinden und so eine Transplantation durchgeführt werden kann.

Laut Bundesministerium für Gesundheit wurden im Jahr 2016 in Österreich die nachstehenden Organe in folgender Häufigkeit transplantiert: Niere (432), Leber (154), Lunge (110), Herz (57), Bauchspeicheldrüse (26) und Dünndarm (1).

23.2 Gesetzliche Voraussetzung für die Organ-Entnahmen

In Österreich wurde durch die sogenannte Widerspruchslösung die Frage, unter welchen Voraussetzungen einem Verstorbenen Organe bzw. Gewebe und Zellen entnommen werden dürfen, geregelt. Das ist im §§ 62a–e des Krankenanstalten- und Kuranstalten-Gesetzes BGBl. Nr. 1/1957 idgF festgelegt. Sie besagt, dass es zulässig ist, Verstorbenen einzelne Organe oder Organteile zu entnehmen, wenn dadurch das Leben eines ande-

---

1   Das Kapitel Transplantationschirurgie ist deutlich ausführlicher ausgefallen, weil die Voraussetzung für die Organspende und Organzuteilung strengen gesetzlichen Regeln unterliegt und das Wissen und das Verständnis hierfür essentiell für die korrekte Durchführung ist.

ren Menschen gerettet oder seine Gesundheit wiederhergestellt werden kann. In Österreich darf einem potenziellen Spender ein Organ, Organteil oder Gewebe nur dann entnommen werden, wenn zu Lebzeiten kein Widerspruch abgegeben wurde. Die Organentnahme in Deutschland wird durch das Transplantationsgesetz (TPG), das seit 1. Dezember 1997 in Kraft ist, geregelt. Es erlaubt im Gegensatz zum österreichischen Gesetz die Entnahme, Vermittlung und Übertragung von Organen nur dann, wenn diese entweder nach dem Tode oder zu Lebzeiten gespendet worden sind.

Die in der Service-Organisation „Eurotransplant" registrierten Organe werden je nach Priorität- und Warteliste in die Transplantationszentren der jeweiligen Länder oder Städte geschickt.

Damit eine Transplantation verwirklichbar ist, werden zuerst Spendeorgane entnommen. Die Entnahme ist entweder von einem *Hirntoten* oder von einem *Lebendspender*.

Zu unterscheiden sind bei den Organentnahmen (Explantation) die **Toten- und** die **Lebendspende.** Die Entnahme lebenswichtiger Organe wie Herz oder Leber setzt den Tod des Spenders voraus. Die Spende oder Entnahme von lebenswichtigen Organen zu Transplantationszwecken ist nur nach Eintritt des Todes zulässig. Der **Hirntod** ist ein Kriterium für den Tod des Menschen. Die Feststellung des Hirntodes ist im Rahmen von Organspende und Transplantation ein sehr wichtiges Ereignis und Voraussetzung für die Durchführung der *Explantation eines Spenderorgans*.

> ❗ **Achtung**
> Ohne eine ausgefüllte Hirntoddiagnostik darf der Patient nicht in den OP-Saal überführt werden.

23.3 Multiorganentnahme (MOE)

Für eine geplante *MOE (Multiorganentnahme)* wird der tote Spender bei Bedarf vom Hals abwärts und den gesamten Brustkorb umfassend bis zum Schambein rasiert. Während der Ganzkörperperfusion müssen die Spenderorgane mit eiskaltem Kochsalz einer Oberflächenkühlung unterzogen werden, dafür werden ca. zehn Liter Kochsalzlösung benötigt. Die Aufgabe des Teams ist die Bereitstellung des Kochsalzes und eines zweiten OP-Saugers mit ausreichendem Saugerbeutel. Nach der Beendigung der Entnahme bindet der zuständige Chirurg die Fußpässe an den Leichnam. Zum Schluss bringt der OP-Assistent gemeinsam mit einer Pflegeperson den Leichnam zum Abtransport auf die Pathologie in die Leichenkammer (Exoduskammer). Um eventuell für die Angehörigen eine Verabschiedung Vorort zu ermöglichen, wird der Leichnam des Patienten in ein Patientenbett gelegt. Von dort aus wird er dann später von einem Obduktionsassistenten auf die Pathologie geführt. Die entnommenen Organe und Gefäße werden dreischichtig in Organbeuteln, die jeder mit spezieller Lösung gefüllt werden, aufbewahrt. Das jeweilige Organ wird zum Verschicken an den Bestimmungsort oder zum Transplantieren in der Abteilung in einer mit Crash-Eis befüllten Kühlbox aufbewahrt.

23.3.1 Multiorganentnahme-OP

- **Diagnose/Indikation – Operation:** Hirntot – *MOE (Multiorganentnahme)*
- **OP-Tischaufbau:** Universaltisch (kraniale Position) (▶ Abb. 8.52) + Vakuummatratze (lang) *mittelhart* (▶ Abb. 8.60)
- **Narkoseeinleitung:** Rückenlage
- **Lagerungsart:** *Rückenlagerung (RL),* beide Arme ausgelagert (▶ Abschn. 5.1).
- **Foto:** ▶ Abb. 5.2, ▶ Abb. 5.3
- **Geräte:** HF-Chirurgie, 2 OP-Sauger + ausreichender OP-Saugerbeutel, große Auffangkübel (im Inneren mit einem flüssigkeitsdichten Plastiksack überzogen) (▶ Kap. 9)
- **Lagerungszubehör:** 2 Armstützen, 1 Körpergurt, Narkosebogen + 1 Kloben (links montiert) (▶ Abschn. 8.1.2)
- **Verband:** Cosmopore, Medipore

> ❱ Vor Beginn der Entnahme muss man sich vergewissern, dass im Kühlschrank mindestens zehn Ein-Liter-Flaschen eiskalter Kochsalzlösung eingekühlt sind. Bei geplanter Explantation der Lunge, des Herzens sowie der Entnahme der Beingefäße und der Spalthaut wird der Patienten bei Bedarf vom Hals bis zum Knöchel rasiert. Die Neutralelektrode für die HF-Chirurgie wird in dem Fall auf die Flanke geklebt. Am Ende der Entnahme müssen die ausgefüllten Fußpässe unbedingt am Patienten angebunden werden.

23

23.4   Organlebendspende

Bei einer **Lebendspende** stammen die Organe oder Organteile nicht von einem hirntoten Spender, sondern von einem gesunden, lebenden Menschen, meistens von einem Familienmitglied des Empfängers. Die Art der Organspende ist im Gegensatz zur **Totenspende** auf Organe begrenzt, deren Abgabe für den Spender gesundheitlich vertretbar ist. Dazu zählen insbesondere Nierenspenden (Transplantation einer Niere) sowie Spenden von Teilen der Leber. Besonders die **Leberlebendspende** hat für die Kindertransplantation eine Erleichterung gebracht. Dabei wird einem gesunden Spender ein Teil seiner Leber entfernt, um diesen für die Transplantation zu verwenden. Die Entnahmeoperation für die **Nierenlebendspende** kann in vielen Fällen laparoskopisch (= mit Videokamera, zarten Stabinstrumenten und nur kleinem Bauchschnitt) durchgeführt werden.

23.4.1   Leberlebendspende (Lebersplitting)

- **Diagnose/Indikation – Operation:** Leberlebendspende – *Lebersplitting für eine Transplantation*
- **OP-Tischaufbau:** Karbon- oder Universaltisch (kraniale Position) (▶ Abb. 8.53, ▶ Abb. 8.52) + Vakuummatratze (lang) *mittelhart* (▶ Abb. 8.60)
- **Narkoseeinleitung:** Rückenlage
- **Lagerungsart:** *Rückenlage (RL) mit Oberbauchlagerung (OB)* und beide Arme ausgelagert (▶ Abschn. 6.3)
- **Foto:** ▶ Abb. 6.8, ▶ Abb. 6.9
- **Geräte:** HF-Chirurgie, OP-Sauger, Bipolare (mit Fußschalter) (eigenes Gerät) + 1 l Kochsalzlösung (für die Spülpinzette), Sonoca oder CUSA, *Liga Sure oder Ultracision* (optional) Ultraschallgerät (▶ Kap. 9)
- **Lagerungszubehör:** 2 Armstützen, 1 Körpergurt, 1 Lagerungsballon, Druckschlauch, 2 Kloben (nur für Ulmer Seilzugretraktor), Narkosebogen + 1 Kloben (links montiert) (▶ Abschn. 8.1.2)
- **Verband:** Medipore oder Fixomull

> ❯ Der Lagerungsballon wird unter der OP-Tischauflage am Rippenbogen orientiert positioniert und aufgeblasen. Weil in den meisten Fällen aus Platzmangel der zweite Assistent des Operateurs über dem rechten Arm stehen muss, ist der Narkosebogen unbedingt links zu montieren. Für die Präparation und eventuelle Aufbewahrung der Spenderleber sind zwei mit Crash-Eis befüllte Kühlboxen bereitzustellen.

23.4.2   Lebendnierenentnahme

Die Explantation der Niere (Nephrektomie) erfolgt fast immer in Seitenlage, *laparoskopisch nur in Seitenlage*. Wegen der schonenderen Methode und des kosmetischeren Hautschnittes für den Spender wird die Entnahmeoperation in vielen Fällen ausschließlich laparoskopisch durchgeführt. Da diese Art der Lagerung für die Patienten sehr gelenkbelastend sein kann, wird sie den Patientenbedürfnissen angepasst (unter Beachtung von vorhandenen Gelenkproblemen, Bewegungseinschränkungen und des Alters usw.) durchgeführt.

Die Seitenstützen werden in Höhe des Schulterblattes, des Steißbeins und am Sternum angesetzt. Weil die entnommene Spenderniere über einen Schnitt, der zwei bis drei Querfinger oberhalb der Schambeinfuge (Pfannenstiel-Laparotomie) geborgen wird, darf am Schambein keine Stütze angebracht werden.

Die **Pfannenstiel-Laparotomie** ist eine nach dem deutschen Gynäkologen Johannes Pfannenstiel benannte Schnitttechnik, er hat die klassische Schnitttechnik im Jahr 1900 modifiziert.

Entnahme-OP einer gesunden Niere

- **Diagnose/Indikation – Operation:** Verwandtennierenspende – *lap. Nierenentnahme, offene Nierenentnahme*
- **OP-Tischaufbau:** Universaltisch (kraniale Position) (▶ Abb. 8.52) + Vakuummatratze (lang) *hart* (▶ Abb. 8.60)
- **Narkoseeinleitung:** Rückenlage
- **Lagerungsart:** *Seitenlage rechts (SR)* **oder** *links (SL)*, der Rumpf wird in Nabelhöhe geknickt, der Oberkörper in ca. 90°- und das Becken in 60°-Seitenlage positioniert (▶ Abschn. 5.4.1).
- **Foto:** ▶ Abb. 5.23, ▶ Abb. 5.24

▬ **Geräte:** Lap-Turm (patientenrückenseitig positioniert), HF-Chirurgie (mit Fußschalter), OP-Sauger + Druckbeutel mit 1 l Kochsalzlösung, *Liga Sure oder Ultracision* (optional) (▸ Kap. 9)

▬ **Lagerungszubehör:** 1 Armstütze, 4 Kloben, 2 Seitenstützen, 1 Sternumstütze, 1 Göpelstütze, 2 Körpergurte, Lagerungspolster (für die Beine), 4–5 Kopfringe, Doppelgelenkkopfplatte, Watte (▸ Abschn. 8.1.2)

▬ **Verband:** Cosmopore

❯ Der Patient liegt auf dem OP-Tisch direkt an der Vorderkante. Für die Stabilitätskontrolle der Lagerung wird immer in Anwesenheit des Chirurgen eine Kippprobe durchgeführt. Für die Präparation und die Aufbewahrung der Spenderniere sind zwei mit Crash-Eis befüllte Kühlboxen bereitzustellen. Für eine konventionelle Entnahme werden kein Lap-Turm, keine Druckbeutel und kein Fußschalter für die HF-Chirurgie benötigt.

Die entnommenen Organe werden nach der Festlegung des geeigneten Empfängers so schnell wie möglich vor Ort eingepflanzt oder zu anderen Transplantationszentren geschickt, wobei bei der Lebendspende der Empfänger schon vor der Entnahme feststeht.

23.5   Organverpflanzungen (Transplantation)

23.5.1   Lebertransplantation (LTX)

▬ **Diagnose/Indikation – Operation:** ALCI, Hepatitis C, Autoimmunhepatitis, PBC, CYCI, Morbus Wilson (Kupferspeicherkrankheit), Leberzirrhose – *LTX (Lebertransplantation)*

▬ **OP-Tischaufbau:** Karbon- oder Universaltisch (kraniale Position) (▸ Abb. 8.53, ▸ Abb. 8.52) + Vakuummatratze (lang) *mittelhart* (▸ Abb. 8.60)

▬ **Narkoseeinleitung:** Rückenlage

▬ **Lagerungsart:** *Rückenlage (RL) mit Oberbauchlagerung (OB)* und beide Arme ausgelagert (▸ Abschn. 6.3)

▬ **Foto:** ▸ Abb. 6.8, ▸ Abb. 6.9

▬ **Geräte:** HF-Chirurgie, OP-Sauger, Bipolare (mit Fußschalter) (eigenes Gerät) + 1 l Kochsalzlösung (für die Spülpinzette) (▸ Kap. 9)

▬ **Lagerungszubehör:** 2 Armstützen, 1 Körpergurt, 1 Lagerungsballon, Druckschlauch, 2 Kloben (nur für Ulmer Seilzugretraktor), Narkosebogen + 1 Kloben (links montiert) (▸ Abschn. 8.1.2)

▬ **Verband:** Medipore oder Fixomull

❯ Der Lagerungsballon wird unter der OP-Tischauflage am Rippenbogen orientiert positioniert und aufgeblasen. Weil in den meisten Fällen aus Platzmangel der zweite Assistent des Operateurs über dem rechten Arm stehen muss, ist der Narkosebogen unbedingt links zu montieren. Für die Karbontischplatte ist keine zusätzliche OP-Tischauflage notwendig.

23.5.2   Pankreas-Nierentransplantation (PNTX)

▬ **Diagnose/Indikation – Operation:** präterminal Niereninsuffizienz Typ-1-Diabetes, Brittle Diabetes – *kombinierte Pankreas-Nierentransplantation (PNTX), Pankreastransplantation (PTX)*

▬ **OP-Tischaufbau:** Universaltisch (kraniale Position) (▸ Abb. 8.52) + Vakuummatratze (lang) *mittelhart* (▸ Abb. 8.60)

▬ **Narkoseeinleitung:** Rückenlage

▬ **Lagerungsart:** *Rückenlage (RL) mit leichter Oberbauchlagerung (OB)* und beide Arme ausgelagert (6.3)

▬ **Foto:** ▸ Abb. 6.8, ▸ Abb. 6.9

▬ **Geräte:** HF-Chirurgie, OP-Sauger, Bipolare (mit Fußschalter) (eigenes Gerät) + 1 l Kochsalzlösung (für die Spülpinzette), *Liga Sure oder Ultracision* (optional) (▸ Kap. 9)

▬ **Lagerungszubehör:** 2 Armstützen, 1 Körpergurt, 1 Lagerungsballon, Druckschlauch, eventuell 1 Gleitschiene (auf der gegenüberliegenden Seite der NTX-Stelle), Narkosebogen + 1 Kloben (links montiert) (▸ Abschn. 8.1.2)

▬ **Verband:** Medipore oder Fixomull

❯ Der Lagerungsballon wird unter der OP-Tischauflage am Rippenbogen orientiert positioniert und bei Bedarf aufgeblasen. Falls ein Dialyseshunt-Zugang an den Extremitäten vorhanden ist, muss dieser sorgfältig geschützt bzw. gepolstert wer-

23

den. Bei der NTX wird die Harnblase zur Orientierung mit ca. 200 ml Kochsalzlösung aufgefüllt. Damit dieser nicht wieder in den Katheterbeutel ausrinnt, muss dessen Schlauch doppelt abgeklemmt sein und bis zum Beginn der Harnleiteranastomose (Ureter) geklemmt bleiben. Um bei Bedarf die Harnblase wieder auffüllen oder die Klemmung wieder aufmachen zu können, ist der Schlauch des Dauerkatheterbeutels so zu positionieren, dass man diesen ungehindert erreichen kann. Wegen der Position des Teams sollte der Beutel des Katheters am besten am rechten Fußende des OP-Tisches aufgehängt sein (▶ Abb. 11.1). Die Klemmung des Katheterschlauches wird erst auf Anordnung des Chirurgen aufgehoben.

23.5.3   Nierentransplantation (NTX)

Bei dieser Operation wird die Harnblase zu präoperativen Orientierungszwecken mit ca. 200 ml Kochsalzlösung aufgefüllt. Damit dieser nicht wieder in den Katheterbeutel ausrinnt, muss der Schlauch von diesen doppelt abgeklemmt sein und bis zum Beginn der Harnleiteranastomose (Ureter) geklemmt bleiben. Um bei Bedarf die Harnblase wieder auffüllen oder die Klemmung wieder aufmachen zu können, sind der Dauerkatheterbeutel und dessen Schlauch so zu positionieren, dass man diesen ungehindert erreichen kann. Wegen der Position des Teams sollte der Beutel des Katheters am besten am rechten Fußende des OP-Tisches aufgehängt sein (▶ Abb. 11.1).

- **Diagnose/Indikation – Operation:** Zystennieren, CNI (chronisches Nierenversagen) – *NTX (Nierentransplantation)*
- **OP-Tischaufbau:** Universaltisch (kraniale Position) (▶ Abb. 8.52) + Vakuummatratze (lang) *mittelhart* (▶ Abb. 8.60)
- **Narkoseeinleitung:** Rückenlage
- **Lagerungsart:** *Rückenlagerung (RL),* beide Arme ausgelagert (▶ Abschn. 5.1).
- **Foto:** ▶ Abb. 5.2, ▶ Abb. 5.3
- **Geräte:** HF-Chirurgie, OP-Sauger (▶ Kap. 9)
- **Lagerungszubehör:** 2 Armstützen, 1 Körpergurt, 1 Gleitschiene (auf der gegenüberliegenden Seite der NTX-Stelle), Narkosebogen (▶ Abschn. 8.1.2)
- **Verband:** Medipore oder Fixomull

❯ Bei Dialyseshunt-Zugang an den Extremitäten muss der Shunt sorgfältig geschützt bzw. gepolstert werden. Die Klemmung des Katheterschlauches wird erst auf Anordnung des Chirurgen aufgehoben.

23.6   Weiterer transplantationschirurgische OP-Eingriffe

23.6.1   Laparaskopische Fenestrierung der Lymphozele

- **Diagnose/Indikation – Operation:** Lymphozele nach NTX (Lymphflüssigkeitsansammlung in präformierende Körperhöhlen*) – laparoskopische Fenestrierung*
- **OP-Tischaufbau:** Universaltisch (kraniale Position) (▶ Abb. 8.52) + Vakuummatratze (lang) *hart* (▶ Abb. 8.60)
- **Narkoseeinleitung:** Rückenlage
- **Lagerungsart:** *Rückenlage (RL), ein Arm angelegt* (gegenüberliegender Seite der NTX-Stelle) und andere auf eine Armstütze ausgelagert (▶ Abschn. 5.1).
- **Foto:** ▶ Abb. 5.4
- **Geräte:** Lap-Turm (auf der zu operierender Seite positioniert), HF-Chirurgie (mit Fußschalter), OP-Sauger + Druckbeutel mit 1 l Kochsalzlösung (▶ Kap. 9)
- **Lagerungszubehör:** 1 Armstütze, Gelkopfpolster, 1 Seitenstütze, 2 Seitenhalter (entlang des angelegten Arms), Verbindungsbügel, 2 Körpergurte, Narkosebogen + 1 Kloben (auf der zu operierenden Seite) (▶ Abschn. 8.1.2)
- **Verband:** Cosmopore

❯ Bei Dialyseshunt-Zugang an den Extremitäten muss der Shunt sorgfältig geschützt bzw. gepolstert werden. Um die erwünschte Kipp- und Neigemöglichkeit und die Stabilität der Lagerung zu überprüfen, wird immer in Anwesenheit des Chirurgen eine Kipprobe durchgeführt.

23.6.2   Zweiteingriffe nach NTX

- **Diagnose/Indikation – Operation:** Ureterstenose, Lymphozele (offene Fenestrierung), Ureterleckage, Nachblutung – *Revisionen nach NTX*

- **OP-Tischaufbau:** Universaltisch (kraniale Position) (▶ Abb. 8.52) + Vakuummatratze (lang) *mittelhart* (▶ Abb. 8.60)
- **Narkoseeinleitung:** Rückenlage
- **Lagerungsart:** *Rückenlagerung (RL)*, beide Arme ausgelagert (▶ Abschn. 5.1).
- **Foto:** ▶ Abb. 5.2, ▶ Abb. 5.3
- **Geräte:** HF-Chirurgie, OP-Sauger (▶ Kap. 9)
- **Lagerungszubehör:** 2 Armstützen, 1 Körpergurt, 1 Gleitschiene (auf der gegenüberliegenden Seite der NTX-Stelle), Narkosebogen + 1 Kloben (▶ Abschn. 8.1.2)
- **Verband:** Medipore oder Fixomull

❯ Bei Dialyseshunt-Zugang an den Extremitäten muss der Shunt sorgfältig geschützt bzw. gepolstert werden. Um bei Bedarf die Harnblase wieder auffüllen oder die Klemmung wieder aufmachen zu können, ist der Schlauch des Dauerkatheterbeutels so zu positionieren, dass man diesen ungehindert erreichen kann. Wegen der Position des Teams sollte der Beutel des Katheters am besten am rechten Fußende des OP-Tisches aufgehängt sein (▶ Abb. 11.1).

23.6.3 Dialyseshuntchirurgie an den oberen Extremitäten

- **Diagnose/Indikation – Operation:** Shuntthrombose, Cimino-Shunt, Schleifenshunt – *Shunt-Neuanlage, Thrombektomie, Ligatur*
- **OP-Tischaufbau:** Universaltisch (kraniale Position) (▶ Abb. 8.52) + Vakuummatratze (lang) *mittelhart* (▶ Abb. 8.60)
- **Narkoseeinleitung:** Rückenlage
- **Lagerungsart:** *Rückenlagerung (RL), der zu operierende Arm wird auf einen Hand-OP-Tisch und andere auf einer Armstütze ausgelagert* (▶ Abschn. 5.1).
- **Foto:** ▶ Abb. 5.5, ▶ Abb. 5.6
- **Geräte:** HF-Chirurgie, OP-Sauger, *C-Bogen und Dopplergerät* (optional) (▶ Kap. 9)
- **Lagerungszubehör:** 1 Armstütze, Hand-OP-Tisch, 1 Körpergurt, Narkosebogen + 1 Kloben (auf die Gegenüber von der OP-Seite) (▶ Abschn. 8.1.2)
- **Verband:** Cosmopore, eventuell Rollwatte

❯ Der Patient liegt auf dem OP-Tisch direkt an der Vorderkante zur operierenden Seite. Für diesen Eingriff wird, der OP-Tisch für eventuelle Durchleuchtung mit dem C-Bogen etwas schräg zur Narkosemaschine in Richtung des zu operierenden Arms gedreht positioniert. Außerdem ist die schräge Position des OP-Tisches für ungehinderten Zugang der Chirurgen zum Arm wichtig. Damit diese zu zweit im Sitzen operieren können, werden für sie zwei Rundhocker bereitgestellt.

23.6.4 Peritonealdialysekatheter Ein- oder Ausbau

- **Diagnose/Indikation – Operation:** Tenckhoff-Katheter, CAPD (chronisch ambulante peritoneal Dialyse) – *CAPD-Im- oder -Explantation*
- **OP-Tischaufbau:** Universaltisch (kraniale Position) (▶ Abb. 8.52) + Vakuummatratze (lang) *mittelhart* (▶ Abb. 8.60)
- **Narkoseeinleitung:** Rückenlage
- **Lagerungsart:** *Rückenlagerung (RL)*, beide Arme ausgelagert. (▶ Abschn. 5.1).
- **Foto:** ▶ Abb. 5.2, ▶ Abb. 5.3
- **Geräte:** HF-Chirurgie, OP-Sauger (optional), *C-Bogen (Chirurgen abhängig)* (▶ Kap. 9)
- **Lagerungszubehör:** 2 Armstützen, 1 Körpergurt, Narkosebogen + 1 Kloben (▶ Abschn. 8.1.2)
- **Verband:** Cosmopore

❯ Eventuell einen zusätzlichen Infusionsständer bereitstellen.

23.6.5 Hämodialysekatheter Ein- oder Ausbau

- **Diagnose/Indikation – Operation:** Dialysekatheter, Perm Cath – *Perm-Cath-Im- oder -Explantation*
- **OP-Tischaufbau:** Universaltisch (kraniale Position) (▶ Abb. 8.52) + Vakuummatratze (lang) *mittelhart* (▶ Abb. 8.60)
- **Narkoseeinleitung:** Rückenlage
- **Lagerungsart:** *Rückenlagerung (RL), der Arm auf der zu operierenden Seite angelegt* und der anderer Arm auf eine Armstütze ausgelagert.

23

Der ganze OP-Tisch wird leicht fußtief geneigt. (▶ Abschn. 5.1).

- **Foto:** ▶ Abb. 5.4
- **Geräte:** HF-Chirurgie, OP-Sauger (optional), eventuell C-Bogen (▶ Kap. 9)
- **Lagerungszubehör:** 1 Armstützen, 1 Körpergurt, 1 Handfessel, Narkosebogen + 1 Kloben (auf die Gegenüber von der OP-Seite) (▶ Abschn. 8.1.2)
- **Verband:** Cosmopore

❯ Bei Bedarf wird eine Halbrolle unter der Kniekehle positioniert.

Weiterführende Literatur und Links

Baumann G, Eschertzhuber S, Fazekas F, Fische R et al (2013) Empfehlungen zur Durchführung der Hirntoddiagnostik bei einer geplanten Organentnahme. ÖBIG http://www.austrotransplant.at/download/Empfehlungen_Hirntoddiagnostik.pdf. Zugegriffen: 13.4.2018

Bundesministerium für Gesundheit und Frauen. Organspende. http://www.bmg.gv.at/home/Schwerpunkte/Medizin/Blut_Gewebe_Organe. Zugegriffen: 13.4.2018

https://www.bundesgesundheitsministerium.de/themen/praevention/organspende/organspende-in-deutschland.html. Zugegriffen: 13.4.2018

http://www.eurotransplant.org/cms/index.php?page=pat_austria. Zugegriffen: 13.4.2018

https://goeg.at/Widerspruchsregister. Zugegriffen: 13.4.2018

https://www.help.gv.at/Portal.Node/hlpd/public/content/251/Seite.2510010.html. Zugegriffen: 13.4.2018

http://www.meduniwien.ac.at/hp/chirurgie/abteilungen/transplantation/ Zugegriffen: 13.4.2018

http://www.netdoktor.at/therapie/transplantation-8571. Autorin: Ulrich Kraft (Stand Dez. 2009). Zugegriffen: 13.4.2018

http://www.transplantation-verstehen.de/etappen/die-wartezeit/arten-der-organtransplantation.html. Zugegriffen: 13.4.2018

Gefäßchirurgie

Sadik Duru

© Springer-Verlag GmbH Deutschland, ein Teil von Springer Nature 2018
S. Duru et al. (Hrsg.), *Standards der Patientenlagerung*
https://doi.org/10.1007/978-3-662-57483-6_24

24

Das chirurgische Hauptaufgabengebiet der Gefäß-chirurgie ist unter anderem die operative Therapie der Bauchaortenaneurysmen (Hauptschlagader), Hals-Hirn-Schlagader (Carotis) und iliaco-popliteo-crurale Bypassrekonstruktionseingriffe sowie die Entfernung von Krampfadern (Varizen). Der letztgenannte Eingriff erfolgt meistens entweder operativ oder durch einen Laser. Auch die Behandlung von Gangränen und Diabetesfüßen sowie die Amputation der Gliedmaßen ist in der Gefäßchirurgie verortet.

Um einen Überblick über die verschiedenen Gefäß-Bypässe zu geben, sind im Folgenden einige der häufig eingesetzten Bypassarten nach Körperregion aufgelistet:

- **Kopf und Hals:** Carotis-Bypass
- **Obere Extremitäten:** Carotido-subclavialer Bypass; Carotido-axillarer Bypass von der gleichseitigen Halsschlagader zur Armarterie hinter dem Verschluss
- **Abdominelle Gefäß-Bypässe:** Abdomen Aortorenaler Bypass, Splenorenaler Bypass, Portokavaler Bypass; BIF-Prothese: Aortengabelersatz bis nach der Aufteilung in die beiden Becken-/Beinarterien
- **Becken:** Y-Prothesen: Aorto-biiliacal, Aorto-bifemoral (Aorto-Iliacal) (Aorto-femoral), Cross-Over-Bypass (Iliaco-femoraler oder femoro-femoraler)
- **Leiste:** Endarteriektomie und Patchplastik, Sartorius-Lappenplastik
- **Untere Extremitäten:**
  - **Oberschenkelhöhe:** FEMPOP-Bypass (femoro-poplitealer Bypass) von der Leistenarterie zur Beinarterie oberhalb des Knies
  - **Unterschenkel:** Femoro-cruraler Bypass von der Leistenarterie zu peripheren Unterschenkelarterien
  - **Fuß:** Femoro-pedaler Bypass; Popliteo-pedaler Bypass von der Leistenarterie oder der Beinarterie zu einer der beiden Fußarterien

24.1 Carotis-Eingriffe

- **Diagnose/Indikation – Operation:** Carotis-stenose, artherosklerotische Plaque, Endarteriektomie Carotido-subclavialer Bypass; Carotido-axillarer Bypass – *Carotis TEA, Rekonstruktionen, Patchplastik, Endarteriektomie, Thrombektomie und Embolektomie*

- **OP-Tischaufbau:** Universaltisch (kraniale Position) mit Doppelgelenkkopfplatte + Vakuummatratze (lang) *mittelhart* (▸ Abb. 8.52, ▸ Abb. 8.12) + Vakuummatratze (lang) *mittelhart* (▸ Abb. 8.60)
- **Narkoseeinleitung:** Rückenlage
- **Lagerungsart:** *Carotis-Lagerung, der Arm auf der zu operierenden Seite wird angelegt* und der gegenüberliegende auf einer Armstütze ausgelagert. Der Kopf muss für den besseren Zugang zum Hals nach hinten überstreckt und sanft in kontra-laterale Richtung zur OP-Seite gedreht gelagert werden. Der Patient wird mit dem OP-Tisch ca. 30–40° fußtief geneigt und ca. 30° zur gegenüber der OP-Seite liegenden Richtung gekippt (▸ Abschn. 6.6).
- **Foto:** ▸ Abb. 6.23, ▸ Abb. 6.24, ▸ Abb. 6.25 *oder* ▸ Abb. 6.26, ▸ Abb. 6.27, ▸ Abb. 6.28, ▸ Abb. 6.29
- **Geräte:** HF-Chirurgie, OP-Sauger, *Liga Sure, Ultraschallgerät, Dopplergerät* (optional) (▸ Kap. 9)
- **Lagerungszubehör:** 1 Armstütze, 1 Doppelgelenkkopfplatte + 1 Lagerungsballon (nur für Lagerung mit der Ballonmethode), 1 Körpergurt, Narkosebogen + 1 Kloben (auf der Seite gegenüber der OP-Seite positioniert) (▸ Abschn. 8.1.2)
- **Verband:** Cosmopore

> Der Patient liegt auf dem OP-Tisch direkt an der Vorderkante der zu operierenden Seite. Für diesen Eingriff wird der OP-Tisch leicht fußtief geneigt und auf die gegenüberliegende Seite des OP-Gebiets gekippt. Außerdem wird der Oberkörper bei Bedarf auf dieser Seite bis zu den Brustwarzen enthaart.
> Die Überstreckung des Kopfes kann entweder mithilfe einer Doppelgelenkkopfplatte oder eines Lagerungsballons durchgeführt werden. Die Variante mit der Doppelgelenkkopfplatte ist die patientenschonendere Lagerungsmethode. Bei der Lagerung mit Ballon wird dieser unter der Vakuummatratze in Höhe der Schulterblätter platziert und aufgeblasen. Das obere Ende der Vakuummatratze darf nicht über die Horizontalebene der Schulter hinausragen.

24.2 Obere Extremitäten betreffende Gefäßeingriffe

- **Diagnose/Indikation – Operation:** Gefäßstenose, artherosklerotische Plaque, Axillofemoraler oder Axillo-bifemoraler Bypass, Ischämie, arterielle Aneurysma, Carotidosubclavialer Bypass; Carotido-axillarer Bypass – *diverse gefäßchirurgische Eingriffe am Arm, Rekonstruktionen, Thrombektomie und Embolektomie*
- **OP-Tischaufbau:** Universaltisch (kraniale Position) (▶ Abb. 8.52) + Vakuummatratze (lang) *mittelhart* (▶ Abb. 8.60)
- **Narkoseeinleitung:** Rückenlage
- **Lagerungsart:** *Rückenlagerung (RL), der zu operierende Arm wird auf einen Hand-OP-Tisch und der andere auf einer Armstütze ausgelagert* (▶ Abschn. 5.1).
- **Foto:** ▶ Abb. 5.5, ▶ Abb. 5.6
- **Geräte:** HF-Chirurgie, OP-Sauger, *C-Bogen und Dopplergerät* (optional) (▶ Kap. 9)
- **Lagerungszubehör:** 1 Armstütze, Hand-OP-Tisch, 1 Körpergurt, Narkosebogen + 1 Kloben (auf der Seite gegenüber der OP-Seite positioniert) (▶ Abschn. 8.1.2)
- **Verband:** Cosmopore, eventuell Rollwatte

> Der Patient liegt auf dem OP-Tisch direkt an der Vorderkante der zu operierenden Seite. Für diesen Eingriff wird der OP-Tisch für eventuelle Durchleuchtung mit dem C-Bogen etwas schräg zur Narkosemaschine in Richtung des zu operierenden Arms gedreht positioniert. Außerdem ist die schräge Position des OP-Tisches für ungehinderten Zugang der Chirurgen zum Arm wichtig. Damit diese zu zweit im Sitzen operieren können, werden für sie zwei Rundhocker bereitgestellt.

> ❶ **Achtung**
> Bei Bypasseingriffen, die von der Carotis ausgehen, muss der Patient bei Bedarf vom Hals über den Oberkörper und die Achsel und je nach Eingriffshöhe bis bis zu den Fingern enthaart werden. Der Kopf muss nach hinten überstreckt und in kontralaterale Richtung zur OP-Seite gedreht gelagert werden (▶ Abschn. 6.6)

24.3 Eingriffe an der Bauchaorta

- **Diagnose/Indikation – Operation:** Abdomen Aortorenaler Bypass, AAA, AMS-Stenose, TC-Stenose, Splenorenaler Bypass, Portokavaler Bypass, BIF-Prothese, Y-Prothesen. – *Diverse abdominelle Bypässe und Aortenoperationen, Implantation von Aortenstents, Rekonstruktionen*
- **OP-Tischaufbau:** Universaltisch (kraniale Position) (▶ Abb. 8.52) + Vakuummatratze (lang) *mittelhart* (▶ Abb. 8.60)
- **Narkoseeinleitung:** Rückenlage
- **Lagerungsart:** *Rückenlage (RL) mit leichter Oberbauchlagerung (OB) und beide Arme ausgelagert* (▶ Abschn. 6.3)
- **Foto:** ▶ Abb. 6.8, ▶ Abb. 6.9
- **Geräte:** HF-Chirurgie, OP-Sauger, *Dopplergerät, Liga Sure oder Ultracision* (optional) (▶ Kap. 9)
- **Lagerungszubehör:** 2 Armstützen, 1 Körpergurt, 1 Lagerungsballon, Druckschlauch, Narkosebogen + 1 Kloben (▶ Abschn. 8.1.2)
- **Verband:** Medipore oder Fixomull

> Der Lagerungsballon wird unter der OP-Tischauflage am Rippenbogen orientiert positioniert und bei Bedarf aufgeblasen. Bei rupturiertem Bauchaortenaneurysma sollte man sich vor dem Aufblasen des Lagerungsballons mit dem Chirurgen über die Notwendigkeit der Oberbauchlagerung absprechen (Verschlimmerung der Blutung möglich).

24.4 Untere Extremitäten betreffende Gefäßeingriffe

- **Diagnose/Indikation – Operation:** Gefäßstenosen, artherosklerotische Plaque, Sartorius-Lappen, FEMPOP-Bypass, pAVK, Cross-Over-Bypass, Plantarer Bypass, Cruraler Bypass, Femoro-pedaler Bypass, Popliteo-pedaler Bypass, Y-Prothesen. – *Diverse gefäßchirurgische Eingriffe an den unteren Extremitäten, Rekonstruktion, Varizenoperationen Thrombektomien u. Embolektomien*
- **OP-Tischaufbau:** Universalplatte (kaudale Position) ohne Rückenplatte mit Universalmodul und Beinplattenpaar (▶ Abb. 8.56) + Vakuummatratze (lang) *mittelhart* (▶ Abb. 8.60)

24

- **Narkoseeinleitung:** Rückenlage
- **Lagerungsart:** *Rückenlagerung (RL),* beide Arme ausgelagert. *Das zu operierende Bein wird nicht angegurtet,* das gegenüberliegende muss nur, wenn nur ein Bein operiert wird, angegurtet gelagert werden (▶ Abschn. 5.1).
- **Foto:** ▶ Abb. 5.7, ▶ Abb. 5.8
- **Geräte:** HF-Chirurgie, OP-Sauger, *C-Bogen, Dopplergerät, Ultraschallgerät, Liga Sure oder Ultracision* (optional) (▶ Kap. 9)
- **Lagerungszubehör:** 2 Armstützen, 1 Körpergurt, Narkosebogen + 1 Kloben (▶ Abschn. 8.1.2)
- **Verband:** Cosmopore oder Medipore

❯ Der Patient darf auf dem OP-Tisch wegen eventuell notwendiger Durchleuchtung nicht zu nah an der OP-Tischkante positioniert werden (Metallteile der Beinplatten). Außerdem muss er deswegen auch, soweit es geht, am kaudalen Ende des OP-Tisches liegen. Wenn die Beine je nach Eingriffshöhe zirkulär desinfiziert werden, sind diese bei Bedarf bis zum gewünschten Bereich des Eingriffs zu enthaaren. Für die Desinfektion muss unter dem Bein ein gut saugendes Tuch (Vliestuch) aufgelegt und nachher wieder entfernt werden.

Sonstige OP-Eingriffe

Sadik Duru

© Springer-Verlag GmbH Deutschland, ein Teil von Springer Nature 2018
S. Duru et al. (Hrsg.), *Standards der Patientenlagerung*
https://doi.org/10.1007/978-3-662-57483-6_25

25.1 Porth-a-Cath (PAC)

- **Diagnose/Indikation – Operation:** Regelmäßig Verabreichung vom Medikamenten, Flüssigkeit oder Nährlösungen über eine Vene, infizierter PAC, PAC-Revision – *Porth-a-Cath PAC-Im-/Explantation*
- **OP-Tischaufbau:** Universaltisch (kraniale Position) (▶ Abb. 8.52) + Vakuummatratze (lang) *mittelhart* (▶ Abb. 8.60)
- **Narkoseeinleitung:** Rückenlage
- **Lagerungsart:** *Rückenlagerung (RL), der Arm auf der zu operierenden Seite angelegt* und der anderer Arm auf eine Armstütze ausgelagert. Der ganze OP-Tisch wird leicht fußtief geneigt (▶ Abschn. 5.1).
- **Foto:** ▶ Abb. 5.4
- **Geräte:** HF-Chirurgie, OP-Sauger (optional), C-Bogen (bei Implantation immer) (▶ Kap. 9)
- **Lagerungszubehör:** 1 Armstützen, 1 Körpergurt, 1 Handfessel, Narkosebogen (auf der Seite gegenüber der OP-Seite positioniert) (▶ Abschn. 8.1.2)
- **Verband:** Cosmopore

❯ Bei Bedarf wird eine Halbrolle unter der Kniekehle positioniert.

25.2 KUX-Operation

- **Diagnose/Indikation – Operation:** Hyperhidrosis (übermäßiges Schwitzen an der Achsel, an den Händen und des Gesichts) – *endoskopische transthorakale Sympathektomie (ETS) = Sympathikus-Durchtrennung Höhe Th2–Th3*
- **OP-Tischaufbau:** Universaltisch (kraniale Position) (▶ Abb. 8.52) + Vakuummatratze (lang) *hart* (▶ Abb. 8.60)
- **Narkoseeinleitung:** Rückenlage
- **Lagerungsart:** *Seitenlage rechts (SR) oder links (SL),* der Patient liegt in 90°-Seitenlage und maximal an der hinteren OP-Tischkante mit leichter fußtief geneigter und nach vorne gekippter Position. Der Thorax wird mit dem vor dem Einschleusen in Höhe des Thorax unter der Vakuummatratze positionierten Lagerungsballon überstreckt (▶ Abschn. 5.4.2).
- **Foto:** ▶ Abb. 5.26, ▶ Abb. 5.27, ▶ Abb. 5.28
- **Geräte:** Lap-Turm (an der Rückenseite des Patienten), HF-Chirurgie (mit Fußschalter

und ERBE Soft 3 oder Valleylab Fulg-35-Einstellung), OP-Sauger (niedrige Saugleistung) (▶ Kap. 9)
- **Lagerungszubehör:** 1 Armstütze, 1 Göpelstütze + 1 Kloben, 2 Seitenhalter, 1 Pubis-Sacrum-Sternumstütze + 1 Kloben, 1 Lagerungsballon, Druckschlauch, 2 Körpergurte, Lagerungspolster (für die Beine), 4–5 Kopfringe, 1 Doppelgelenkkopfplatte, Watte (▶ Abschn. 8.1.2)
- **Verband:** Cosmopore

❯ Die Einstellung des Insufflators ist niedrig zu halten (max. 3 mmHg), sie wird aber meistens vom Chirurgen vorgegeben (▶ Abb. 9.28). Die Seitenhalter nicht höher als die Wirbelsäule ansetzen und keine Stütze am Sternum anbringen (OP-Gebiet). Der Patient muss unbedingt am Schambein (Pubis) gestützt werden. (**Operateur steht sternumseitig.**)

Serviceteil

© Springer-Verlag GmbH Deutschland, ein Teil von Springer Nature 2018
S. Duru et al. (Hrsg.), *Standards der Patientenlagerung*
https://doi.org/10.1007/978-3-662-57483-6

Sachverzeichnis

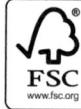